George A. Bonanno

Das Ende des Traumas

Wie das Wissen über Resilienz unser Traumaverständnis revolutioniert

aus dem Amerikanischen von Maren Klostermann

Klett-Cotta

Für Raphael und Angie

MIX
Papier | Fördert gute Waldnutzung
FSC® C083411

Klett-Cotta
www.klett-cotta.de
Die Originalausgabe erschien unter dem Titel »THE END OF TRAUMA: How the New Science of Resilience is Changing How We Think About PTSD« bei Basic Books, New York

Cover: Bettina Herrmann, Stuttgart
unter Verwendung einer Abbildung von Djero Adlibeshe / Adobe Stock
Gesetzt von Eberl & Koesel Studio, Kempten
Gedruckt und gebunden von CPI – Clausen & Bosse, Leck
ISBN 978-3-608-98688-4
E-Book ISBN 978-3-608-12267-1
PDF-E-Book ISBN 978-3-608-20661-6

Bibliografische Information der Deutschen Nationalbibliothek
Die Deutsche Nationalbibliothek verzeichnet diese Publikation in der Deutschen Nationalbibliografie; detaillierte bibliografische Daten sind im Internet über http://dnb.d-nb.de abrufbar.

Inhalt

Anmerkung des Autors

Dieses Buch enthält persönliche Erfahrungsberichte von mutigen Menschen, die extreme oder potenziell traumatische Ereignisse durchlebt haben. Die Namen und persönlichen Details dieser Personen (mit Ausnahme von Jed McGriffin und Maren Westphal) habe ich aus Gründen der Vertraulichkeit geändert.

Einleitung – Warum komme ich eigentlich ganz gut klar?

Ich lernte Jed kennen, als er sich für das Promotionsprogramm in Klinischer Psychologie am Teacher's College der Columbia University bewarb, wo ich als Professor tätig bin. Wie die meisten Bewerber, mit denen ich an jenem Tag sprach, betrat Jed mein Büro in gepflegter Kleidung und in respektvoller Haltung. Die Tatsache, dass er überhaupt *gehen* konnte, war allerdings eine kleine Überraschung. Ich hatte gehört, dass Jed einen schrecklichen Unfall gehabt hatte, der ihn beinahe das Leben gekostet hätte, und wusste nicht, ob er wieder laufen konnte.

Über den Unfall erzählte Jed an diesem Tag nicht viel. Es gab genügend andere Themen zu besprechen. Erst später erfuhr ich die ganze Geschichte.

Fünf Jahre zuvor hatte Jed versucht, sich seinen Lebensunterhalt in New York als Musiker zu verdienen. Keine leichte Aufgabe. Wie er es formulierte: »Als Musiker in Wartestellung musste ich notgedrungen als Kellner arbeiten.« Obwohl er in einem der besten New Yorker Restaurants, dem Babbo Ristorante im Greenage Village, angestellt war, strebte er eine Veränderung an. Er war gerade mit seiner Freundin Megan zusammengezogen, die eine Ausbildung zur Krankenschwester machte. Jed besann sich darauf, dass er sich schon immer für Psychologie interessiert hatte, und belegte einige Kurse am City College im Norden der Stadt. Es lief gut, und er plante, im kommenden Semester voll ins Studium einzusteigen.

Seine Gedanken kreisten um die Zukunft, als er am 21. Dezember eine lange Nachtschicht beendete. Das Restaurant hatte gerade seine Tore geschlossen. Es war ungefähr 1:30 Uhr nachts. Jed ging ins Untergeschoss zum Sommelier, um ein paar Weine auszuwählen, die er als Weihnachtsgeschenke für seine Familie mitnehmen wollte. Er fand vier edle Tropfen und verstaute die Flaschen in seinem Rucksack, bevor er das Restaurant verließ.

Es war eine bitterkalte Nacht. Fröstelnd zog Jed seine Kapuzenjacke enger um sich und wartete an der Ecke der West Eighth Street. Das Gehsignal der Fußgängerampel schimmerte auf dem gefrorenen Pflaster, und Jed setzte sich in Bewegung, um die

Kreuzung zu überqueren. Plötzlich schoss ein Müllwagen um die Ecke und erfasste ihn. Die Kollision riss ihn sofort zu Boden.

»Ich sehe alles noch ganz lebhaft vor mir«, berichtete Jed. »Ich wurde von der vorderen Stoßstange getroffen und dann unter die Vorderräder gezogen. Ich fiel irgendwie ein bisschen nach links, mein linkes Bein ausgestreckt, und das Vorderrad rollte drüber.«

Das Vorderrad zerquetschte Jeds Bein. Dann geschah einen Moment lang nichts.

Eine Sekunde.

Zwei Sekunden.

Jetzt wurde er von den beiden zweiachsigen Hinterrädern erfasst.

»Der ganze Truck mit seinen 25 Tonnen rollte über mich hinweg.«

Die vier Weinflaschen in Jeds Rucksack blieben seltsamerweise unversehrt. Doch Jeds Bein und ein Teil seiner Hüfte waren zu einer breiigen Masse aus Blut und Knochen zermalmt. Es war ein brutaler Unfall. Jed brüllte vor Schmerz.

Ein Einsatzteam der Feuerwehr traf zuerst am Unfallort ein. Es kam relativ schnell, nach nur wenigen Minuten.

Leutnant Adrian Walsh fand Jed und hielt seine Hand.

Jed erinnert sich, dass ihm klar bewusst war, in welcher Gefahr er schwebte.

»Ich wusste, es ging um Leben und Tod. Ich wurde nicht ohnmächtig. Ich schrie. Ich weiß, dass ich eine ganze Weile geschrien habe.«

Dann erfuhr er, die Ankunft des Rettungswagens, der ihn zum St. Vincent's Hospital bringen sollte, habe sich verzögert. Das Krankenhaus lag zwar nur sechs Häuserblocks entfernt, doch der Rettungswagen steckte im Verkehr fest. Das Warten war die Hölle.

»Da bekam ich es echt mit der Angst zu tun. Einige Feuerwehrleute tauchten auf und sperrten alles ab. Ich erinnere mich noch ganz genau an den Müllwagen. Von dort, wo ich lag, konnte ich sehen, dass er ein Stück weiter die Straße hoch gehalten hatte, daran kann ich mich noch lebhaft erinnern.«

Bis zum Eintreffen des Rettungswagens konnte man nicht viel tun, aber warum kam er nicht?

»Alle brüllten wild durcheinander. Leutnant Walsh brüllte. Sie versuchte, eine Möglichkeit zu finden, mich irgendwie ins Krankenhaus zu bringen, weil die Sorge allmählich wuchs. Sie schrie in Richtung der Feuerwehrleute, deutete auf ihr eigenes Fahrzeug und rief: ›Können wir ihn nicht einfach da reinpacken und nach St. Vincent fahren?‹«

Mit jeder Minute, die verstrich, schwebte Jed in größerer Gefahr. Er hatte eine enorme Menge Blut verloren. Leutnant Walsh meinte später, wenn es in jener schicksalhaften Nacht überhaupt irgendetwas Positives gegeben habe, so sei es wohl der Umstand gewesen, dass Jed auf dem eiskalten Straßenpflaster lag, was den Blutverlust wahrscheinlich verlangsamte. Trotzdem war der Blutverlust lebensbedrohlich. Die Sanitäter mussten ihm insgesamt fünfzig Blutkonserven geben, was etwa dem Fünffachen der körpereigenen Blutmenge entspricht.

Es dauerte 25 qualvolle Minuten, bis der Rettungswagen eintraf. Für Jed war es eine gefühlte Ewigkeit. Ihm blieb keine andere Wahl, als irgendwie damit klarzukommen.

»Ich erinnere mich, dass es fast etwas von Meditation hatte, wie ich da auf dem Pflaster lag, als wäre ich irgendwie entrückt. Vielleicht habe ich mich auf meinen Atem konzentriert. Ich weiß nicht mehr, was ich getan habe. Ich stand unter Schock. Um mich herum war alles in Aufruhr. Die Leute brüllten. ›*Wo bleibt der verdammte Bus?!*‹ Mit ›Bus‹ meinten sie den Rettungswagen. Da war diese freundliche Frau, Leutnant Walsh, die meine Hand hielt, und versuchte, mich zu beruhigen. Und ich gab einfach irgendwie mein Bestes, in einer Art Trance.«

Endlich traf der Rettungswagen ein. Jed spürte kurz eine gewisse Erleichterung, bevor eine ernüchternde Erkenntnis einsetzte: »Ich wusste, ich meine, mir war klar, dass es übel sein würde, wenn sie mich bewegten. Ich selbst konnte mich nicht rühren, und sie würden den Teil von mir bewegen, der höllisch wehtat. Und dann fingen sie an, mich hin- und herzuschieben, und hoben mich hoch.«

Jed blieb während dieser ganzen Aktion bei vollem Bewusstsein. »Es tat irre weh. Weißt du, so ein gleißender Schmerz, der alles überstrahlt. Auf dem Weg ins St. Vincent habe ich wohl ganz schön gejault. Von da an begannen die Dinge zu verschwimmen, wegen der Schmerzen schwanden mir allmählich die Sinne.«

Die Krankenwagenfahrt zum St. Vincent war kurz, und der Wagen war praktisch im Nu da. Jed schrie nach Schmerzmitteln. Er hatte noch immer nichts bekommen. Dafür war keine Zeit.

»Ich erinnere mich, dass der Rettungssanitäter sagte: ›Halten Sie durch, Sie bekommen etwas, sobald wir im Krankenhaus sind.‹«

Als sie schließlich im St. Vincent eintrafen, drängte sich sofort ein Ärzteteam um Jed und bestürmte ihn mit Fragen. Sie brauchten Details. Jeds Antwort war eindeutig: »Geben Sie mir was gegen die Schmerzen, dann beantworte ich Ihre Fragen.«

Inzwischen verlor er zwischendurch immer häufiger das Bewusstsein. Doch eine Erinnerung steht ihm noch immer kristallklar vor Augen: der Anblick seiner Freundin Megan. Sie war in der gemeinsamen Wohnung in Brooklyn gewesen, als sie die Nachricht vom Unfall erhielt, und hatte sich sofort auf den Weg ins Krankenhaus gemacht.

»Ich weiß noch, dass Megan da war, sich Sorgen um mich machte. Das ist eine schmerzliche Erinnerung. Sie sah so unglücklich aus. Sie weinte. Ich erinnere mich, dass ich mich hilflos fühlte. Ich wollte etwas tun, um sie davon zu überzeugen, dass ich wieder in Ordnung kommen würde. Ich erinnere mich, dass ich mich total zuversichtlich fühlte, als man mich zum OP rollte, und dass ich zu Megan sagte: ›Ich komm da wieder raus. Wir sehen uns!‹ Und dann brachten sie mich weg.«

Das war die letzte Erinnerung, die Jed an jene Nacht hatte.

Als die Blutung im Operationssaal nicht zum Stillstand kommen wollte, diskutierten die Fachärzte für Orthopädie intensiv darüber, wie sie sein übel zugerichtetes Bein am besten retten könnten. Dann traf der leitende Gefäßchirurg ein, der ihre Diskussion kurzerhand beendete. Wie Jed später rekonstruierte, hatte der Gefäßchirurg sinngemäß etwa Folgendes gesagt: »Dieser Mann hat keinerlei Überlebenschance, wenn ihr Idioten hier endlos palavert. Wir müssen eine Möglichkeit finden, die Blutung zu stillen.« Und dann, so Jed, habe der Chirurg die Orthopäden praktisch aus dem OP geworfen.

Jeds Zustand war kritisch. Wie lange es dauern würde, ihn wieder zusammenzuflicken, war unklar. Unklar war auch, ob man sein Bein würde retten können. Jed konnte nicht wissen, dass die Ärzte schon bald Gespräche mit Megan und seinen nächsten Angehörigen führen würden, um ihnen zu erklären, wie schwer seine Verletzungen waren. Und um sie auf die sehr reale Möglichkeit vorzubereiten, dass er es vielleicht nicht schaffen würde.

In dieser ersten Nacht im Traumazentrum wurde Jed viele Stunden lang operiert. Die Ärzte kämpften um sein Leben. Als dann die Schwere der Verletzungen in den Fokus rückte, wurde entschieden, dass er noch zahlreiche Operationen über sich ergehen lassen müsste und dass die sicherste Methode darin bestand, ihn in ein künstliches Koma zu versetzen. Drei Tage nach dem Unfall wurde klar, dass Jeds Bein nicht zu retten war. Das gesamte linke Bein wurde amputiert. Das Hüftgelenk wurde ebenfalls entfernt. Weitere Operationen standen auf dem Plan. Es sah so aus, als würde Jed eine geraume Weile im Koma liegen müssen.

Ein künstliches Koma hat nur entfernte Ähnlichkeiten mit der Art von Koma, in das man bei einem Unfall fällt, zum Beispiel weil eine traumatische Kopfverletzung zu einer Schwellung des Gehirns führt oder es zu einer Unterversorgung des Gehirns mit Sauerstoff kommt. Ein künstliches Koma wird durch gezielt verabreichte, genau dosierte Barbiturate, für gewöhnlich Pentobarbital oder Propofol, herbeigeführt. Die Barbiturate verlangsamen den Hirnstoffwechsel und bewirken einen vorübergehenden Zustand tiefer Bewusstlosigkeit, ähnlich einer Narkose.

Obwohl sich die Hirnaktivität bei einem künstlichen Koma verringert, kommt es immer noch zu gewissen kognitiven Verarbeitungsprozessen. Patienten berichten häufig von wilden und lebhaften Träumen. In diese Träume fließen mitunter Geräusche aus der Umgebung komatöser Patienten, medizinische Behandlungsabläufe oder Sinneserfahrungen wie Berührungen oder Bewegungen mit ein.

In einem unvergesslichen Traum hatte Jed das Gefühl zu fallen. Er war körperlos. Schwerelos. In einem unendlichen Fall gefangen. Es war kein angenehmes Gefühl.

»Ich steckte in einer Art Open-Air-Auto, einem flugzeugartigen Gebilde. Nicht in einem menschlichen Körper. Ich fiel steil nach unten und kam im Fallen direkt neben einem Wasserfall vorbei. Ich fiel rasend schnell. Es fühlte sich nicht an wie Fliegen. Ich hatte keinerlei Kontrolle. Es war irgendwie verschwommen, aber das wesentliche Gefühl, die körperliche Empfindung, war, dass ich mich im freien Fall befand, einem endlosen freien Fall. Es war schrecklich.«

»Ich weiß nicht, wie lange es dauerte, dieses Fallen, es nahm einfach kein Ende. Es schien, als hätte ich mich schon seit sehr langer Zeit im freien Fall befunden.«

»Und dann bin ich ... *zack!* irgendwie gelandet.«

»Es war ein ziemlich harter Aufprall, aber nicht wirklich schlimm. Es war ein Gefühl wie: ›Oh, ich bin zurück in diesem Körper. Ich falle nicht mehr, und ich bin wieder in meinem Körper.‹ Es war vorbei. Ich hatte mich in einer Art – wie sagt man? – Limbozustand befunden, und dann war ich wieder in mir selbst.«

»Und dann – das klingt ein bisschen verrückt – sprach die Stimme dieses Medizinmanns zu mir, den ich einmal in einer Art Schwitzhütte getroffen hatte. Er sagte etwas wie: ›Du warst mit einem Fluch belegt‹ oder ›Deine Familie war verflucht‹ ... Irgend sowas ..., aber jetzt ist die Schuld beglichen. Alles wird gut.«

Bei der Erinnerung an den Medizinmann musste Jed lachen und bezeichnete diese Art von Träumen als »meine komischen psychospirituellen Träume«. In einem weiteren Traum besuchte ihn der berühmte Koch Mario Batali zusammen mit seinem Geschäftspartner Joe Bastianich. Jed kannte die beiden Männer. Sie waren die Inhaber des Babbo. Mario und Joe hatten Jed tatsächlich im Krankenhaus besucht, als er im Koma lag. Er hörte deutlich oder erinnerte sich zumindest, dass er gehört hat, wie seine Mutter ihr Kommen ankündigte. Doch in Jeds barbituratgesättigtem Gehirn fand die Begegnung nicht in einem sterilen Krankenhauszimmer, sondern auf einem grünen Feld statt, »irgendwo im Süden, vielleicht in Virginia, im Frühling«. Jed entsann sich nicht eines bestimmtes Gesprächsinhalts, nur der Anwesenheit von Mario und Joe und der friedlichen Atmosphäre.

Diese idyllische Szenerie war ein wiederkehrendes Motiv in Jeds Komaträumen.

»Da war diese ganze Traumrealität, die sich rund um meine Genesung in einer noblen Langzeitpflegeeinrichtung gebildet hatte. Dazu gehörte ein Pavillon in einer sanften Hügellandschaft. Die Sonne schien. Es war warm und schön.«

Der Pavillon ließ Jed an ein ähnliches Gebäude in der Kleinstadt denken, in der er aufgewachsen war. Er tauchte in mehreren weiteren Träumen auf. Jed rief sich in Erinnerung, dass er mehrmals davon träumte, Megan zu heiraten. Diese Hochzeitsträume wurden mitunter recht bizarr.

»Der erste«, berichtete Jed, »war wirklich merkwürdig. Der Freund meiner Schwester, der inzwischen mein Schwager ist, suchte online im koreanischen Untergrund, in so einer Art Internetuntergrund, nach einem Vintagekleid für Megan, so ein altmodisches Kleid im Stil der Sechzigerjahre, der Beatles-Ära. Und dann fuhren wir auf einer Serpentinenstraße um diesen runden Berg herum, hoch zu einem Kuppelbau, einem Pavillon auf dem Gipfel. Mit einem roten Sportwagen, einem Cabriolet. Megan war glücklich. Es hatte alles etwas von den frühen Sechzigerjahren. Eine Sechziger-Jahre-Vintage-Hochzeit.«

»Im Traum kamen nicht allzu viele Einzelheiten der Hochzeit vor. Aber ich erinnere mich, dass wir sie wiederholen mussten. Megans Vater war mit irgendwas an der Hochzeit unzufrieden, deshalb mussten wir sie noch mal vollziehen. Wir heirateten zweimal.«

Jeds Krankenhausträume waren alle bizarr, aber einige waren auch zutiefst verstörend. Sie hatten etwas Paranoides und umfassten Bestrafungen für irgendein Fehlverhalten. Jed nannte sie seine »schrägen Träume«.

»Einmal steckte ich zwei Wochen lang in einem U-Boot fest. Als Koch. Es war die Strafe für eine böse Tat, irgend sowas in der Art. So als hätte ich mich schlecht benommen und würde dafür bestraft.«

In einem weiteren Traum wurde Jed von einer Krankenschwester oder einem Pfleger rasiert. Dabei könnte es sich durchaus um ein Bruchstück eines realen Ereignisses gehandelt haben, das zu den Vorbereitungen einer Operation gehörte. Doch im Traum beobachtete Jed die Handlung aus der Distanz. Er sah sich selbst, wie er eine extrem schmerzhafte Rasur erhielt. Die Pflegekraft quälte ihn absichtlich, um ihn zu bestrafen.

»Es war unheimlich. Da war dieses Verfolgungselement, so als wäre ich ein böser Junge gewesen. Ich weiß nicht mehr, was sie gesagt haben, aber sie waren eindeutig wütend und wollten mich bestrafen.«

In einem der schlimmsten Träume befand er sich auf einer Farm. »Das war kein nettes Genesungsheim, eher ein Lager für Fettleibige. Grauenvoll. Wieder war es eine Einrichtung, irgendwo im Süden. In einer schönen Landschaft. Aber die Patienten spuckten alle über ihre Betten. Alle waren ... furchtbar fett. Es war schrecklich, fast wie eine *Foie gras*-Farm, eine Stopfleberfarm für Menschen, aber trotzdem ein Krankenhaus. Die Insassen wurden alle intravenös ernährt. Auch ich lag in einem der Betten, wurde ebenfalls intravenös ernährt und hatte einen enormen Leibesumfang. Auch ich spuckte über das Bett und wurde gemästet.«

Überraschenderweise ist wenig darüber bekannt, welcher Mechanismus solchen albtraumartigen Bildern zugrunde liegt, oder wie häufig sie bei Menschen, die in ein künstliches Koma versetzt werden, auftreten. Bekannt ist allerdings, dass viele Menschen, die aus einem künstlichen Koma erwachen, von solchen bizarren halluzinatorischen Träumen berichten.[1]

Sie klagen häufig, die Träume seien unheimlich und beängstigend. Manche Leute berichten, sie hätten das Gefühl, von »Wesen« umgeben zu sein, die dunkel oder böse waren, und dass sie an »alle möglichen Orte« gebracht wurden und »schreckliche Dinge« erlebten. Das künstliche Koma macht dieses albtraumhafte Erleben tendenziell noch verstörender, einfach weil es schier endlos erscheinen kann. Das hängt damit zusammen, dass künstliche Komata sehr lange dauern können. Und anders als bei den Träumen, die wir im normalen Schlaf erleben, werden Komaträume nicht durch Schlaf- und Wachzyklen durchbrochen. Die Träume, in die ein Mensch im künstlichen Koma fällt, können unter Umständen immer weiter gehen. Einer meiner ehemaligen Patienten meinte, es sei wie »ein einziger unendlicher Albtraum, aus dem ich einfach nicht aufwachen konnte«. Ein weiterer beschrieb »einen Albtraum, der scheinbar ewig weiterging ... eine endlose Abfolge von schrecklichen Ereignissen, bei der eine Situation zur nächsten führte.«

Etwas an der Tatsache, dass die Träume einfach immer weitergehen, lässt sie »unglaublich lebendig und detailreich«, fast hyperreal erscheinen. Viele Menschen, die in ein künstliches Koma versetzt wurden, berichten, sie hätten auch nach dem Erwachen aus dem künstlichen Koma mehrere Tage gebraucht, bis sie erkannten, dass sich die Traumereignisse nicht wirklich zugetragen hatten. Noch schlimmer, nachdem sie ihr normales Wachbewusstsein wiedererlangt hatten, stellten viele fest, dass ihre durch das Koma herbeigeführten Träume nicht verschwanden. Sie schienen einen Bodensatz von etwas Unheimlichem, ähnlich einer traumatischen Erinnerung, hinterlassen zu haben.

Ein weiterer ehemaliger Patient erklärte: »Die Albträume, die ich während des Komas hatte, halten bis heute an, und sie waren und sind immer noch unglaublich real.«

Manche klagten, dass die Traumerinnerungen schlimmer seien als die Verletzungen, die das Koma überhaupt erst notwendig machten. Zum Beispiel: »Die Überwindung der Albträume war schwieriger als die körperliche Genesung.« Oder: »Ich habe *viel* länger gebraucht, um mich von den Bildern in diesem Koma zu erholen, als von den physischen Verletzungen.«

Die Bedeutung dieser retrospektiven Erinnerungen ist unklar, weil sie noch nie systematisch erforscht wurden. Möglicherweise nehmen sich nur die Menschen, die besonders schlimme Reaktionen erlebt haben, die Zeit, über ihre Erfahrungen zu sprechen. Und tatsächlich berichten nicht alle Komaüberlebenden von Albträumen. Einige geben an, sich an überhaupt keine Träume im Koma zu erinnern.

In einer jüngeren Studie äußern sich ehemalige Patienten und Patientinnen von Intensivstationen dennoch über erstaunlich ähnliche Erfahrungen. Halluzinatorische Erfahrungen (zum Teil ausgelöst durch psychoaktive Medikamente) sind auf Intensivstationen so verbreitet, dass dieses Phänomen einen Namen erhalten hat, nämlich *ITS-Psychose* (ICU, *Intensive Care Unit Psychosis*).[2] In der Studie erklärten 88 Prozent der Befragten, sie hätten sich an die Halluzinationen und Albträume während ihrer Zeit auf der Intensivstation erinnert – zum Beispiel von Krankenschwestern, die Patienten in Zombies verwandelten, von Gewehren, aus denen Blut sprudelte, oder von Vögeln, die sich gegenseitig auslachten. Sie berichteten außerdem, dass diese Bilder auch noch Monate nach ihrer Entlassung immer wieder ungewollt ins Bewusstsein drangen.

All das verhieß nichts Gutes für Jed. Nicht nur, dass er ein entsetzliches Trauma erlitten hatte. Nicht nur, dass er sich an alle Einzelheiten erinnern konnte: die Reifen des Lasters, die sein Bein zerquetschten, das Schreien, das Blut, das gefrorene Straßenpflaster, den grauenvollen Schmerz, die Tränen in Megans Gesicht. Dazu würde er jetzt auch noch unauslöschliche Erinnerungen an seine merkwürdigen, »schrägen« Träume haben. Und als wäre das noch nicht genug, würde das Ärzteteam ihn aus dem Koma holen, und er würde entdecken, dass sein ganzes Bein, bis hoch zur Hüfte, amputiert worden war.

Jeds Familie machte sich Sorgen. Er hatte sechs lange Wochen im Koma gelegen. Während dieser Zeit war sein Körper behandelt, umgelagert, neu ausgerichtet und zusammengeflickt worden. Er hatte fast zwanzig unterschiedliche Operationen über sich ergehen lassen müssen. Zusätzlich zur Amputation hatte man ihm einen Luftröhrenschnitt gesetzt, und sein Darm war neu verlegt worden. Was würde geschehen, wenn er wieder zu Bewusstsein kam? Woran würde er sich erinnern? Wie würde er darauf reagieren, dass sein Bein amputiert war? Wie sollten sie es ihm sagen? Und wie würde er mit dem Trauma dieses ganzen schrecklichen Martyriums umgehen?

Zur allgemeinen Überraschung wusste Jed praktisch sofort, dass er sein Bein verloren hatte. Er konnte nicht sagen, woher er es wusste, aber er wusste es. Vielleicht hatte er auch im Koma etwas von den Gesprächen mitbekommen, die die Ärzte an seinem Bett geführt hatten. Vielleicht hatte er die medizinischen Behandlungen irgendwie gespürt oder wahrgenommen. Oder vielleicht war ihm einfach klar, dass die Verletzungen zu schwerwiegend waren.

»Als ich da auf der Straße lag, hatte ich das Gefühl, dass mein Bein völlig kaputt war«, erinnerte sich Jed. »Ich konnte sehen, dass es wirklich schlimm war. Ich stand an der Schwelle des Todes. Auf einer gewissen Ebene habe ich es also schon gewusst. Und aus welchem Grund auch immer ... ich wachte schon mit dem Gedanken auf, dass mein Bein nicht mehr da ist. Es hat mich nicht überrascht.«

Jemanden aus einem künstlichen Koma aufwachen zu lassen, ist ein allmählicher Prozess, der sich über mehrere Tage hinzieht. Das gibt dem Patienten Gelegenheit, sich mental wieder in Raum und Zeit zurechtzufinden, und dem Gehirn die Möglichkeit, die Kontrolle über den Körper zurückzugewinnen. Es trägt auch dazu bei, den plötzlichen Schock des Erwachens in einer fremden Umgebung zu verringern. Jed erinnerte sich, er sei sich seiner Umgebung »stückchenweise« bewusst geworden. »Es war nicht so, dass ich gedacht hätte: ›Aha, alles klar, ich bin hier also auf einer Intensivstation‹. So war es nicht«, erklärte er. »Es kam eher Schritt für Schritt. Ich habe ganz langsam eins und eins zusammengezählt. Das mit dem Bein war mir klar, aber ich weiß noch, dass ich an mir herunterschaute und dieses Loch in meinem Bauch entdeckte, und dann die Schläuche überall und all die Narben.«

Außerdem gab es unangenehme Nebenwirkungen, mit denen er zurechtkommen musste. »Ich erinnere mich, dass ich aufwachte und merkte, dass ich nicht sprechen konnte. Jemand erklärte mir, dass ich erst wieder sprechen könnte, wenn der Beatmungsschlauch vollständig entfernt sei.«

Erst fünf Tage nach dem Aufwachen war Jed wieder imstande zu sprechen. Bis dahin musste er sich durch Gesten verständigen oder kommunizieren, indem er kurze Notizen schrieb. Zudem bedeutete das Tragen eines Beatmungsschlauchs, dass seine Kehle extrem ausgetrocknet war.

»Besonders schlimm und unangenehm am Aufwachen war, dass ich am Verdursten war. Meine Kehle war wie ausgedörrt. Und man ließ mich nichts trinken. Sie müssen erst alles frei machen, damit du schlucken kannst. Dazu kommt extra ein ganzes ›Schluck‹-Team vorbei.«

Einige der ersten Erfahrungen, nachdem er das Bewusstsein wiedererlangt hatte, sind Jed als angenehm in Erinnerung geblieben. Er weiß noch, dass er den starken Wunsch hatte, Megan zu sehen, und »wie ungemein beruhigend ihre Anwesenheit« war.

Aber schon bald wurden die Erinnerungen wesentlich schwieriger. Jed fing an, sich damit auseinanderzusetzen, wie er sein Bein verloren hatte. Innerhalb weniger Tage stürzten die Erinnerungen an den Unfall auf ihn ein.

»Ich konnte immer noch nicht sprechen. Ich weiß noch, dass die Erinnerungen schlagartig auf mich einstürmten. Im Kopf spielte ich immer wieder den Unfall durch. Diese Erinnerungen wogen sehr schwer, hatten so eine Art hohe traumatische Wertigkeit. Ich dachte: ›Oh, wow! Unfassbar, was ich alles zu verarbeiten habe!‹«

Auch die genauso schlimmen, wenn nicht noch schlimmeren Erinnerungen an das Koma machten ihm zu schaffen.

»Ich habe immer öfter versucht, diese auffälligen Trauminhalte zu verdrängen. Themen wie Paranoia, Gewalt, Strafe oder Misstrauen gegenüber meiner Umwelt waren alle ungemein stark.«

Und dann hörte das Ganze zu Jeds Überraschung einfach auf.

Die intrusiven Bilder überfielen ihn immer seltener und dann schließlich gar nicht mehr. Er konnte sich noch genau an alle Einzelheiten des Unfalls erinnern. Er konnte sich auch mühelos an die lebhaften Träume erinnern. Doch schon nach wenigen Tagen drangen diese Erinnerungen nicht mehr ständig wider Willen in sein Bewusstsein. Keine Flashbacks. Keine beängstigenden Bilder, die ihn verfolgten. Er konnte sie nach Belieben wachrufen, wenn er es wollte, aber genauso gut gelang es ihm, sie auch aus seinen Gedanken zu verbannen.

»In den ersten Tagen wurde ich eindeutig von den Erinnerungen überwältigt. Aber dann wurde es weniger. Ganz schnell. Ich fand es komisch, dass die besondere Bedeutung dieser Erinnerungen verblasste und ich nicht mehr so stark darauf reagierte wie kurz nach dem Aufwachen.«

Für Jed bedeutete das eine einschneidende Veränderung.

»Ich hatte brennende Fragen. Oft fragte ich mich, warum ich nicht viel verkorkster war, warum ich nicht so total fertig und durcheinander war, wie ich es eigentlich erwartet hätte. Das hat mich echt verwirrt. Wenn alle möglichen Leute unter einer Posttraumatischen Belastungsstörung leiden, warum kam ich dann ganz gut zurecht? Das war tatsächlich meine Hauptfrage. Warum kam ich eigentlich ganz gut klar?«

Warum kam Jed ganz gut klar?

Wie ist es möglich, dass ein Mensch nach einer so schrecklichen Erfahrung ganz gut zurechtkommt?

Das scheint eine grundlegende und zugleich unlösbare Frage zu sein.

Und doch gibt es eine Antwort. Wir werden natürlich nie mit absoluter Sicherheit wissen, warum Jed in psychischer Hinsicht unversehrt blieb. Aufgrund der Tatsache, dass er lange Zeit im Koma lag, bleibt zumindest ein Teil seiner Erfahrung etwas Rätselhaftes. Doch alles andere können wir erklären, nicht nur für Jed, sondern für alle Menschen, die mit ernsthaften Widrigkeiten konfrontiert werden.

Die Geschichte fängt damit an, wie wir über Trauma denken. Nach herkömmlicher Auffassung hätte Jed psychisch überwältigt sein sollen, wäre die scheinbar rasante Besserung nur eine Illusion, eine kurzlebige Verleugnung der gefährlicheren seelischen Verletzungen, die in den tieferen Abgründen seiner Seele verborgen sind. Doch diese Sichtweise, die unser Verständnis über die vergangenen fünfzig Jahre geprägt hat, ist leider erschreckend unvollständig.

Bis vor Kurzem kam der Großteil dessen, was wir über Trauma wissen, aus der Erforschung der schwersten Reaktionen, wie der Posttraumatischen Belastungsstörung oder PTBS. Es versteht sich von selbst, dass wir alles in unserer Macht Stehende tun müssen, um schwere Traumata zu begreifen. Problematisch wird es, wenn wir uns ausschließlich auf dieses eine Ziel konzentrieren und die Erfahrungen jener Menschen, die solche extremen Reaktionen nicht zeigen, außer Acht lassen. Wenn das geschieht, erfahren wir eine Menge darüber, was alles schiefgehen, aber nicht viel darüber, was gut laufen kann. Und leider neigen wir allmählich zu der Überzeugung, alles könne immer nur schiefgehen, traumatischer Stress führe unweigerlich zu dauerhaftem Trauma und PTBS.

Diese Art der Beweisführung ist als Essentialismus bekannt. Sie wurzelt in der Überzeugung, dass ein traumatisches Ereignis »eine natürliche Art« ist, dass es eine unveränderliche und unsichtbare *Essenz* umfasst, die ganz bestimmte Gefühls- und Verhaltensmuster bei uns auslöst.[3] Wir neigen dazu, PTBS auf diese Weise zu sehen. Wenn wir diese Konzepte essentialisieren, gehen wir davon aus, dass sie nicht von Menschen erfunden oder erschaffen wurden, sondern dass sie vielmehr schon immer existierten und der Mensch sie einfach nur irgendwann entdeckt hat. Essentialistische Annahmen sind nicht zwangsläufig falsch. Ein Hund ist etwas anderes als eine Katze. Ein Stein ist etwas anderes als Wasser. Doch mitunter verfehlen essentialistische Konzepte ihr Ziel, vor allem, wenn sie sich auf mentale Zustände beziehen. Und, wie ich in Kürze darlegen werde, geht die konventionelle Auffassung von Trauma sehr weit am Ziel vorbei. Weder Trauma noch PTBS sind statische, unbewegliche Kategorien. Sie sind dynamische Zustände mit unscharfen Grenzen, die sich im Laufe der Zeit erweitern und verändern.

Tatsächlich gibt es Posttraumatische Belastungsstörungen oder zumindest etwas, das ihnen gleicht. Und leider sind sie, wenn sie denn auftreten, sehr einschränkend und kräftezehrend. Doch eine extreme Reaktion wie PTBS zeigt sich nicht einfach unverzüglich, weil man einem Trauma auslösenden Ereignis ausgesetzt ist. Gewaltsame oder lebensbedrohliche Ereignisse sind zweifellos schwierig, und die meisten Menschen, die damit konfrontiert werden, erleben zumindest eine gewisse Form von traumatischem Stress. Sie fühlen sich möglicherweise wie gelähmt und ängstlich oder kämpfen darum, mit verstörenden Gedanken, Bildern und Erinnerungen umzugehen. Die Reaktionen unterscheiden sich von Mensch zu Mensch und von Ereignis zu Ereignis. Normalerweise sind sie kurzlebig und dauern nicht länger als ein paar Tage, manchmal auch Wochen an. In dieser vorübergehenden Form ist traumatischer Stress eine absolut natürliche Reaktion, aber keine PTBS.

Zur PTBS kommt es, wenn der traumatische Stress anhält, wenn er gärt, sich ausweitet und sich schließlich zu einem dauerhafteren Stresszustand verfestigt. Dieses Ergebnis ist jedoch nicht annähernd so verbreitet, wie man vielleicht denkt. Wie die Forschung der vergangenen Jahrzehnte eindeutig nachgewiesen hat, entwickeln die meisten Menschen, die gewaltsamen oder lebensbedrohlichen Ereignissen ausgesetzt waren, *keine* PTBS. Und das kann nur bedeuten, dass die Ereignisse als solche nicht von sich aus traumatisch sind. Tatsächlich ist kein Ereignis, nicht einmal ein gewaltsames oder lebensbedrohliches Ereignis, von sich aus traumatisch. Derartige Vorkommnisse sind lediglich »potenziell traumatisch«. Der Rest liegt zu einem Großteil bei uns.

Dieser »Rest« kann sehr viel stärker variieren, als die Standardsichtweise von Traumata nahelegt. Auch wenn die meisten Menschen keine PTBS entwickeln, leiden einige doch durchaus in anderer Hinsicht. Sie haben unter Umständen einige Monate oder auch länger mit traumatischem Stress zu kämpfen, bevor sie sich allmählich erholen, oder sie zeigen anfangs vielleicht weniger schwere Stressreaktionen, die sich dann aber im Laufe der Zeit verschlimmern. Doch sogar wenn wir diese unterschiedlichen Muster berücksichtigen, stellen wir dennoch fest, dass die meisten Menschen – eine klare Mehrheit – fähig sind, traumatischen Stress relativ gut zu bewältigen. Die meisten Personen, die potenziell traumatischen Ereignissen ausgesetzt waren, sind in der Lage, ihr normales Leben recht schnell wieder aufzunehmen, ohne unter irgendwelchen langfristigen Problemen zu leiden. Kurzum: Die meisten Menschen sind resilient. Meine eigene Forschung hat dies wiederholt, in Studie auf Studie, bestätigt. Auch die Forschung anderer Wissenschaftler und Wissenschaftlerinnen kommt zu diesem Schluss. Wenn wir die ganze Bandbreite der durchgeführten wissenschaftlichen Untersuchungen betrachten – Studien über die unterschiedlichsten Formen von extrem widrigen oder potenziell traumatischen Ereignissen –, zeigt sich, dass Resilienz fast immer die häufigste Reaktion ist.

Doch auch wenn man die empirische Tatsache berücksichtigt, dass wir Menschen extrem widerstandsfähig sind, bleibt die noch größere Frage nach dem Warum. Warum sind wir fähig, schreckliche Geschehnisse so gut zu verkraften, die Erfahrung hinter uns zu lassen und unser normales Leben wieder aufzunehmen? Wie sieht das Handeln oder Verhalten aus, das uns diese Widerstandskraft ermöglicht?

Ironischerweise offenbaren sich die Unzulänglichkeiten des herkömmlichen Traumaverständnisses bei dieser Frage besonders deutlich. Wenn eine Posttraumatische Belastungsstörung einfach aufgrund eines traumatischen Ereignisses auftritt, dann sind die meisten Menschen nach derselben essentialistischen Logik einfach deshalb resilient gegen ein Trauma, weil sie resilient sind. Mit anderen Worten: Die konventionelle Auffassung lässt uns keine andere Wahl als die Annahme, dass widerstandsfähige Menschen etwas in sich haben, irgendeine Essenz, die sie immun macht.

Die meisten Beschreibungen der Resilienz, auf die man stößt, stecken in dieser statischen, essentialistischen Argumentation fest. Sie erklären uns, es gehe bei der Resilienz darum, die richtigen Eigenschaften zu besitzen, die fünf oder sieben Merkmale extrem widerstandsfähiger Menschen. Wenn man über die aufgeführten Merkmale verfügt, ist man resilient. Wenn nicht, dann nicht. Die Schnörkellosigkeit dieses Ansatzes hat etwas Reizvolles. Er ist klar und einfach. Und er lässt die hoffnungsvolle Möglichkeit offen, dass man immer versuchen kann, diese Merkmale zu entwickeln, um schließlich resilient zu werden.

Doch ein genauerer Blick offenbart die Schwachstelle in dieser Logik. Problematisch ist nicht die Zahl der aufgelisteten Eigenschaften. Meine eigene Forschung hat recht viele Merkmale aufgedeckt, die im Zusammenhang mit resilienten Reaktionen stehen. Letzten Endes werden wir sicherlich noch mehr solcher Merkmale ausmachen. Die Anzahl spielt keine Rolle. Problematisch ist, dass wir, wenn wir von einer allgemeingültigen Liste mit Schlüsselmerkmalen der Resilienz ausgehen, das Ziel immer wieder verfehlen. Ich bezeichne das als das *Resilienzparadox*. Wir können statistische Korrelate der Resilienz ermitteln – die sogenannten Merkmale von widerstandsfähigen Menschen –, aber wenn etwas Widriges geschieht, sagen diese Korrelate paradoxerweise nicht viel darüber aus, wer sich als widerstandsfähig erweisen wird und wer nicht.

Der Grund dafür ist, dass Resilienz ebenso wie Trauma ein bewegliches Ziel ist. Der Stress, der durch ein potenziell traumatisches Ereignis ausgelöst wird, entwickelt sich im Laufe der Zeit. Er verlagert und verändert sich, sogar wenn wir versuchen, ihn zu bewältigen. Schlimme Ereignisse beeinträchtigen unser Leben häufig auch in einer Weise, die neue Stressbelastungen und neue Probleme mit sich bringt. Sie können zu körperlichen Einschränkungen oder zum vorübergehenden Verlust des Arbeitsplatzes oder der Wohnung führen. Es braucht Zeit, sich an solche Auswirkungen anzupassen. Und die Anpassung erfordert mehr als ein einfaches Repertoire feststehender Merkmale.

Eine Fülle von Studien belegt, dass es in Wahrheit kein einzelnes Merkmal und nicht einmal ein bestimmtes Repertoire von Merkmalen gibt, die sich ausnahmslos als erfolgreich erweisen. Und wie wir später sehen werden, hat buchstäblich jede erdenkliche Eigenschaft oder Verhaltensweise sowohl Vorteile als auch Nachteile. Einfach ausgedrückt: Was zu einem bestimmten Zeitpunkt in einer bestimmten Situation funktioniert, funktioniert in einer anderen Situation zu einer anderen Zeit möglicherweise gar nicht oder stellt sich sogar als schädlich heraus. Sogar Eigenschaften und Verhaltensmuster, die ganz offensichtlich nützlich erscheinen – sagen wir, die Fähigkeit, Gefühle auszudrücken oder andere um Hilfe zu bitten –, sind nicht in allen Fällen hilfreich. Und in gewissen Situationen können Merkmale und Verhaltensweisen, die wir normalerweise für problematisch halten, wie etwa das Unterdrücken von Gefühlen, genau das sein, was wir brauchen. Das bedeutet im Effekt, dass wir uns die beste Lösung in einem fortwährenden Prozess immer wieder neu erarbeiten und immer wieder neu anpassen müssen. Mit anderen Worten: Wir müssen flexibel sein.

Obwohl es einfach klingt, ist diese Art von Flexibilität etwas sehr Vielschichtiges. Und weil sie eine solche Schlüsselrolle dabei spielt, wie wir uns an Widrigkeiten anpassen, werde ich einen Großteil dieses Buches darauf verwenden, sie genau zu analysieren. Zunächst einmal ist Flexibilität kein passiver Prozess. Potenziell traumatische Ereignisse sind schmerzlich und verstörend, und normalerweise wollen wir uns so schnell wie möglich davon befreien und sie aus unseren Gedanken vertreiben. Die Anpassung an derartige Ereignisse erfordert, dass wir – aktiv und systematisch – über unser Erleben und seine Ursachen nachdenken. Und damit wir dabei erfolgreich sind, müssen wir motiviert und engagiert sein. Dafür brauchen wir eine bestimmte innere Haltung, die unser Denken und Handeln prägt, und die ich als *flexibles Selbstbild* oder *Mindset* bezeichne.

Sobald wir dieses Mindset, diese Überzeugung, entwickelt haben, können wir uns im Detail damit beschäftigen, was wir konkret tun müssen, um die anstehende Herausforderung zu bewältigen. Das löst eine Abfolge von Schritten aus, die ich *Flexibilitätssequenz* nenne. Während wir diese Schritte durchlaufen, arbeiten wir heraus, was mit uns geschieht und was wir tun können, um erfolgreich damit umzugehen. Zu dieser Abfolge gehört auch ein sehr wichtiger Korrekturschritt, durch den wir ermitteln, ob die von uns gewählte Strategie funktioniert oder ob wir zu einer anderen Strategie wechseln sollten. Die Gesamtheit dieser Schritte ermöglicht uns, die uns zur Verfügung stehenden Mittel, ganz gleich um welche Eigenschaften, Verhaltensweisen oder Ressourcen es sich dabei handelt, flexibel zu nutzen, sodass wir uns erfolgreicher anpassen und vorankommen können. Es ist wichtig, darauf hinzuweisen, dass das keine seltenen Begabungen, sondern einfach unterschätzte Eigenschaften des menschlichen Geistes sind, die man fördern und verbessern kann.

Wenn ich öffentliche Vorträge über diese Konzepte halte, meldet sich unweigerlich jemand zu Wort, der erklärt, es sei schwer zu glauben, die gängige Meinung zum Thema Trauma solle so falsch sein. Vielleicht denken Sie das auch, was durchaus verständlich wäre. Immerhin widersprechen die gerade beschriebenen Ideen dem meisten, was man uns fast ein Leben lang erzählt hat. Und natürlich wäre es falsch zu behaupten, die herkömmliche Auffassung sei völlig unbegründet. Diese Auffassung und insbesondere das Konzept der PTBS waren ein unverzichtbarer Schritt auf dem langen Weg zu einem Verständnis von Trauma. Doch inzwischen sind wir auf diesem Weg viel weiter vorangeschritten. Und wie wir in Kürze sehen werden, lassen die Erkenntnisse und Nachweise, die wir auf diesem Weg gesammelt haben, wenig Zweifel daran, dass die traditionelle Konzeption einfach nicht mehr tragfähig ist.

In den folgenden Kapiteln werden wir die verschiedenen Teile für einen neuen kohärenteren Bezugsrahmen zusammensetzen, der nicht nur verständlich macht, warum traumatische Erlebnisse unterschiedliche Auswirkungen wie Resilienz oder PTBS haben können, sondern auch erklärt, wie sich diese unterschiedlichen Ergebnisse entwickeln. Wir werden tief eintauchen in die Fragen und Ideen, die zu dieser neuen Auffassung führten, und wir werden einen gründlichen Blick auf einige der Forschungsarbeiten werfen, die ihr zugrunde liegen. Dabei werden wir auch die Geschichte von Jed im Blick behalten. In mehreren Passagen im Buch werden wir auf ihn zurückkommen und außerdem von den Erfahrungen weiterer Menschen hören, die mit ähnlich schweren Erlebnissen zu kämpfen hatten. Doch bevor wir das alles tun, müssen wir ganz am Anfang beginnen. Wir müssen in der Zeit zu dem Punkt zurückgehen, an dem der Mensch erstmals versuchte, das Phänomen Trauma zu verstehen.

TEIL I

Zwei Drittel

KAPITEL 1

Die Erfindung von PTBS

In der Hall of Human Origins des Naturgeschichtlichen Museums in New York befindet sich ein eindrucksvolles Diorama. Es ist riesig. Wenn es möglich wäre hineinzuklettern, könnte ein Mensch darin mühelos aufrecht stehen und herumwandern. Außerdem wirkt es unglaublich lebensecht.

Das Licht ist absichtlich gedämpft. Die Augen brauchen eine Zeit lang, um sich daran zu gewöhnen. Das Erste, was einem auffällt, ist, dass mindestens eine der Figuren in dem Schaukasten, diejenige, die sich am dichtesten am Glas befindet, ein menschenähnliches Aussehen hat. Sie wirkt wie ein kleiner urgeschichtlicher Vorfahre von uns. Die nackte Gestalt sitzt in der Hocke.

Das Diorama zeigt eine Szene aus dem Pleistozän, also aus einer Zeit vor etwa einer Million oder noch mehr Jahren. Bei der Figur handelt es sich um den *Homo erectus*. Er beugt sich über einen Bach, um etwas frisches Wasser aus der hohlen Hand zu trinken. Der behaarte, nackte Körper wirkt entspannt. Der Bach liegt in der Dämmerung, am Fuß eines Berges.

Wenn die Augen sich allmählich besser an das gedämpfte Licht gewöhnt haben, entdeckt man weitere Gestalten, darunter offenbar einige Tiere. Ein Rudel Hyänen. Sie spitzen aufmerksam die Ohren und schleichen sich von hinten an unseren Urahn heran. Betrachtet man eine der Hyänen genauer, erkennt man, dass sie eine geduckte Angriffshaltung eingenommen hat. Sie wirkt bedrohlich. Dann kommt die Silhouette einer zweiten Hyäne in den Blick. Sie ist noch viel, viel näher: Zusammengekauert, mit zurückgelegten Ohren und nach vorn gereckter Schnauze setzt sie gerade eindeutig zum Sprung an. Prähistorische Hyänen waren große, furchterregende Raubtiere. Unser Vorfahr hat offenbar überhaupt keine Ahnung, was auf ihn zukommt. Nichts deutet darauf hin, dass er eine Waffe besitzt. Er wirkt völlig entspannt und scheint sich keiner Gefahr bewusst zu sein. Erschrocken wird einem klar, dass ihn mit ziemlicher Sicherheit ein grausames Schicksal erwartet.

Und wenn es ihm doch irgendwie gelänge, den Angriff zu überleben? Hätte er unter Flashbacks gelitten? Unter beängstigenden Bildern von heranstürmenden Raubtieren? Von gefletschten Zähnen, Kampf, Flucht, Blut und Schmerz? Wäre er ständig von Gedanken an die Begegnung verfolgt worden? Hätte er unter quälenden Erinnerungen und Albträumen gelitten?

Wir werden es nie erfahren. Alles, was aus dem Pleistozän überliefert ist, sind versteinerte Knochen und andere archäologische Hinweise, die uns ermöglicht haben, einige Puzzleteile des damaligen Lebens zusammenzusetzen. Es gibt keine schriftlichen Überlieferungen. Keine Kunstwerke. Keine Aufzeichnungen über Gedanken oder Erfahrungen.

Erst wesentlich später, in einer Zeit, die nur etwa 40 000 Jahre zurückliegt, begann der Mensch erstmals, seine Erfahrungen in kleinen Statuen und Höhlenbildern darzustellen. Zu den häufigsten Motiven, die in diesen frühen Kunstwerken abgebildet wurden, gehörten Tiere, Jagdgruppen und Waffen. Damit brachten unsere Vorfahren zweifellos zum Ausdruck, was ihre vorherrschenden Beschäftigungen waren. Die Menschen waren verwundbar, und das Leben war gefährlich. Doch etwa zur selben Zeit fingen sie auch an, den Gefahren zu trotzen. Sie begannen, sich selbst zu verteidigen und ihre Überlebenschancen dadurch zu verbessern. Die Beute verwandelte sich allmählich in das Raubtier.

Doch gab es psychische Traumata? Jagen und Waffen bedeuten Gefahr. Das ist klar. Nur wie bringt man Traumata in einem Höhlenbild zum Ausdruck? Wir können Waffen und eine Jagd oder einen Angriff in einer Zeichnung darstellen. Trauma indes ist eine psychische Reaktion, die sich am leichtesten in Worten wiedergeben lässt. Und das bedeutet, dass wir noch weiter an unsere heutige Zeit heranrücken müssen. Erst vor etwa fünftausend Jahren setzte die Entwicklung der Schriftsprachen ein. Von daher könnte man vielleicht erwarten, irgendeine Form von anhaltendem psychischem Trauma habe jetzt erstmals Erwähnung gefunden. Wenn nicht genau vor fünftausend Jahren, dann vielleicht bald darauf.

Doch wenn wir auf dieses schriftliche Vermächtnis, auf etwa fünftausend Jahre aufgezeichneter Sprache blicken, stellen wir etwas wirklich Bemerkenswertes fest: Das Konzept des psychischen Traumas scheint eine überraschend moderne Idee zu sein.

Die Zeit vor dem Trauma

Zu den frühesten schriftlichen Texten, in denen wir eine Erwähnung psychischer Traumata erwarten würden, gehört zweifellos Homers episches Gedicht über den Trojanischen Krieg, die *Ilias*. Das Epos entwickelte sich wahrscheinlich über lange Zeit durch mündliche Überlieferung.[1] Schließlich wurde es dann schriftlich niedergelegt, wahrscheinlich erstmals um etwa 1000 v. Chr. Auch wenn ein Großteil der Geschichte aus Mythen besteht, basiert das Epos doch auch auf den Einzelheiten eines tatsächlichen Krieges zwischen den Mykenern und den Hethitern, besser bekannt als »Trojaner«, der viele Jahrhunderte zuvor stattgefunden hatte. Dabei hat Homer in seiner *Ilias* quasi nichts ausgespart. Die Kampfszenen werden in allen blutigen Details geschildert. Krieger werden verwundet, verstümmelt und getötet. Und in den beschreibenden Darstellungen geht der Autor ausführlich auf Angst, Qual, Schmerz und Mut ein. Beide Seiten erlitten vernichtende Verluste. Sie weinten bittere Tränen. Sie klagten und stöhnten. Und trotz der Tatsache, dass sich beide Parteien in unmittelbarer Nähe zueinander aufhielten, machten die Soldaten keinerlei Versuch, ihr Leid und ihre Trauer zu verbergen.

Der Psychiater Jonathan Shay stellte fest, dass diese Beschreibungen erstaunliche Ähnlichkeiten mit Berichten über »toxische Kampferfahrungen« aufweisen, die er von zeitgenössischen Soldaten im Vietnamkrieg gehört hatte.[2] Wie Shay ausführt, verlieh Homer dem angenommenen emotionalen Trauma, unter dem die Griechen und Trojaner nach dem Ende des Krieges möglicherweise litten, dennoch keine Stimme.[3] Der Trauer dagegen schon. Es gibt zahlreiche Schilderungen der tiefen Trauer, die die Krieger wegen ihrer gefallenen Kameraden empfanden, oder des Kummers von Freunden und Familienangehörigen über den Verlust ihrer Liebsten. Doch traumatische Reaktionen nach dem Krieg wie albtraumhafte oder intrusive Flashbacks werden mit keinem Wort erwähnt.

Uns liegen zahlreiche weitere historische Berichte vor, die ebenfalls erschütternde Ereignisse beschreiben, die wir heute, ohne zu zögern, als traumatisch bezeichnen würden. Doch auch hier gilt, dass in diesen Darstellungen die Begriffe »Trauma« oder »traumatisch« nicht zu finden sind. Auch werden keine der Symptome beschrieben, die wir heute mit PTBS verbinden. Die Vorstellung, ein gefährliches und furchterregendes Ereignis könnte dauerhafte psychische Probleme verursachen, kommt in der aufgezeichneten Geschichte buchstäblich nicht vor, sondern taucht erst vor relativ kurzer Zeit auf.

Nur sehr wenige geschichtliche Darstellungen enthalten Hinweise auf etwas, das auch nur entfernte Ähnlichkeiten mit einem anhaltenden psychologischen Trauma hat. Einer der berühmtesten und möglicherweise der erste jemals schriftlich festgehaltene Text in diese Richtung ist eine Szene aus Shakespeares *Heinrich IV.*, entstanden irgendwann im späten 16. Jahrhundert. In einem kurzen Abschnitt macht sich die Königin, Lady Percy, Sorgen um die sich verschlechternde psychische Verfassung des Königs, der offenbar kriegsbedingt unter Albträumen und Zwangsvorstellungen leidet. Ob diese Probleme die Kriterien echter PTBS-Symptome erfüllen, ist schwer zu sagen. Abgesehen von dieser kurzen Passage erwähnen weder Lady Percy noch der König das Thema je wieder.

Etwas eindeutiger ist ein in der Ich-Form geschriebener Bericht, der im 17. Jahrhundert in den Tagebüchern des britischen Aristokraten Samuel Pepys (ausgesprochen *Pieps*) auftauchte. Pepys war ein Intellektueller, ein Vertrauter von König Charles II. und ein Freund von Isaac Newton. Er führte ein bemerkenswertes Leben, baute eine riesige Bibliothek auf und vollbrachte auch darüber hinaus viele eindrucksvolle Leistungen. In Erinnerung geblieben ist er allerdings hauptsächlich wegen seiner Tagebücher. Zehn ereignisreiche Jahre lang hielt Pepys gewissenhaft seine Gedanken und Aktivitäten, Beobachtungen über seine Freunde, den Königshof und Alltagsereignisse fest und bewahrte die Aufzeichnungen sorgfältig auf.

Dass in Pepys' Tagebüchern möglicherweise Traumareaktionen erwähnt werden, während andere Quellen sich über dieses Thema ausschweigen, ist wahrscheinlich kein Zufall. Pepys machte seine Aufzeichnungen nicht öffentlich bekannt. Er verfasste seine Erinnerungen in altertümlichem Englisch, benutzte eine Geheimschrift und hat die Tagebücher, soweit man weiß, zu seinen Lebzeiten nie herumgereicht. Nach seinem Tod wurde seine große Büchersammlung zusammen mit den Tagebüchern der Cambridge University gestiftet. Dort blieben sie über ein Jahrhundert lang unbeachtet und offenbar auch unberührt, bis sie schließlich wiederentdeckt, entschlüsselt und veröffentlicht wurden.

Eine der bedeutendsten Passagen aus Pepys' Tagebüchern beschreibt das große Feuer, das 1666 in London wütete. Pepys wurde mitten in der Nacht wach und entdeckte in einiger Entfernung den Lichtschein eines Feuers, doch er nahm an, dass keine größere Gefahr drohte und ging wieder ins Bett. Am nächsten Tag musste er zu seiner großen Bestürzung feststellen, dass das Feuer die ganze Nacht getobt und Hunderte von Häusern zerstört hatte. Er nahm das Ausmaß der Zerstörung in Augenschein, überprüfte es zuerst vom Londoner Tower und dann von einem Boot aus. Da die Feuersbrunst offenbar unvermindert weiterwütete, eilte er an den Königshof, um über seine Beobachtungen zu berichten.

Pepys passte sich diesem Ausnahmezustand an und lebte – jedenfalls für einen Adligen des 17. Jahrhunderts – diese ganze schwierige Zeit hindurch relativ einfach und spartanisch. Er schlief wenig und aß nur sporadisch. Er beschäftigte sich damit, seinen Haushalt, seine riesige Sammlung kostbarer Bücher und natürlich sein Gold umgehend an sichere Orte zu verbringen. Pepys' Geschäftsinteressen und Pflichten am Hof erforderten allerdings, dass er regelmäßig auch die verheerenden Auswirkungen des Großbrands inspizierte. Diese Aufgabe erfüllte er, wenn möglich, von einem Boot aus, aber meistens zu Fuß.

»Wir verbrannten uns beim Gehen durch die heiße Asche fast die Füße«, klagt er in seinen Memoiren.

Auch wenn er die Haltung des souveränen Tagebuchschreibers aufrechterhielt, scheute er sich nicht, den Schmerz, den er angesichts der schrecklichen Zerstörung empfand, aufzuzeichnen. Die ganze Situation brachte ihn häufig zum Weinen, und mitunter fühlte er sich von Furcht überwältigt. In einem Abschnitt schreibt er: »Wir sahen in den von Flammen geröteten Himmel, ein schrecklicher Anblick, der einen um den Verstand bringen konnte; besonders deshalb, weil man meinen konnte, es sei direkt über uns und der ganze Himmel würde brennen.«

Nach fünf langen Tagen war das Feuer schließlich größtenteils erloschen. Doch Pepys ließen die Erlebnisse nicht los. In der letzten Nacht des Feuers bringt er zu Papier: Ich »schlief sehr gut, hatte aber noch solche Furcht vor dem Feuer, dass ich mich nicht erholte«. Einige Wochen später klagt er immer noch: »Ich schlief schlecht und träumte, die ganze Stadt stehe in Flammen.«[4] Und auch noch ein halbes Jahr nach dem Brand stellt Pepys überrascht fest, dass diese Ängste ihn nach wie vor heimsuchten: »Ich kann auch heute noch keine Nacht ohne Furcht vor einem neuen Brand schlafen. In der letzten Nacht lag ich bis zwei Uhr früh wach und malte mir die Schrecken des Feuers aus.«[5]

Die Entdeckung des Traumas

Pepys hat den Begriff »Trauma« nie benutzt. Laut dem Oxford English Dictionary war der Begriff damals zwar geläufig, aber ausschließlich der Beschreibung einer akuten körperlichen Schädigung im medizinischen Sinne vorbehalten. Bezugnahmen auf physische Traumata erschienen mit einiger Häufigkeit erst Mitte des 19. Jahrhunderts. Damals war die Industrielle Revolution in vollem Gange, und mit ihr war ein deutlicher Anstieg von Arbeitsunfällen mit schwerwiegenden Verletzungen zu verzeichnen. Die Ärzte, die die Opfer dieser Unfälle im 19. Jahrhundert behandelten, erwähnten gelegentlich seltsame Verhaltensweisen oder rätselhafte, unerklärliche Symptome. Doch nach allgemeiner Überzeugung lag solchen Symptomen eine tiefere körperliche Ursache zugrunde, auch wenn man diese Ursache noch nicht entdeckt hatte.

Das berühmteste Beispiel für die Traumaauffassungen, die im 19. Jahrhundert herrschten, ist das Konzept vom »Eisenbahnrückgrat« (*Railway Spine*), einem Rückenleiden, das wohl erstmals in Veröffentlichungen des dänischen Arztes John Eric Erichsen auftauchte.[6] Damals eroberte die Eisenbahn die westliche Welt. Die Anfänge des Bahnreisens waren allerdings alles andere als ein Vergnügen. Die Züge waren verdreckt und laut und vor allem gefährlich. Unglaublich schwere Unfälle waren keine Seltenheit, und wenn es dazu kam, gab es kaum Schutz vor Verletzungen. In den Eisenbahnwaggons mit ihren Holzrahmen und dünnen Wänden waren Sicherheitsvorkehrungen kaum vorgesehen, was zu grauenvollen Unglücken führte.

Immer öfter berichteten auch Reisende, die nur kleinere Unfälle erlebt hatten, ihren Ärzten von eigenartigen und psychisch seltsam anmutenden Symptomen, zum Beispiel von Gedächtnisstörungen, Appetitmangel, Albträumen, Wahrnehmungsstörungen, Angst und unerklärlicher Erschöpfung und Reizbarkeit. Besonders irritierend war, dass sie typischerweise keine erkennbaren Anzeichen irgendwelcher physischen Verletzungen aufwiesen. Erichsens bekannte Erklärung dieses Problems lautete, diese Patienten und Patientinnen würden unter Mikroläsionen der Wirbelsäule leiden – unter winzig kleinen und im Grunde nicht erkennbaren Abschürfungen des Rückenmarks, wodurch diffuse Signale ans Gehirn gesendet würden, was verheerende Auswirkungen auf ihre Psyche habe.

Erichsens Ideen lösten hitzige Diskussionen aus. Seine Versuche, eine skeptische Ärzteschar zu überzeugen, wurden nicht unbedingt erleichtert, als er zugestand, einige der Patienten, die Anzeichen von Railway Spine zeigten, hätten möglicherweise simuliert, um eine Entschädigung von der Eisenbahn zu erhalten. Vermutlich ist es mehr als ein bloßer Zufall, dass zu dieser Zeit auch die Haftpflichtversicherung eingeführt wurde.[7]

Ob man ihnen glaubte oder nicht, die Opfer von Arbeitsunfällen im Industriezeitalter tauchten weiterhin in Arztpraxen auf, um von ihren seltsamen Symptomen zu berichten. Einige Betroffene fanden ihren Weg in die Berliner Praxis des bekannten Neurologen Hermann Oppenheim. Oppenheim gelangte allmählich zu der Überzeugung, dass diese merkwürdigen Beschwerden andere Ursachen als rein physische Traumata hatten und von einem tiefer liegenden psychischen Problem zeugten. Im Jahr 1889 stellte er seine kontroverse These in einem Buch mit dem Titel *Die traumatischen Neurosen* vor.[8] Das Buch hatte keine nachhaltige Wirkung. Nur einige wenige ideengeschichtlich interessierte Leute erinnern sich heute noch an Oppenheim. Dennoch hat er seine Spuren hinterlassen. Sein Buch steht bis heute für die erste medizinische Verwendung des Begriffs »Trauma« zur Beschreibung einer rein psychischen Reaktion.

Shellschock (Granatenschock)

Als die Vorstellung vom psychologischen Trauma Aufsehen zu erregen begann, trat die Welt ins 20. Jahrhundert ein. Wenig später wurde das Ganze virulent. Über Europa brach 1914 das Inferno des Ersten Weltkriegs herein, der als erster globaler Konflikt in die Geschichte einging. Allen Berichten zufolge war es ein absolut entsetzlicher Krieg, beherrscht von ausgedehnten, tödlichen und letztlich sinnlosen Stellungskämpfen in Schützengräben. Die Anzahl der Toten war schwindelerregend. Als die Soldaten, die dieser Hölle lebend entkommen waren, schließlich in ihre Heimat zurückkehrten, wirkten viele auf seltsame Weise verändert: kaum fähig, das Erlebte zu überwinden, nicht wirklich in der Lage zu beschreiben, was es war, das ihnen Probleme bereitete.

Mit dem Ersten Weltkrieg hielt ein neuer Begriff Einzug in die Alltagssprache, um dieses Phänomen zu erklären: *Shellschock*. Der Terminus bezog sich eindeutig eher auf einen umfassenden mentalen als einen rein körperlichen Zusammenbruch. Doch dem Begriff hafteten auch klare Hinweise auf die anhaltende Ambivalenz an, die mit dem Traumaverständnis einherging. Das Wort »Schock« suggeriert Intensität, aber auch einen vorübergehenden Zustand, der nach relativ kurzer Zeit von allein wieder nachlassen sollte. Verstörte Soldaten, so nahm man an, würden einfach »darüber hinwegkommen«. In dem Begriff schwingt auch ein eindeutig misstrauischer, wenn nicht kränkender Unterton mit. Was war die wahre Ursache für diese Art von Gebrechen? War es vielleicht schlicht Schwäche? Oder schlimmer noch – Feigheit und Simulantentum?

Diese Zweifel waren beileibe nichts Harmloses, vor allem nicht für die Soldaten, die diesem Misstrauen ausgesetzt waren. Während der Krieg sich weiter durch Pattsituationen und bitterkalte Winter hinzog, wurden Tausende Fälle von Shellschock registriert. In der grausamen Realität der Schützengräben wurden sie jedoch häufig abgetan. Soldaten, die über psychische Probleme klagten, wurden ignoriert, als unglaubwürdig abgestempelt oder – schlimmer noch – hart bestraft. Hunderte von Soldaten wurden wegen Feigheit vor dem Feind exekutiert, indem sie »im Morgengrauen erschossen« wurden. Einige waren desertiert; andere hatten sich geweigert, Befehle zu befolgen, oder waren einfach unfähig, sie auszuführen, und viele litten ganz zweifellos unter einem echten Kriegstrauma.

Der 25-jährige britische Gefreite Henry Farr war einer von ihnen. Nachdem er zwei erschöpfende Jahre lang praktisch ohne Pause im Schützengraben gekämpft hatte, wurde Farr in der Schlacht an der Somme an die Front beordert. Die Somme-Offensive war eines der größten und blutigsten Gefechte des Krieges, das fast fünf Monate lang dauerte und unglaublich viele Tote forderte. Mehr als eine Million Soldaten wurden in dieser Schlacht getötet oder verwundet. Farr hatte genug. Er war erschöpft und weigerte sich, an die Front zurückzukehren. Seine Vorgesetzten wollten davon nichts hören. Sie beschuldigten ihn »des Fehlverhaltens vor dem Feind, das auf Feigheit schließen ließ«, und stellten ihn vors Kriegsgericht. Unklugerweise entschied er sich dafür, sich bei der Anhörung selbst zu vertreten. Der Prozess dauerte nur zwanzig Minuten. Am folgenden Tag wurde Farr hingerichtet.[9]

Im Rückblick, nach fast hundert Jahren psychologischer Traumaforschung, kommt uns dieses Verhalten barbarisch vor. Das empfanden die Familien der Soldaten genauso. Jahrzehntelang kämpften Freunde und Angehörige der hingerichteten Soldaten um eine Korrektur der historischen Darstellungen. Erst im Jahr 2006, fast neunzig Jahre nach Kriegsende, wurden viele dieser Soldaten schließlich posthum begnadigt.

Die Tochter von Henry Farr, Gertrude, lebte lange genug, um die Genugtuung zu erfahren, dass der Name ihres Vaters reingewaschen wurde.

»Ich habe immer argumentiert«, erklärte sie, »dass die Weigerung meines Vaters, wieder an die Front zu gehen ... die Folge eines Granatenschocks war, und ich bin überzeugt, dass nicht nur mein Vater, sondern auch viele andere Soldaten darunter litten.«[10]

Das Grauen des Krieges

Nach dem Ende des Ersten Weltkriegs im Jahr 1918 ging ein riesiger Seufzer der Erleichterung durch Europa. Der Krieg war einer der blutigsten und tödlichsten in unserer gesamten bisherigen Geschichte gewesen, und die Öffentlichkeit war nur allzu bereit, den Begriff des Granatenschocks in den Hintergrund treten zu lassen. Das Problem war nur, dass er nicht verschwinden wollte.

Ein Grund war erstaunlicherweise die Dichtung. Viele junge Briten der intellektuellen Elite, einschließlich einer neuen Dichtergeneration, hatten im Krieg gekämpft. Bis dahin hatten Kriegsgedichte immer einen patriotischen Ton angeschlagen, die Kameradschaft der Soldaten romantisiert und die unvergleichliche Ehre des Heldentods auf dem Schlachtfeld gepriesen.

Zu Beginn des Ersten Weltkriegs war Wilfried Owen, einer der Vertreter der neuen Dichtergeneration, noch in Lage, dieses Gefühl aufzugreifen:

O meet it is and passing sweet
To live in peace with others,
But sweeter still and far more meet
To die in war for brothers.[11]

Doch Owen und seine Gedichte sollten bald eine dramatische Veränderung durchlaufen. Owen war in die *Artists' Rifles*, eine Freiwilligeneinheit der Britischen Armee, eingetreten. Nach einer siebenmonatigen Ausbildung befand er sich auf dem Weg ins Ausland. Anfangs klangen die Briefe, die er in die Heimat schrieb, noch heiter. Doch schon bald setzte die Realität ein. Owen war an die Front geschickt worden, mitten ins Gemetzel der Schlacht an der Somme. In Briefen an seine Mutter gestand er sein Entsetzen: »Ich sehe keinen Sinn darin, Dir über die Geschehnisse der vergangenen vier Tage etwas vorzumachen. Ich habe Höllenqualen ausgestanden.«

Tod und Zerstörung waren allgegenwärtig, doch was Owen vor allem zu schaffen machte, war »die universelle Durchdringung von Hässlichkeit!«

»Widerliche Landschaften, abstoßende Geräusche, widerwärtige Sprache – nichts als widerwärtig, auch aus meinem Mund (denn alle sind vom Teufel geritten), – alles ist unnatürlich, alles gebrochen, alles zersprengt. Die Toten, deren Körper nicht bestattet werden konnten und den ganzen Tag und die ganze Nacht vor den Gräben sitzen – der schrecklichste Anblick auf Erden«, schrieb er. »In der Poesie nennen wir ihn den Glorreichsten. Aber da mit ihnen zu sitzen, den ganzen Tag, die ganze Nacht ... und eine Woche später wieder zurückzukommen, und sie dort genauso wiederzufinden, wie sie in ihren reglosen Gruppen dort sitzen – DAS ist es, was den ›Soldatischen Geist‹ auslaugt ...«.

Owen wurde auf einen vorgeschobenen Posten entsandt, nicht »an die Front«, wie er es ausdrückte, sondern »*vor* die Front«, ins »Niemandsland« zwischen den Stacheldraht- und Grabensystemen der kriegführenden Parteien.

»Die Deutschen«, so Owen an seine Mutter, »wussten, dass wir dort stationiert waren, und sie entschieden, dass wir das lieber nicht sein sollten.«

Die Deutschen beschossen den Bereich wiederholt mit Granaten. Um ihre Anwesenheit zu verbergen, legten sich Owen und 25 weitere Männer dicht an dicht in einen Schützengraben, der im Grunde nur ein großes Erdloch war. Eine Granate war neben einem der Eingänge explodiert und hatte ihn versperrt. Eine Flucht durch den anderen Ausgang war unmöglich. Ihnen blieb nichts anderes übrig, als zu warten, bis der Angriff vorüber war. Und während sie warteten, füllte sich ihr Versteck allmählich mehrere Fuß hoch mit Wasser.

»Diese fünfzig Stunden waren die qualvollsten meines sonst glücklichen Lebens.

Beinahe wäre ich zusammengebrochen und wäre im Wasser, das jetzt schon über meine Knie stieg, ertrunken«, schrieb Owen später.

»Ich habe mir weder das Gesicht gewaschen, noch meine Stiefel ausgezogen oder tief und fest geschlafen. Zwölf Tage lang lagen wir in Erdlöchern, wo wir jede Minute damit rechnen mussten, von einer Granate ausgelöscht zu werden.«

Dann schlug eine dieser Granaten ganz in der Nähe ein, nur wenige Meter vom Kopf des schlafenden Owen entfernt. Er wurde in die Luft und aus dem Schützengraben herausgeschleudert. Irgendwie gelang es ihm, Schutz in einem anderen Erdloch zu finden, das gerade groß genug war, um darin zu liegen, und bedeckte sich mit einem Stück Wellblech, das er gefunden hatte. Das Schlimmste für Owen war jedoch, dass einer seiner Offizierskollegen, Leutnant Hubert Gaukroger, zusammen mit ihm aus dem Graben geschleudert wurde. Doch Gaukroger hatte weniger Glück. Er überlebte nicht. Sein zerfetzter, lebloser Körper blieb halb mit Erde bedeckt dicht neben Owen liegen.

Owen saß mit Gaukrogers Leiche neben sich mehrere Tage lang fest. Als er schließlich von seiner Einheit gefunden und befreit wurde, stellte man fest, dass er »verwirrt war, zitterte und sich seltsam verhielt.«[12]

Das Ereignis hatte ihn tief erschüttert.

»Weißt Du, es waren nicht nur die Boche (Deutschen), die mich fertig gemacht haben, und auch nicht die Explosionen«, schrieb er, »sondern dass ich so lange mit dem armen Cock Robin zusammen war, wie wir Leutnant Gaukroger nannten, der nicht nur in meiner Nähe lag, sondern verteilt über mehrere Stellen überall um mich herum, wenn Du verstehst, was ich meine, auch wenn ich für Dich hoffe, dass Du es nicht verstehst!«

Owen war nur vier Monate im Kampfeinsatz gewesen. Man diagnostizierte einen Granatenschock bei ihm und schickte ihn zur Erholung in ein Krankenhaus nach Schottland.

Dort verfasste er seine berühmt gewordenen Kriegsgedichte. Doch in den neuen Gedichten hatte Owen seine früheren romantischen Darstellungen der Soldatenkameradschaft gegen wesentlich dunklere Visionen von der Hölle des Krieges ausgetauscht. Er schrieb von Albträumen, von toten Soldaten, die ihre Hände nach ihm ausstreckten, um ihn mitzunehmen, und von den Gesichtern der Sterbenden, die ihn erbarmungslos verfolgten, und die er nicht aus dem Kopf bekam.[13]

Owen hätte für die Dauer des Krieges in Großbritannien bleiben können. Doch nach einer Atempause kehrte er freiwillig an die Front zurück. Er war auf einer Mission. Er hatte seine Stimme gefunden und empfand es als seine moralische Pflicht, über die Erfahrungen der Soldaten zu schreiben.

Leider endete seine Rückkehr tragisch. Wenige Tage vor Ende des Krieges fiel er auf dem Schlachtfeld. Seine Mutter erhielt die traurige Nachricht per Telegramm am Tag des Waffenstillstands.

Ein weiterer berühmter Kriegsdichter, Siegfried Sassoon, sorgte dafür, dass Owens Gedichte veröffentlicht wurden. Sie hatten damals eine starke Wirkung und sind bis heute unvergessen, nicht nur wegen ihres harten lyrischen Realismus, sondern auch wegen ihres beispiellosen Mitgefühls für die Not der Soldaten.[14]

So bewegend Owens Gedichte sein mögen, sind sie doch zugegebenermaßen keine Lektüre für die breite Masse. Dichtung war damals und bleibt bis heute eine relativ anspruchsvolle literarische Form, die für viele eher gewöhnungsbedürftig ist. Doch wie es häufig der Fall ist, sollte schon bald darauf ein Werk erscheinen, das die seelische Qual des Krieges in leicht zugänglicher Form verdeutlichte. Im Jahr 1928 veröffentlichte Erich Maria Remarque seinen inzwischen berühmten Roman *Im Westen nichts Neues*, der auf packende Weise davon erzählt, welch hohen seelischen Tribut der Kampf im Schützengraben fordert und wie schwer es sein kann, anschließend ins Zivilleben zurückzukehren. Der Roman erwies sich als Überraschungserfolg und avancierte schnell zum Bestseller.

Die Erfindung der Posttraumatischen Belastungsstörung (PTBS)

Der Erste Weltkrieg hatte Europa verwüstet. Doch die territorialen Lösungen der Nachkriegszeit führten schnell zu neuen politischen Spannungen, und nur zwei Jahrzehnte später lag die Welt erneut im Krieg. Dieses Mal war es sogar noch schlimmer. Die Technik hatte sich weiterentwickelt, ebenso wie die Kriegstaktik, und diese Veränderungen brachten neue Formen des Leides mit sich. Und wieder kam das unerwünschte, aber unvermeidliche Thema der psychologischen Opfer auf.

Zur Zeit des Zweiten Weltkriegs hatten die Traumakonzeptionen gewisse Fortschritte gemacht. Positiv war zu vermerken, dass das Verhalten traumatisierter Soldaten nicht mehr als Ausdruck der Feigheit betrachtet wurde, das es zu bestrafen galt. Das neue psychologische Modell, von dem man mittlerweile ausging, betrachtete Kriegstrauma allerdings als Zeichen einer angeborenen psychischen Schwäche. Zu deren Beschreibung wurde häufig der Begriff »Neurose« verwendet. Noch beunruhigender war, dass Trauma als vorübergehendes, kurzlebiges Problem aufgefasst wurde, das sich durch ein bisschen Ruhe und Erholung schnell lindern ließ.

Der Zweite Weltkrieg führte in den USA auch zur ersten Veröffentlichung des *Diagnostischen und Statistischen Manuals psychischer Störungen*. Dabei handelte es sich um die erste Version des heute allgemein als DSM bekannten Werkes, das quasi als »Bibel« psychischer Erkrankungen betrachtet wird. Im DSM-I von 1952 wird die psychische Reaktion auf ein Trauma grob als *gross stress reaction* (schwere Belastungsreaktion) beschrieben. Wie bei der Mehrzahl der im DSM-I aufgeführten Störungen werden keine formalen Kriterien oder Symptome benannt. Die *gross stress reaction* unterscheidet sich von anderen Formen seelischer Störungen lediglich dadurch, dass sie als vorübergehend und reversibel galt. Im DSM-I wird bezeichnenderweise die Empfehlung ausgesprochen, man sollte bei einer anhaltenden schweren Belastungsreaktion die Diagnose zugunsten anderer klarer definierter Störungen verwerfen, um das eigentliche Problem besser erfassen zu können.

Der Zweite Weltkrieg dauerte sechs lange Jahre und endete erneut in umfassender Zerstörung und Vernichtung. Die USA spielten eine bedeutende Rolle in der zweiten Hälfte des Krieges und wurden dann schnell in weitere Kriege verwickelt – angefangen mit dem Koreakrieg im Jahr 1950.

Die Flut psychischer Opfer riss nicht ab. In der zweiten Version des DSM, erschienen 1968, wird die *gross stress reaction* schließlich durch eine ebenso vage Diagnose, die »vorübergehende situationsabhängige Störung« (*transient situational disturbance*) mit der Unterkategorie »Anpassungsreaktion des Erwachsenenlebens« (*adjustment reaction of adult life*), abgelöst. Verändert hatte sich nicht viel. Der neuen Diagnose fehlte immer noch ein formales Kriterium für Traumareaktionen, und sie behielt die Annahme bei, dass es sich bei dem Problem lediglich um eine vorübergehende Störung handelte.

Die 1960er und 1970er Jahre gingen mit weitreichenden politischen und gesellschaftlichen Veränderungen einher. Die beiden bedeutsamsten Faktoren, die die Wahrnehmung von Trauma beeinflussten, waren vermutlich der Vietnamkrieg und die rasante Entwicklung des Fernsehens. Der scheinbar endlose Vietnamkrieg war außerordentlich unpopulär. Je länger er sich hinzog, desto mehr wuchsen die Proteste und politischen Spannungen im Land. Vor diesem Hintergrund hielten die psychischen Folgen des Krieges Einzug in den öffentlichen Diskurs. Und diesmal wurden die Fallgeschichten und das Grauen des Krieges vom Fernsehen ausgestrahlt und über die täglichen Abendnachrichten direkt in die amerikanischen Wohnzimmer übertragen. Bald wurden die Berichte durch die vielen heimkehrenden Soldaten bestätigt, denen es nicht gelang, ihren Alltag zu meistern oder sich wieder in die Gesellschaft einzugliedern. Die Therapeuten in den Anlaufstellen für die Soldaten wussten nicht mehr weiter. Sie forderten lautstark nach einer Lösung oder zumindest nach einer Diagnosekategorie, die ihnen helfen würde, die schwersten Fälle zu erkennen.

Im Jahr 1980, mehrere Jahre nach dem Ende des Vietnamkriegs, wurde dann schließlich das DSM-III veröffentlicht und damit erstmals eine Reihe von formalen diagnostischen Kriterien für anhaltende psychische Traumareaktionen: Die Beschreibung der Posttraumatischen Belastungsstörung, PTBS, unterscheidet sich vollständig von ihren Vorläufern. Bei der Definition von PTBS ging man nicht davon aus, dass die Störung vorübergehend und reversibel sei oder durch innere Schwäche oder Feigheit verursacht würde. Vielmehr wurde PTBS als eine Krankheit betrachtet, die sich in Reaktion auf entsetzliche Ereignisse entwickelte, die bei fast jedem eine tiefe Verzweiflung hervorrufen würden.

Die Symptome von PTBS werden im DSM-III in mehrere unterschiedliche Subkategorien untergliedert. Eine der auffälligsten Merkmalsgruppen bezieht sich auf intrusive Erinnerungen – plötzliche, unwillkürliche und höchst unangenehme Erinnerungen, die sich wiederholt zwanghaft ins Bewusstsein drängen und auf schmerzliche Weise die Einzelheiten des traumatischen Ereignisses wachrufen. Wie die quälenden Erinnerungen an das große Feuer, die Pepys verfolgten, treten diese intrusiven Bilder häufig in Form lebhafter Träume oder Albträume auf. Doch besonders verstörend sind sie, wenn sie sich während des normalen Wachzustands ins Bewusstsein drängen. Sie können so plötzlich erscheinen und von solcher Intensität sein, dass sie zumindest vorübergehend das Gefühl auslösen, das Trauma geschehe gerade wieder. Umgangssprachlich bezeichnen wir diese Erlebnisse als *Flashbacks*, weil sie genauso real und genauso beunruhigend wirken wie das ursprüngliche Ereignis selbst.

Intrusive Erinnerungen können aus heiterem Himmel durch ein scheinbar harmloses Wort, Geräusch oder Bild ausgelöst werden, das in irgendeiner Form als auslösender Reiz für das traumatische Ereignis dient. Sobald sie einmal aktiviert sind, kann es extrem schwierig sein, damit umzugehen. In der Sprache der Neurowissenschaft ist dieses Problem eine »generell verringerte Fähigkeit, Kontextinformationen zur Modulation des Angstausdrucks zu nutzen.«[15] Einfacher ausgedrückt: Auch wenn absolut offensichtlich ist, dass die Person sich in einer sicheren Umgebung befindet, weit entfernt vom ursprünglichen Trauma – zum Beispiel zu Hause im Sessel sitzt oder eine ruhige Straße entlanggeht –, kann der Ansturm intrusiver Erinnerungen als äußerst real empfunden werden. Die Erinnerungen setzen die »Kontextinformationen« der unmittelbaren Umgebung außer Kraft, und die Vergangenheit wird zur Gegenwart. Menschen, die unter PTBS leiden, versuchen, diese unerwünschten Erinnerungen zu kontrollieren, indem sie Personen oder Orte meiden, von denen sie wissen, dass sie sie an das Ereignis erinnern. Sehr häufig ist das nur wenig hilfreich.

Die Willkürlichkeit der Intrusionen verursacht einen Zustand erhöhter Erregung (*arousal*); der Betreffende fühlt sich angespannt und ist ständig auf der Hut, weil die Gefahr quasi hinter jeder Ecke lauern könnte. Das Bedürfnis, die auslösenden Reize zu vermeiden, wird immer stärker, und die Erfahrung entwickelt sich zu einem extrem erschöpfenden Teufelskreis von sich wiederholenden Intrusionen und Vermeidungen.

Das zehrt an den Kräften. Kein Wunder, dass Menschen mit PTBS häufig reizbar sind. Es fällt ihnen immer schwerer, sich zu konzentrieren. Der Schlaf hat seine regenerative Wirkung für sie längst verloren. Es gibt keine Erholung, nur eine ständige düstere Vorahnung und Furcht, manchmal auch Schuld oder Wut, ein Gefühl von Abgetrenntheit, Entfremdung und Leere.

Eine willkürliche und expansive Diagnose

Die Einführung der PTBS-Diagnosekategorie löste hektische Aktivitäten aus. Psychologische Fachkräfte, die an vorderster Front arbeiteten, hatten schon seit Jahren argumentiert, das psychologische Trauma sei etwas sehr Reales. Die Diagnose PTBS bedeutete, dass sie das endlich formal und offiziell behaupten konnten. Sie verschwendeten keine Zeit. Quasi über Nacht entstanden neue Behandlungsprogramme. Auch die Forschung unternahm große Anstrengungen und entwickelte rasch Untersuchungsinstrumente, um die Störung besser ermitteln und ihren Verlauf und ihre Wechselfälle verfolgen zu können.

Es gab allerdings von Anfang an ernsthafte Probleme. Zunächst einmal beruht die Diagnose PTBS auf einem medizinischen Krankheitsmodell. Eine körperliche Erkrankung lässt sich auf ein physiologisches Problem zurückführen, normalerweise einen ansteckenden Erreger oder eine genetische Anomalität, was sich durch einen konkreten Test wie einen Hirnscan oder eine Blutuntersuchung ermitteln lässt. Die Symptome der Krankheit werden durch dieses physiologische Problem verursacht, und von daher tragen die Symptome dazu bei, die Krankheit zu erklären. Auf psychische Probleme hingegen lässt sich ein physisches Krankheitsmodell weniger gut anwenden. Die Mehrzahl psychischer Störungen, einschließlich PTBS, wird nicht durch einen klar erkennbaren Erreger oder ein physiologisches Ereignis hervorgerufen, und es gibt keine körperliche Untersuchung, die ihre Existenz belegen kann. Im Gegenteil – ein schweres Trauma ist eine psychische Reaktion auf das Erleben eines äußeren und potenziell traumatischen Ereignisses. Möglicherweise gibt es physische Anfälligkeiten, die Menschen verwundbarer dafür machen könnten, eine PTBS zu entwickeln, aber es gibt keine klare physische Ursache, die erklärt, wie oder warum die Störung entsteht.[16]

Ein Krankheitsmodell für PTBS enthält eine rigide essentialistische Annahme, nämlich dass ein Mensch diese Störung entweder hat oder nicht. Dazwischen gibt es nichts. Das Problem dabei ist, dass psychische Probleme, einschließlich der Reaktionen, die Menschen auf potenziell traumatische Ereignisse zeigen, tendenziell nicht in klar voneinander abgegrenzte Kategorien fallen. Wir können Kategorien erfinden. Das ist nicht schwer. Es bedeutet jedoch nicht, dass sie tatsächlich existieren. Zum Beispiel teilen wir Menschen häufig in Gruppen wie jung, mittleres Alter, alt usw. ein. Doch es liegen keine Kategorien vor, die dem Altern von Natur aus innewohnen. Alter ist einfach eine kontinuierlich wachsende Zahl. Dasselbe gilt für PTBS-Symptome. Menschen, die potenziell traumatischen Ereignissen ausgesetzt sind, können eine große Bandbreite an Symptomen aufweisen. Einige leiden nur unter wenigen dieser Symptome. Andere unter vielen und wieder andere vielleicht unter den meisten oder allen Symptomen. Die Symptome ergeben am meisten Sinn, wenn man sie sich als Kontinuum vorstellt. Statistische Analysen lassen erkennen, dass es keinen einheitlichen Punkt, keine latente oder sich abzeichnende Kategorie gibt, die klar markiert, wann diese Störung vorhanden oder nicht vorhanden ist. Das trifft tatsächlich auf die meisten psychischen Störungen zu.[17]

Diese Probleme entstehen zum Teil, weil Störungen der psychischen Gesundheit nicht aufgrund von Erfahrungswerten definiert werden. Sie werden im Wesentlichen von Ausschüssen erfunden: von Expertengruppen, die – mitunter über Monate oder sogar Jahre – diskutieren und argumentieren, bis sie schließlich eine Einigung darüber erzielen, wie eine Störung beschaffen sein sollte. Dieser häufig verwickelte Prozess, der eher ein Kompromiss zwischen streitenden Parteien als ein Konsens ist, kann einige ziemlich komplizierte und heterogene Diagnosen hervorbringen. Die Diagnose PTBS mit ihren verschiedenen Unterkategorien ist eine der kompliziertesten und heterogensten Diagnosen, die uns zur Verfügung steht. Vor mehreren Jahren haben meine Kollegen Isaac Galatzer-Levy und Richard Bryant alle potenziellen Symptomkombinationen untersucht, die eine Person aufweisen könnte, um noch für die Diagnose infrage zu kommen. Für eine frühere Variante der Diagnose ermittelten sie fast 80 000 unterschiedliche Symptomkombinationen. Doch für die jüngste Version, die derzeit verwendete PTBS-Diagnose, belief sich die Zahl der möglichen Symptomkombinationen auf schwindelerregende 636 120 Möglichkeiten. Das bedeutet, dass buchstäblich 636 120 Personen jeweils ein einzigartiges Repertoire an Symptomen aufweisen könnten und immer noch für dieselbe PTBS-Diagnose infrage kämen.[18]

Sogar wenn wir dieses besorgniserregende konzeptuelle Problem beiseiteschieben, besteht immer noch eine weitere Schwierigkeit, die speziell mit der PTBS-Diagnose einhergeht. Als die Diagnose vermehrt zum Einsatz kam, zeigte sich, dass die Feststellung, wer unter der Störung litt – oder sie möglicherweise entwickeln könnte –, überraschend schwer auf den Punkt zu bringen war. Dieses Problem hing damit zusammen, dass die PTBS-Diagnose erfordert, dass jemand vorher einem traumatischen Ereignis ausgesetzt war. In der Diagnose von 1980 hatte man die Traumadefinition absichtlich eng gesteckt; sie umfasste nur die Ereignisse, die »außerhalb der Bandbreite normaler menschlicher Erfahrungen liegen und die bei fast jedem Menschen eine tiefe Verzweiflung hervorrufen würden.« Doch im Laufe der Jahre, als die Diagnose allgemein gebräuchlich wurde, hatten psychologische Fachkräfte zunehmend den Eindruck, sie greife in bestimmten Fällen zu kurz. Sie argumentierten, dass die Kriterien zu eng gefasst seien und mehr Menschen unter PTBS litten, als die Definition abdeckte. Traumareaktionen, so ihre Schlussfolgerung, sahen bei jedem Menschen anders aus. Was einige Personen vielleicht nur als schwierig und unangenehm empfänden, könnte für andere traumatisch sein, und auch diese Menschen hätten ein Anrecht auf die Diagnose und auf Behandlungsmöglichkeiten.

Diese Argumente setzten sich letztlich durch. In nachfolgenden Versionen des DSM wird die Definition eines traumatischen Ereignisses um eine erheblich größere Zahl von potenziell belastenden Erfahrungen erweitert. Diese neu erweiterte Definition war zweifellos insofern effektiv, als mehr Menschen die Diagnose erhalten konnten. Leider löste die revidierte Formulierung auch ein erhebliches Problem aus, das bis heute ungelöst ist. Indem man die Subjektivität in die Definition miteinbezog, wurden die Kriterien so mehrdeutig, dass praktisch alles extrem Unangenehme als Trauma klassifiziert werden konnte.[19]

Massenphänomen PTBS

Die neue, erweiterte Version der PTBS-Definition stieß nicht überall auf Begeisterung. In der angesehenen *Annual Review of Psychology* erschien eine Kritik des Traumasektors, verfasst von dem Harvardpsychologen Richard McNally, der die Erweiterung als »schleichende begriffliche Inflation« bezeichnete.[20] Der Traumaspezialist Gerald Rosen klagte, die erweiterten Kriterien hätten die Möglichkeit eröffnet, dass schon die Erwartung eines künftigen Traumas zu PTBS führen könne, was das »konzeptuelle Pendant einer ›prätraumatischen‹ Belastungsstörung« hervorbringe und die PTBS-Diagnose einen Schritt näher an die Bedeutungslosigkeit heranführe.[21]

Die sich stetig erweiternde Diagnose war allerdings mehr als ein rein akademisches oder klinisches Problem und hat sich über therapeutische Praxen hinaus auch auf unser Alltagsleben ausgewirkt. Erstmals in der Geschichte fing die Welt an, öffentlich über PTBS zu reden. Medien und Nachrichtensendungen brachten regelmäßig Beiträge über die nur allzu realen Geschichten von Betroffenen: Soldaten, die nicht fähig waren, den Krieg innerlich loszulassen; Überfallopfer, die von Erinnerungsbildern an ihre Angreifer verfolgt wurden; Hurrikanüberlebende, die immer wieder die schrecklichen Momente, in denen sie im Sturmzentrum gefangen waren, durchlebten; Opfer von Autounfällen, deren Aufmerksamkeit noch immer vom Geräusch quietschender Reifen oder heulender Sirenen gefesselt war.

Solche Geschichten zu ignorieren, ist praktisch unmöglich. Wir sind darauf programmiert, dass wir auf Bedrohungen achten und sie ermitteln – das gehört zu unserem evolutionären Erbe –, und wenn solche Geschichten erzählt werden, müssen wir zuhören. Obschon wir nicht mehr unbekleidet herumlaufen wie unser früher Vorfahre aus dem Naturgeschichtlichen Museum, haben wir immer noch viele Ähnlichkeiten mit ihm, wenn er innehält, um einen Schluck Wasser zu trinken und nicht bemerkt, dass hinter ihm ein Rudel Raubtiere lauert. Kein Zweifel, unser Alltag scheint heute erheblich sicherer zu sein. Doch wir sind nicht unverwundbar, und wir wissen es. Schreckliche Dinge können passieren und passieren tatsächlich immer noch: brutale Verletzungen, Angriffe, Katastrophen. Sogar konservativsten Schätzungen zufolge sind die meisten Menschen mindestens einmal im Leben von einem derartigen Ereignis betroffen. Oft sogar mehrmals.[22] Geschichten über PTBS machen uns auf diese Tatsache aufmerksam. Sie warnen uns vor den Gefahren da draußen und vor den Folgen, die uns erwarten, wenn wir in unserer Wachsamkeit nachlassen.

Angesichts der großen Aufmerksamkeit für PTBS haben wir offenbar drastisch überkorrigiert. Was in den Tagen von Samuel Pepys ein verborgenes, schambesetztes und verwirrendes Leiden war, ist zum Sirenengesang des 21. Jahrhunderts geworden. Trauma ist kein Tabuthema mehr. Heute behauptet es sich im Titel einer Fernsehserie und in einem Onlinevideospiel.[23] Es ist das Thema von Websites und Blogs.[24] Es taucht im Namen bzw. Titel von Fachorganisationen und wissenschaftlichen Zeitschriften auf. »Trauma« ist zu einem Bestandteil unseres Alltagslebens geworden und scheint immer noch an Präsenz zu gewinnen. Wie der Journalist David Morris es ausdrückt: »Das Trauma verhält sich fast so, als ob es ein Virus wäre, ein Erreger, der nichts anderes will, als sich selbst immer wieder zu replizieren, bis in der Welt nichts anderes mehr übrig ist« – bis es so aussieht, »als sei PTBS überall.«[25] Ein provozierendes Statement, sicher, aber wo liegt die Wahrheit? Und wo oder was ist angesichts dieses ganzen Aufsehens, das PTBS erregt, eigentlich Resilienz?

KAPITEL 2

Die Entdeckung der Resilienz

Die Idee der Resilienz entstand nicht im Zusammenhang mit potenziell traumatischen Ereignissen. Ausgangspunkt waren auch nicht schreckliche Autounfälle, brutale Überfälle oder das Grauen des Krieges. Ausgangspunkt war nicht einmal der Mensch.

Es waren Bäume.

Anfang der 1970er Jahre benutzte der kanadische Ökologe Crawford Stanley (»Buzz«) Holling erstmals den Begriff »Resilienz«, um zu beschreiben, wie es Wäldern und anderen ökologischen Systemen gelingt, über lange Zeiträume auch ständigen Überlebensbedrohungen zu trotzen.[1] Holling betonte, resiliente Systeme wie Wälder würden häufig von willkürlichen und unvorhersehbaren Ereignissen heimgesucht, wie etwa Feuersbrünsten oder dramatischen Anstiegen der Insektenpopulationen. Diese willkürlichen Ereignisse beeinflussen die Größe und Gesundheit des Waldes. Doch obwohl ein Wald vielleicht instabil wirkt, gehört diese Instabilität in Wahrheit zum Überlebensmodus des Systems. Auch wenn zum Beispiel Brände gravierende Schäden verursachen können – etwa die Dichte und das Ausmaß des Waldes reduzieren –, bieten sie dem Wald langfristig betrachtet eine Menge Vorteile. Sie beseitigen das Unterholzgestrüpp. Sie ermöglichen es, dass junge Bäume besser mit Sonnenlicht und Wasser versorgt werden. Die Ausbreitung neuer Vegetation bedeutet mehr Nahrung für Wildtiere und nützliche Insektenpopulationen. Brände verbessern auch die Bodenqualität, entfernen alte oder schwache Bäume und tragen dazu bei, Krankheiten oder schädliche Insekten abzutöten. Einige Baumarten haben sich in ihrer Entwicklung sogar so angepasst, dass sie auf Feuer angewiesen sind, um sich fortzupflanzen.

Bald nachdem Holling angefangen hatte, über die Widerstandskraft von Wäldern zu schreiben, kam die Idee der Resilienz auch in der Literatur über die kindliche Entwicklung auf.[2] Theoretiker und Forscherinnen, die sich mit dem Wohl von benachteiligten Kindern befassten, hatten festgestellt, dass eine überraschend hohe Anzahl von ihnen in der Lage zu sein schien, die Höhen und Tiefen ihrer schwierigen Lebensumstände auszuhalten, und es schließlich schafften, ein gesundes und normales Leben zu führen.

Die Erforscher der menschlichen Resilienz neigten von Anfang an dazu, sich hauptsächlich auf die Art von Problemen zu konzentrieren, bei denen es wahrscheinlich war, dass sie die langfristige Entwicklung behindern würden, wie etwa Armut, chronische Misshandlung oder Deprivation.[3] Die Untersuchung dieser Probleme erforderte die Anwendung einer langfristigen Perspektive. Ein Mangel an wirtschaftlichen Ressourcen führt zum Beispiel häufig zu einem sich selbst verstärkenden Teufelskreis der Benachteiligung.[4] Armut und schlechte Ernährung tragen zu frühen Schulabbrüchen und Verhaltensauffälligkeiten bei, die ihrerseits die beruflichen Möglichkeiten einschränken, was wiederum den Kreislauf der Armut weiter antreibt. Auch Misshandlung und Missbrauch können das Weltbild eines kleinen Kindes zerstören und sein Selbstwertgefühl und Vertrauen untergraben. Zu den möglichen Folgen dieser Defizite gehören sozialer Rückzug, Isolation oder gewalttätiges und rücksichtsloses Verhalten, was dann häufig zu weiterer Viktimisierung und selbstschädigendem Verhalten im späteren Leben führt.[5]

Trotz dieser scheinbar belastenden Bedingungen stellten Entwicklungsforscher fest, dass Kinder erstaunlich resilient sind. Eine beträchtliche Anzahl benachteiligter Kinder erreichte immer wieder normative Entwicklungsziele. Als Erwachsene waren sie zum Beispiel in der Lage, stabile soziale Beziehungen aufzubauen und in ihrem Beruf und vielen weiteren Bereichen des Erwachsenenlebens erfolgreich zu agieren.[6]

Das waren überraschende Neuigkeiten. Kein Wunder, dass auch die Medien darauf aufmerksam wurden. Sie brachten vermehrt Beiträge, in denen ausführlich über die Entdeckung von »unbesiegbaren« und »unverwundbaren« Kindern oder die seltene Spezies der »Superkids« berichtet wurde.[7] Doch auch wenn alle, die solche Benachteiligungen erfolgreich überstehen, jede erdenkliche Anerkennung verdienen, sind diese Bezeichnungen höchst irreführend. Kinder, die es entgegen jeder Wahrscheinlichkeit schaffen, sind nicht unbesiegbar. Sie sind nicht unverwundbar. Sie sind keine Superkids. Und sie sind nicht annähernd so selten, wie diese Formulierungen nahelegen.

Ann Masten, eine der Wegbereiterinnen dieser Forschung, hat das vielleicht am besten auf den Punkt gebracht: »Was bei der Untersuchung von Kindern, die sich allen Widrigkeiten zum Trotz zu erfolgreichen Jugendlichen und Erwachsenen entwickelten, am meisten erstaunte, war das *Gewöhnliche* daran«.[8] Um zu beschreiben, wie normal und alltäglich es ist, dass Kinder sich an widrige Umstände anpassen, prägte sie den schönen poetischen Begriff von der »gewöhnlichen Magie« (*ordinary magic*).[9] Natürlich gelingt es nicht allen Kindern, die unter widrigen Umständen aufwachsen, den Schwierigkeiten zu trotzen. Doch wie Masten und andere gezeigt haben, schaffen es mehr Kinder, als gemeinhin erwartet, sich trotz derartiger Bedingungen erfolgreich zu entfalten.

Erwartete Überwältigung

Die Forschung über benachteiligte Kinder lieferte überzeugende Nachweise dafür, dass der Mensch fähig ist, schlimme Lebensumstände zu überwinden. Doch wie steht es mit dieser Widerstandskraft bei plötzlich auftretenden Einzelereignissen, die potenziell traumatisch sind und vor dem Hintergrund des normalen Alltagslebens auftreten? Trotz der sich häufenden Belege dafür, dass Kinder sich auch im Kontext chronischer Deprivation erfolgreich entwickeln können, bestand seltsamerweise so gut wie kein Interesse an der Frage der Resilienz nach einem potenziellen Trauma. Fast alle, einschließlich Experten zur menschlichen Entwicklung, gingen davon aus, akute lebensbedrohliche Ereignisse bildeten eine vollständig eigenständige Kategorie. »Unter Bedingungen extremer Bedrohung oder im unmittelbaren Anschluss an eine Katastrophe«, so die Schlussfolgerung der Experten, »wird von niemandem erwartet, dass er einen hohen Grad an psychischem Wohlbefinden oder Kompetenz bewahrt.« Von traumatischen Ereignissen wurde per definitionem erwartet, dass sie die Betroffenen »überwältigen«.[10]

Diese Annahmen ließen kaum Raum für Zweifel. Bestand ein akutes Trauma, konnte man bestenfalls auf Leiden und schrittweise Erholung hoffen, ähnlich wie bei der sich allmählich entwickelnden gesunden Anpassung nach extremer Deprivation.[11] In den 1970er und 1980er Jahren benutzten Experten bei der Beschreibung der bestmöglichen Ergebnisse nach potenziell traumatischen Ereignissen oft die Formulierung »Resilienz als Rekonvaleszenz«. In gewissem Maße gilt das bis heute.[12]

Wenn es tatsächlich zutreffend wäre, dass ein akutes Trauma unweigerlich akutes Leiden auslöst, wie alle Welt anzunehmen schien, warum sollte man sich dann überhaupt die Mühe machen und untersuchen, wie es um Resilienz nach potenziell traumatischen Ereignissen stand? Die meisten Forscher, die sich mit dieser Art von Ereignissen befassten, ob bei Kindern oder Erwachsenen, schenkten der Frage tatsächlich keinerlei Beachtung. Ihr Interesse konzentrierte sich fast ausschließlich auf die langfristigen Folgen. Das hat wahrscheinlich mehr als alles andere dazu beigetragen, dass die ersten Nachweise für resiliente Reaktionen auf potenziell traumatische Ereignisse nicht aus der Untersuchung dieser Ereignisse an sich kamen. Sie stammten vielmehr aus der Erforschung von Trauer und Verlust. Tatsächlich gingen sie auf meine eigene Forschung zu diesem Thema zurück.

Trauermuster

Ich begann mit meinen Forschungsarbeiten zum Thema Trauer Anfang der 1990er Jahre, als ich als promovierter wissenschaftlicher Mitarbeiter an der University of California in San Francisco tätig war. Damals hatten die vorherrschenden Trauerkonzepte große Ähnlichkeiten mit den Traumakonzepten. Alles und jeder schien sich auf die Psychopathologie zu konzentrieren. So wie Traumatheoretiker und Traumatheoretikerinnen gewohnheitsmäßig PTBS erwarteten, gingen auch Trauerexperten fast einhellig davon aus, dass der Tod eines geliebten Menschen unweigerlich in ausgedehntem Leiden und Kummer resultierte. Und wie die Traumatheoretiker hielten auch die Trauerexperten eine allmähliche, aber trotzdem schrecklich schmerzliche Erholung für das bestmögliche Ergebnis.

Ich war ein Neuling in der Trauerforschung. Wie ich dorthin kam, erzähle ich in meinem früheren Buch *Die andere Seite der Trauer.*[13] Aber ich war äußerst skeptisch gegenüber der herrschenden Auffassung und hielt ein derart pessimistisches Szenario für unwahrscheinlich. Der Verlust eines geliebten Menschen ist zweifellos schmerzlich, und es versteht sich von selbst, dass einige Hinterbliebene für lange Zeit am Boden zerstört sind. Doch die Vorstellung, die Mehrzahl der Menschen zerbreche am Tod einer nahestehenden Person, ergab keinen Sinn. Wie hätte die menschliche Spezies dann so lange überleben können?

Noch irritierender fand ich, dass damals kaum irgendwelche soliden Forschungsdaten über allgemeine Trauerreaktionen vorlagen. Fast alle Daten bezogen sich auf Hinterbliebene, die seit Jahren mit dem Verlust zu kämpfen hatten. Die nahezu ausschließliche Konzentration auf lang anhaltende Trauerreaktionen sagte praktisch nichts darüber aus, wie sich die Trauer bei anderen Menschen zeigte, zum Beispiel bei jenen, die sich vielleicht schneller an den Verlust angepasst hatten. Und wenn wir nicht verstanden, wie Menschen einen Verlust erfolgreich bewältigen, wie konnten wir dann hoffen, die Extremformen des Leidens wirklich zu verstehen?

Ich hatte gerade erst begonnen, Trauerreaktionen zu erforschen, ich war jung, hatte mir noch keinen Namen gemacht, und meine Meinung fiel kaum ins Gewicht. Doch ein paar andere, bekanntere Psychologen hatten bereits angefangen, ähnliche Bedenken zu äußern.[14]

Ich beschloss, dass es an der Zeit war, diese Fragen zu überprüfen. Die erste Studie, die ich gemeinsam mit Kollegen und Kolleginnen durchführte, lief über mehrere Jahre. Die Ergebnisse standen in direktem Widerspruch zum herkömmlichen Verständnis von Trauer und Verlust. Es war sofort klar, dass viele unserer Probanden, die einen nahestehenden Menschen verloren hatten, resilient waren. Einige litten unter langwierigen Symptomen – ließen in den ersten Jahren nach dem Verlust dauerhaft erhöhte Trauer- und Depressionsgrade erkennen. Bei anderen ergab sich erwartungsgemäß das Muster, dass sie sich in unterschiedlicher Form nach und nach von dem Verlust erholten. Doch ein weitaus größerer Teil der von uns untersuchten Hinterbliebenen zeigte fast überhaupt keine Anzeichen von Trauer oder Depression, nicht einmal in den ersten Monaten nach dem Verlust, und sie blieben auch in der restlichen Zeit unserer Studie auf diesem psychisch stabilen Kurs.

Das war nicht das »Resilienz als Rekonvaleszenz«-Muster, das die Entwicklungspsychologie beschrieben hatte. Das war echte Resilienz. Natürlich löste der Verlust eines geliebten Menschen Schmerz und Traurigkeit aus. Natürlich hatten die Hinterbliebenen mit dem Verlust zu kämpfen. Wenn ein Mensch, der uns etwas bedeutet, von uns geht, sind Gram und Kummer unvermeidlich. Doch die resilienten Hinterbliebenen schienen in der Lage zu sein, erfolgreich mit diesem Schmerz umzugehen und die Herausforderungen ihres Alltags auch weiterhin zu meistern, sogar schon relativ früh. Das stellten wir bei unseren Interviews fest und auch anhand ihrer physiologischen Reaktionen, ihrer Mimik und an der Art, wie sie mit ihren emotionalen Reaktionen umgingen.

Da Resilienz gegenüber Trauer eine ganz neue Idee war, wollten wir völlig sicher sein, keine Fehler gemacht zu haben. Zum Beispiel sorgten wir dafür, dass einige der Studienteilnehmenden von unabhängigen Experten und Expertinnen für Trauertherapie in deren eigener Praxis evaluiert wurden und dass die Experten dabei genauso vorgingen, wie sie es bei jedem neuen Patienten tun würden. Die Therapeuten hatten keinen Zugriff auf unsere Daten und wussten nichts von unseren Ergebnissen. Dennoch stimmten ihre Einschätzungen mit unseren Befunden überein und ergaben ebenfalls klare Nachweise für Resilienz.[15]

Anfangs reagierten viele Trauerspezialisten skeptisch, und einige Kollegen und Kolleginnen taten unsere Ergebnisse als reinen Zufall ab. Doch als ich diese Forschung fortsetzte, wobei ich mitunter auch andere Ansätze anwendete, zeichneten sich mit noch größerer Klarheit erneut dieselben Reaktionsmuster ab: chronische Symptome, allmähliche Erholung und Resilienz.[16]

Schließlich übernahm ich einen Lehrstuhl am Teacher's College der Columbia University in New York City. Zwar setzte ich meine Forschungen zur Trauer fort, doch gleichzeitig wurde auch mein seit Langem bestehendes Interesse am Thema Trauma wieder wach. Früher in meiner Laufbahn hatte ich im Rahmen meiner Doktorandenausbildung ein einjähriges Praktikum absolviert, bei dem ich mit Kriegsveteranen gearbeitet hatte, die unter Posttraumatischen Belastungsstörungen litten. Bei dieser Arbeit fiel mir auf, dass einige der Veteranen nicht wirklich unter PTBS zu leiden schienen, obwohl sie diese Diagnose erhalten hatten. Ich war mir nicht sicher, wie ich diese Beobachtung deuten sollte. Da ich noch am Anfang meiner Ausbildung stand, speicherte ich die Information einfach irgendwo im Hinterkopf ab und machte weiter. Doch in New York, fast ein Jahrzehnt später, kamen mir diese früheren Beobachtungen wieder in den Sinn. Mittlerweile hatte ich eine Fülle von Nachweisen für Resilienz bei Hinterbliebenen zusammengetragen. Würde ich auf dasselbe Muster stoßen, wenn ich Ereignisse wie Naturkatastrophen oder tätliche Angriffe untersuchte, die ein nachfolgendes Trauma wahrscheinlicher machten? Ich hatte die starke Vermutung, dass dem so sein würde.

Aber wo sollte ich anfangen? Ich hatte einige Forschungsbeiträge über unterschiedliche Arten von potenziellen Traumata veröffentlicht, aber nur in Zusammenarbeit mit anderen Forschern. Ich brauchte meine eigenen Daten. Wo sollte ich mit der Suche beginnen? Wo würde ich Traumata finden? Während ich noch über diese Frage nachdachte, fand das Trauma mich.

Wenn die Welt einstürzt

Die Terroranschläge vom 11. September 2001 sendeten Schockwellen um die ganze Welt. Fast jeder befürchtete das Schlimmste. Das gewaltige Ausmaß der Angriffe, gepaart mit den dramatischen Bildern und Geschichten, beherrschte die Medien und führte dazu, dass ein beispielloses Maß an Posttraumatischen Belastungsstörungen vorhergesagt wurde. Der Gesundheitskommissar von New York City prognostizierte eine drohende »allgemeine psychosoziale Gesundheitskrise«. Krisenhotlines bereiteten sich auf die Flut von Anrufen vor, die zweifellos zu erwarten stand. Städtische Beamte berieten sich mit Traumaexperten aus dem ganzen Land und trafen Vorkehrungen, um ein Heer von freiwilligen Therapeuten auszubilden. Nicht, dass die Stadt gänzlich unvorbereitet gewesen wäre. Wie die *New York Times* anmerkte, hatte New York mehr Psychotherapeuten und psychosoziale Gesundheitsdienste pro Quadratmeile als jeder andere Ort im Land. International bekannte Traumaspezialisten und Traumaspezialistinnen unterrichteten an lokalen Universitäten. Städtische Beamte, geschult durch die bitteren Erfahrungen des Bombenanschlags auf das World Trade Center im Jahr 1993 und des Absturzes des Trans World Airlines-Flug 800, waren in der Lage, schnelle Hilfe zu mobilisieren und in einer Zeit unglaublichen Aufruhrs kreativ zu handeln. Dennoch fragten sich sogar diese Offiziellen, wie sie es schaffen sollten, für »eine traumatisierte Gemeinschaft« zu sorgen und »den Anforderungen gerecht zu werden, die zweifellos auf sie zukommen würden.«[17]

Ein Artikel in der populären Zeitschrift *Scientific American*, veröffentlicht kurz nach den Anschlägen, sagte eine Welle von Angststörungen im ganzen Land voraus, insbesondere bei den direkt betroffenen New Yorker Bürgern.[18] Die Art von grauenvollem Trauma, das so viele New Yorker gerade durchlebt hätten, würde eine extrem hohe Anzahl von ihnen in die höchste Risikogruppe für PTBS versetzen. Da die »emotionale Wucht der Anschläge« so gewaltig sei, »vermuteten viele Offizielle, dass tatsächlich sogar Menschen, die daran gewöhnt waren, alles allein zu bewältigen, professionelle Hilfe in Anspruch nehmen würden.«[19] Dieser Ansicht war offenbar auch die nationale Koordinationsstelle für Katastrophenhilfe, kurz FEMA (*Federal Emergency Management Agency*). Unmittelbar nach den Anschlägen weitete sie die finanzielle Unterstützung für psychische Hilfsangebote auf beispiellose Weise aus und stellte insgesamt mehrere hundert Millionen Dollar für New York City zur Verfügung, um kostenlose Krisenberatungen für alle Hilfesuchenden zur Verfügung zu stellen.

Die Erwartung, es würde zu anhaltenden Posttraumatischen Belastungsstörungen kommen, war unter anderem so hoch, weil die Anschläge sich durch ein so hohes Maß an brutaler und vorsätzlicher Gewalt auszeichneten. Wie ein Traumaexperte es ausdrückte: »Wäre ein Flugzeug im dichten Nebel versehentlich vom Kurs abgekommen und in einen der Türme gekracht, wäre das sicherlich traumatisch gewesen, aber wahrscheinlich weniger traumatisch, als zu wissen, dass jemand oder eine bestimmte Gruppe alle Menschen in diesen Gebäuden töten wollte.«[20] Die direkt vom Anschlag Betroffenen wurden natürlich im Laufe des Tages mit der krassen Erkenntnis konfrontiert, dass die entsetzliche Gewalt, vor der sie geflohen waren, kein Unfall war. Es war ein gezielter und erschreckend kaltblütiger Terrorakt. Vor diesem düsteren Hintergrund war es schwer vorstellbar, wie irgendjemand *keine* Posttraumatische Belastungsstörung entwickeln könnte.

Doch war wirklich jeder, der die Angriffe miterlebt hatte, zum Leiden verurteilt? Waren Posttraumatische Belastungsstörungen unabwendbar? Für die meisten psychologischen Experten und Expertinnen war die Antwort zum damaligen Zeitpunkt ein klares Ja. Sogar jene, die vorsichtiger waren, hielten die Wahrscheinlichkeit von PTBS für extrem hoch.

Ein paar PTBS-Symptome

Die ersten Forschungen schienen diese düsteren Prognosen zu bestätigen. Innerhalb von nur drei Tagen nach den Anschlägen führte die RAND Survey Research Group eine Erhebung durch und befragte eine repräsentative Auswahl von Personen im ganzen Land.[21] Die Ergebnisse machten Schlagzeilen. 44 Prozent, fast die Hälfte der Befragten, berichteten, sie litten unter einem oder mehreren Symptomen von extremem Stress. Bei Bürgern, die im Umkreis von hundert Meilen von New York City lebten, war der Prozentsatz sogar noch höher und betrug 61 Prozent der Stichprobe. Die RAND-Forscher und Forscherinnen, die hohes Ansehen für ihre methodische Kompetenz genießen, achteten darauf, keine voreiligen Schlüsse aus ihren ersten Ergebnissen zu ziehen. Sie wiesen zum Beispiel darauf hin, dass die meisten Traumastudien lediglich die Häufigkeit von psychischen Störungen belegten und keine Symptomzählungen umfassten. Ohne Vergleichsdaten für Symptomzählungen ließ sich nur schwer sagen, was es tatsächlich bedeutete, wenn Befragte von einem oder mehreren schweren Stresssymptomen berichteten. Trotzdem hatten die Wissenschaftler und Wissenschaftlerinnen genügend Vertrauen in ihre Ergebnisse, um am Ende ihres Berichts zu folgendem Schluss zu gelangen: »Es ist sehr unwahrscheinlich, dass die psychischen Auswirkungen der jüngsten Terroranschläge bald wieder verschwinden.«

Kurz darauf wurden weitere Daten veröffentlicht, die die RAND-Ergebnisse zu bestätigen schienen. Zu den besonders sorgfältig durchgeführten Studien gehörte eine Untersuchung von Sandro Galea, seinen Kollegen und Kolleginnen von der New York Academy of Medicine. Sie konzentrierten sich ausschließlich auf New York und führten in der fünften bis achten Woche nach den Anschlägen eine Erhebung bei den Bewohnern Manhattans durch. Da New York eine Stadt von außergewöhnlicher ethnischer und kultureller Vielfalt ist, achteten sie insbesondere darauf, für ihre Befragung eine repräsentative Gruppe der Bevölkerung auszuwählen. Die ersten Ergebnisse bestätigten die Befunde der RAND-Studie. Die Mehrzahl der Bewohner Manhattans, etwa 58 Prozent, litt unter einem oder mehreren PTBS-Symptomen.[22]

Ein paar PTBS-Symptome sind eine Sache. Eine andere Sache ist die Frage nach tatsächlichen Fällen von PTBS. In dieser Hinsicht bot sich ein differenzierteres Bild. Ein wesentlich kleinerer Prozentsatz, nur etwa 7,5 Prozent der Bürger von Manhattan, hatte Kriterien für PTBS erfüllt. Bei Personen, die südlich des Kanals, nahe am World Trade Center, lebten, war der Anteil höher. In diesem Fall stieg das Vorkommen von PTBS auf zwanzig Prozent. Und als die Forscher und Forscherinnen Daten von Personen untersuchten, die direkt von den Anschlägen betroffen waren (sich zum Beispiel im World Trade Center aufgehalten hatten, als die Flugzeuge einschlugen), stieg dieser Prozentsatz noch weiter an, nämlich auf fast dreißig Prozent.[23]

Das waren bedeutsame Zahlen. Nur wenig mehr als einen Monat nach dem 11. September berichtete fast jeder Dritte, der direkt von den Anschlägen betroffen gewesen war, von Symptomen, die so stark waren, dass sie die Kriterien für eine Posttraumatische Belastungsstörung erfüllten. Damit schienen sich die schlimmsten Vorhersagen zu bewahrheiten.

Dennoch könnte man diese frühen PTBS-Zahlen auch heranziehen, um das Gegenteil zu beweisen. Viele Überlebende hatten keine PTBS. Tatsächlich hatte die Mehrheit der Personen, die dem, wie sich herausstellen sollte, schlimmsten Terroranschlag in der Geschichte der USA, direkt ausgesetzt gewesen waren, noch keine PTBS entwickelt. Es war allerdings noch zu früh, und viele Beobachter rechneten damit, dass die PTBS-Zahlen weiter ansteigen würden.

Und dann fielen die Zahlen zum allgemeinen Erstaunen schlagartig ab. Als Galeas Team die Situation sechs Monate nach den Anschlägen erneut untersuchte, fand es heraus, dass die Häufigkeit von PTBS bei den Einwohnern Manhattans von vorher 7,5 Prozent auf unter ein Prozent zurückgegangen war.[24] Unter den direkt von den Anschlägen Betroffenen war der PTBS-Anteil immer noch höher, aber auch diese Zahlen waren rückläufig. Aufgrund dieser deutlichen Veränderung kamen Galea, seine Mitarbeiter und Mitarbeiterinnen zu dem Schluss, dass sich »die meisten der potenziellen PTBS-Symptome bei der allgemeinen Bevölkerung von New York City sehr schnell aufgelöst hatten.«[25]

Die gleiche Geschichte – das überraschende Fehlen von Nachweisen für anhaltende Traumata – zeigte sich auch bei der Inanspruchnahme (oder genauer gesagt, der fehlenden Inanspruchnahme) der Kriseninterventionsangebote nach den Anschlägen. Die Abermillionen, die die FEMA für eine kostenlose Krisenberatung in New York City zur Verfügung gestellt hatte, waren offenbar eine verfehlte Maßnahme. Einfach ausgedrückt: Fast niemand schien sie annehmen zu wollen. Sogar in den ersten Tagen nach den Anschlägen stellten die ehrenamtlichen Helfer in den Anlaufstellen für psychische Notfälle fest, dass sie kaum etwas zu tun hatten. Die Beratungsangebote wurden nicht genutzt.[26]

Zunächst ging man davon aus, es hätte etwas mit Stigmatisierung zu tun. Die Leute nutzten demnach die Hilfsangebote nicht, weil sie der Ansicht waren, dass es ein Zeichen der Schwäche sei. Vielleicht fürchteten sie auch die Konfrontation mit ihrem Trauma oder wussten einfach nichts von den Hilfsangeboten. Also rührte man die Werbetrommel für die Beratungsangebote, pflasterte U-Bahnhöfe und Gebäude mit Plakaten und Hinweisschildern, um die Öffentlichkeit über die kostenlosen Beratungen zu informieren und alle Interessierten dazu zu ermutigen, diese Angebote wahrzunehmen. Es nützte nichts. Frustrierte Berater begaben sich in bester Absicht selbst auf die Suche nach Klienten, boten ihre Dienste zum Beispiel unaufgefordert bei Firmen an, die von den Anschlägen betroffen waren. In einigen Fällen gingen ehrenamtliche Therapeuten und Therapeutinnen in Feuerwehrwachen oder schlichen sich an den Barrikaden von Ground Zero vorbei, um zu erkunden, ob die Rettungskräfte Interesse hätten. Auch wenn einige Überlebende, die unter besonders großem Leidensdruck standen, dieses forsche Vorgehen vielleicht begrüßt haben, ist der Versuch, Menschen zu einer Behandlung zu drängen, häufig kontraproduktiv. Alles in allem hat dieser Ansatz wahrscheinlich mehr Schaden angerichtet, als Nutzen gebracht.[27]

Wie lässt sich dieses Muster erklären? Was bedeutete es, dass so viele Leute kurz nach den Anschlägen »unter einem oder mehreren Symptomen von PTBS« litten? Diese einzelne Information und die Reaktion, die sie auslöste, zeigen eindrucksvoll, wie leicht wir blind dafür werden, dass die Möglichkeit echter psychischer Resilienz besteht. Der Ausdruck »PTBS-Symptome« klingt schlimm. Doch in Wahrheit hat der Begriff keinerlei praktische oder wissenschaftliche Bedeutung. Mit »PTBS-Symptomen« können einzelne, mehrere oder viele Symptome gemeint sein. Vielleicht beziehen sie sich aber auch nur auf einige wenige normale Alltagsprobleme.

Stellen Sie sich als Analogie einen kleineren Hautausschlag vor. Ein Hautausschlag kann unangenehm sein. Er kann auch ein Anzeichen für eine Reihe von ernsthaften oder sogar lebensbedrohlichen Krankheiten sein, zum Beispiel für das toxische Schocksyndrom, für das Rocky-Mountain-Fleckfieber oder sogar für Krebs.[28] Allein aus diesem Grund sollten wir auf Hautausschläge achten. Doch gleichzeitig dürfen wir auch nicht vergessen, dass Hautausschläge etwas in der Regel Harmloses und normalerweise Vorübergehendes sind und häufig nur auf eine harmlose Irritation oder allergische Reaktion hindeuten. Schon das Fehlen weiterer Symptome spricht normalerweise dafür, dass der Ausschlag gutartig ist. Echter Grund zur Sorge besteht nur, wenn weitere kritische Anzeichen hinzukommen, wie etwa Fieber, Schmerzen, Schwellungen, Übelkeit, Kopfschmerzen, Durchfall oder Brechreiz.

Dasselbe gilt für psychische Symptome. Die RAND-Studie ergab, dass eine große Anzahl von Personen unter mindestens einem Symptom von schwerem seelischem Stress litt. Zu diesem Schluss kamen die Forscher und Forscherinnen, indem sie ihre Probanden nach fünf Symptomen befragten, nämlich Reizbarkeit, Konzentrationsschwierigkeiten, Ein- oder Durchschlafstörungen, Nervosität bei Erinnerungen an die Anschläge und verstörende Träume und Erinnerungen in Bezug auf den Terrorakt. Nur zwei dieser Symptome bezogen sich direkt auf den 11. September: Nervosität bei Erinnerungen an die Anschläge und die Erfahrung verstörender Erinnerungen und Träume hinsichtlich des Terrorakts. Die Möglichkeit, dass eine große Zahl von Menschen so kurz nach dem Ereignis von diesen Reaktionen berichtete, ist wenig verwunderlich. Die Anschläge vom 11. September ereigneten sich an einem Dienstag. Die RAND-Befragung begann nur drei Tage später, am Freitag. Zu diesem Zeitpunkt waren die Anschläge ein Thema, das alle sehr stark beschäftigte. Es beherrschte die Presse, das Fernsehen und das Internet. Der Freitag nach dem Terrorakt, der erste Tag der Befragung, fiel zudem mit dem ersten Wochenende nach den Anschlägen zusammen und war der Tag, der vom damaligen Präsidenten George W. Bush zum nationalen Trauertag erklärt wurde. Vor diesem Hintergrund (oder sollte ich sagen trotz dieses Hintergrunds) wäre die interessantere Frage gewesen, wer sich bei Erinnerungen oder Träumen im Zusammenhang mit den Terrorakten *nicht* beunruhigt fühlte.

Wie steht es mit den anderen Symptomen, nach denen in der RAND-Studie gefragt wurde? Reizbarkeit, Konzentrationsprobleme und Schlafstörungen? Diese Symptome gehören zu den Kriterien für eine PTBS-Diagnose, doch noch wichtiger ist, dass sie darüber hinaus auch häufige Alltagsprobleme darstellen. Das RAND-Team hatte darauf hingewiesen, dass praktisch keine Vergleichsdaten zu Symptomzählungen vorlagen, die sie hätten nutzen können, um ihre Ergebnisse zu interpretieren. Zum damaligen Zeitpunkt war das zweifellos zutreffend. Fast alle verfügbaren Forschungsdaten bezogen sich auf das Vorhandensein oder Fehlen der Diagnose; für Menschen, bei denen keine PTBS diagnostiziert war, lagen einfach keine Symptomzählungen vor. Einige Jahre später beschlossen mein Forschungsteam und ich, Daten über ebendiese Symptome zu erheben, um zu ermitteln, wie es um die Häufigkeit solcher Symptome eigentlich bestellt war. Unsere Ergebnisse zeigten, dass die Erhebungen zum 11. September und die vermeldete große Anzahl von Personen, die mindestens einige PTBS-Symptome aufwiesen, wahrscheinlich hauptsächlich die normalen emotionalen Verwerfungen des Alltagslebens widerspiegelten.

In einer Studie zum Beispiel maßen wir die einzelnen Symptome von PTBS in einer Gruppe, die in jüngerer Vergangenheit keinem akuten Trauma ausgesetzt gewesen war. Erwartungsgemäß erfüllten nur sehr wenige Leute in dieser Gruppe die Kriterien für eine PTBS-Diagnose. Die Anzahl der PTBS-Fälle befand sich auf demselben niedrigen Niveau, das in nationalen Erhebungen über nicht betroffene Populationen ermittelt wurde.[29] Untersuchten wir hingegen die Häufigkeit einzelner Symptome, sahen die Ergebnisse ganz anders aus: Etwa vierzig Prozent unserer Probanden ließen mindestens ein Symptom der PTBS-Diagnose erkennen. Mit anderen Worten: Auch wenn kein kürzlich erlebtes Trauma und kaum Anzeichen für PTBS vorliegen, ist es wahrscheinlich, dass ungefähr vierzig Prozent der allgemeinen Bevölkerung von einem oder mehreren Problemen derselben Art berichten, die bei Posttraumatischen Belastungsstörungen beobachtet werden, also von Reizbarkeit, Konzentrationsproblemen oder Schlafstörungen. Das bedeutete nicht, dass sie unter einer Form von PTBS litten. Im Gegenteil – wenn einige PTBS-Symptome einzeln auftreten, sind sie normalerweise einfach Reaktionen auf allgemeine Alltagsprobleme.

Der blinde Fleck der Resilienz

Am 11. September 2002, dem einjährigen Jahrestag der Anschläge, veröffentlichte die American Psychological Association einen kurzen Bericht mit dem Titel: »What Have We Learned Since 9/11? Psychologists Share Their Thoughts on Lessons Learned and Where to Go from Here.« Nicht alle Psychologen und Psychologinnen, die einen Beitrag zu diesem Bericht leisteten, waren zu dem Eingeständnis bereit, dass man die frühen Anzeichen für eine Traumatisierung falsch gedeutet hatte oder dass die Vorhersagen falsch gewesen waren oder auch nur dass die weit verbreitete Traumatisierung, die alle erwarteten, nicht eintrat. Sie ignorierten diesen potenziell beschämenden Aspekt und konzentrierten sich stattdessen auf die Frage, ob die Anschläge neue Formen potenzieller Traumatisierung oder neue Quellen der Angst offenbart hätten, die uns in Zukunft heimsuchen könnten. Eine Ausnahme bildete der besonders eindringliche – und ehrliche – Kommentar von Patricia Resick, einer anerkannten Traumaforscherin und Leiterin des Center for Trauma Recovery der University of Missouri. »Die Erwartungen der Menschen über die Folgen der Anschläge auf die allgemeine psychische Gesundheit waren falsch«, schrieb sie in aller Deutlichkeit. »Was lernen wir daraus? Starke Gefühle sind etwas anderes als Psychophathologie.«[30]

Die Bedeutung von Resicks Worten lässt sich kaum überschätzen. Sie verweisen direkt auf die vielleicht wichtigste Lehre, die sich aus dem 11. September ziehen lässt. Die meisten Menschen, die extrem widrigen oder lebensbedrohlichen Ereignissen ausgesetzt sind, erleben kurz anhaltende Auswirkungen: Sie leiden einige Tage oder Wochen unter Stress, verstörenden Träumen oder Albträumen oder Angstgefühlen, wenn sie an das Ereignis erinnert werden. Diese Reaktionen sind absolut normal. Sie zeigen die Tatsache an, dass unsere Stressreaktion hart daran arbeitet, uns bei der Anpassung zu helfen. Doch kurzfristiger traumatischer Stress ist keine PTBS. Auch ein paar Wochen traumatischer Stress sind keine PTBS. Den Bereich von PTBS betreten wir erst, wenn dieser traumatische Stress nicht wieder verschwindet.[31]

Das Wesen dieser frühen, vorübergehenden Stressreaktionen scheint uns zu verwirren. Sie machen uns blind für unsere eigene Widerstandskraft. Dieses Unvermögen bezeichne ich aufgrund der Ähnlichkeiten mit dem blinden Fleck unseres Sehsystems als *den blinden Fleck der Resilienz.*

Jeder von uns hat beim Sehen einen blinden Fleck, den wir allerdings nicht bemerken. Was wir mit unseren Augen sehen, wird durch unzählige Fotorezeptoren erzeugt, die die Netzhaut an der hinteren Wand des Augapfels auskleiden. Die Fotorezeptorzellen sind mit anderen zwischengeschalteten Zellen oder Interneuronen verbunden, und alle Nervenendigungen der Netzhaut werden schließlich zum Sehnerv gebündelt, der durch die Netzhaut austritt und zum Gehirn führt, um die visuelle Wahrnehmung hervorzurufen. Weil an der Austrittsstelle des Sehnervs auf der Netzhaut keine lichtempfindlichen Rezeptoren sitzen, hat jedes Auge unweigerlich einen blinden Fleck. Es ist praktisch unmöglich, den blinden Fleck tatsächlich zu »sehen«, es sei denn, wir schließen ein Auge und machen eine bestimmte Übung. Selbst dann ist es sehr schwierig. Das liegt daran, dass unser Gehirn die fehlenden Informationen, die sich an dieser Stelle befinden sollten, ergänzt und die Lücke durch geschätzte Wahrscheinlichkeiten vervollständigt, damit wir eine einheitliche Wahrnehmungserfahrung erhalten.

Bildlich gesprochen funktioniert der blinde Fleck der Resilienz genauso. Potenziell traumatische Ereignisse wirken fast immer verstörend. Sie machen uns Angst und geben uns das Gefühl, verwundbar zu sein, und sie richten unsere gesamte Aufmerksamkeit auf instinktiv empfundene Gefahren aus. Wir fühlen uns von allen Seiten bedroht, und es fällt uns schwer, uns einen leidensfreien Zustand überhaupt nur vorzustellen. In diesem Zusammenhang rückt so etwas wie Resilienz nicht einmal ansatzweise in den Fokus.

Unser blinder Fleck der Resilienz wird häufig durch Verlautbarungen aus der psychologischen Fachwelt verstärkt. Das ist an sich keine große Überraschung. Die Berufsgruppe der psychosozialen Therapeuten und Expertinnen ist seit dem Zweiten Weltkrieg stetig gewachsen. Psychologie, Psychiatrie und Sozialarbeit galten einmal als merkwürdige und ungewöhnliche Tätigkeitsfelder. Heute gehören sie zu den häufigsten und besonders angesehenen Berufen. Psychologische Fachkräfte finden sich an unseren Schulen, Arbeitsplätzen, Universitäten und Behörden. Im Laufe der Jahre haben wir gelernt, uns darauf zu verlassen, dass diese Experten uns dabei helfen, mit den scheinbar endlosen Herausforderungen der modernen Welt umzugehen. Wir wenden uns an psychologische Fachkräfte, um besser zu lernen und produktiver zu sein; sie beraten uns zu Themen wie Essgewohnheiten, Substanzenmissbrauch, Schlaf und Beziehungen; sie warnen uns vor Gefahren der Technik, erklären, was uns glücklich macht und was nicht – und vieles mehr.

Aufgrund des rasanten Aufstiegs des PTBS-Konzepts haben sich psychologische

Experten, die sich auf Traumata spezialisiert haben, einen besonders hohen Grad an Ansehen und Autorität erworben. Doch unser Verständnis – sogar unsere Wahrnehmung – unserer Reaktionen auf potenziell traumatische Ereignisse ist immer noch neu und immer noch begrenzt. Von daher ist es nur natürlich, dass wir uns, sollten solche Ereignisse eintreten, Rat suchend an Traumaexperten wenden. Und weil es kaum andere Quellen gibt, glauben wir den Experten, wenn sie sagen: »Trauma ist überall«.[32] Erklären sie, dass »Traumen sich durch unser individuelles Leben und durch unsere Welt ziehen« und dass niemand davon »unberührt bleibt«, glauben wir auch das.[33] Wir glauben ihnen, wenn sie von der »Allgegenwärtigkeit des Traumas« berichten und wenn sie es als »unteilbaren Bestandteil der menschlichen Existenz« beschreiben, »der viele Formen annimmt, aber niemanden verschont«.[34] Und wenn etwas so Entsetzliches wie der Terrorakt vom 11. September geschieht und Traumaexperten uns sagen, wir steuern auf eine psychische Gesundheitskrise zu, bleibt uns nichts anderes übrig, als ihnen auch das zu glauben.

Die entscheidende Frage lautet allerdings nicht, warum wir in Anbetracht des immer noch begrenzten Wissens über Trauma und PTBS solche düsteren Prognosen bereitwillig akzeptieren, sondern warum man überhaupt mit scheinbar absoluter Gewissheit derartige Prognosen aufstellt.

Dr. Jennifer Dyckman arbeitet in einer Klinik für psychische Erkrankungen in einer großen Vorstadt im mittleren Westen der USA (Jennifer ist eine fiktive Figur, zusammengesetzt aus realen Therapeutinnen, die ich kennengelernt habe; wichtige Details habe ich geändert, um ihre Identität und die der Praxis zu schützen). In der Klinik herrscht immer reger Betrieb. Angeboten werden nicht nur Einzel- und Gruppentherapien, sondern regelmäßig auch Lehr- und Fortbildungsveranstaltungen für Therapeuten aus der Gegend.

Dr. Dyckman ist Gründungsmitglied der Klinik und Spezialistin für psychische Traumata. Sie arbeitet seit gut zwanzig Jahren als Therapeutin und seit dreizehn Jahren in dieser Einrichtung. An einem typischen Tag sieht sie bis zu vier einzelne Patienten und Patientinnen, nimmt an einer oder zwei gruppentherapeutischen Sitzungen teil, besucht ein organisatorisches Meeting und arbeitet einzeln mit den jungen Nachwuchstherapeuten, die sie supervisiert. Sie hat einen vollen Terminplan, aber Dr. Dyckman liebt ihre Arbeit und findet sie selten langweilig oder ermüdend.

Wie die meisten ihrer Kollegen und Kolleginnen versucht sie, auf dem Laufenden zu bleiben, was die Fachliteratur angeht. Sie liest die wissenschaftlichen Zeitschriften und besucht Fachkonferenzen. Dennoch hat sie festgestellt, dass sie im Laufe der Jahre mehr und mehr das Interesse an der neueren Forschung verloren hat. Die Fachtagungen sind für sie inzwischen eher eine Möglichkeit, mit Kollegen zu netzwerken, als etwas über neue Ideen zu erfahren. Die meisten Forschungsbeiträge, die sie liest, erscheinen ihr irrelevant, haben wenig praktischen Nutzen für ihre tägliche Arbeit mit den Patienten und Patientinnen. Das stört Dr. Dyckman nicht weiter. Sie vertraut auf ihre Fähigkeiten, und sie ist als eine der Leiterinnen der Klinik allgemein anerkannt. Alles, was mit Trauma zu tun hat, beherrscht sie aus dem Effeff, und wenn ein traumatisierter Patient ihre Praxis betritt, ist sie sich sicher, dass sie ihr Handwerk genauso gut beherrscht wie jeder andere und gute Arbeit leisten wird. Nach allem, was man hört, hat sie allen Grund, auf ihre Fähigkeiten zu vertrauen. Sie ist sehr gut in dem, was sie tut.

Und doch gibt es eine Kehrseite. Therapeutinnen wie Dr. Dyckman treffen bei ihrer Arbeit nur selten auf Menschen, die potenziell traumatischen Ereignissen ausgesetzt waren und symptomfrei geblieben sind. Das liegt daran, dass Leute, die keine PTBS-Symptome entwickeln, keine Veranlassung haben, einen Therapeuten aufzusuchen. Und weil Traumatherapeutinnen wie Dr. Dyckman normalerweise keine Personen treffen, die resilient gegenüber Traumata sind, neigen sie dazu, Resilienz für weit weniger verbreitet zu halten, als sie es tatsächlich ist. Mit anderen Worten: Sie tendieren dazu, ihren eigenen blinden Fleck der Resilienz zu entwickeln.

Warum sollte das ein Problem sein? Wenn Dr. Dyckman gut darin ist, PTBS zu behandeln, warum sollte sie das kümmern? Welchen Unterschied macht es, ob sie die Häufigkeit von Resilienz korrekt einschätzt, solange sie denjenigen Patienten hilft, die wirklich Hilfe brauchen? Tatsächlich würde es keine Rolle spielen, solange nur schwer traumatisierte Patienten in ihre Praxis kämen. Komplikationen treten erst auf, wenn es sich um unklare oder mehrdeutige Fälle handelt. Wenn nicht klar ist, ob jemand unter PTBS leidet, dann wird ein blinder Fleck der Resilienz schon eher zum Problem.

Bei den mehrdeutigen Fällen könnte zum Beispiel traumatischer Stress als PTBS fehldiagnostiziert werden. Oder schlimmer noch, Probleme, die unabhängig von einer Traumareaktion entstehen – Probleme wie Einsamkeit, Erschöpfung oder Depressionen –, werden unter Umständen einfach als eine weitere Variante von PTBS betrachtet und als solche behandelt. Ähnlich problematisch ist, dass potenziell traumatische Ereignisse wie die Anschläge vom 11. September das Leben eines Menschen auf eine Weise verändern, die verwirrend oder desorientierend, vielleicht auch einfach schlichtweg schwierig ist, aber nicht notwendigerweise traumatisch. Auch diese Probleme können leicht fälschlicherweise PTBS zugeschrieben werden. Und wenn das geschieht, würde welche auch immer in Betracht gezogene Behandlung beim falschen Problem ansetzen.

Eine noch größere Gefahr liegt darin, dass diese Art von blindem Fleck uns daran zweifeln lässt, dass es so etwas wie echte Resilienz überhaupt gibt. Wir werden misstrauisch. Wo echte Erholung besteht, vermuten wir Täuschung. Wo Stärke ist, sehen wir Schwäche. Wo Optimismus ist, wähnen wir nur Verleugnung – und eine düstere Zukunft, erfüllt von verborgenen Traumasymptomen, die dicht unter der Oberfläche lauern. Das ist das Heimtückische am blinden Fleck der Resilienz: Er lässt uns an unseren eigenen natürlichen Fähigkeiten zweifeln, und zwar so gründlich, dass ein Team von Therapeuten und Therapeutinnen einmal einen Beitrag veröffentlichte, in dem Resilienz tatsächlich als »die Illusion von psychischer Gesundheit« abgetan wurde.[35]

Mentale Abkürzungen und statistische Verteilungen

So bemerkenswert diese Art von Dissonanz sein mag, ist sie doch gleichzeitig auch vollkommen verständlich. Therapeuten sind nicht unintelligent. Alle offiziell zugelassenen Psychotherapeuten und -therapeutinnen in den USA müssen einen höheren Abschluss von einer staatlich anerkannten Ausbildungseinrichtung vorweisen. Und nein, die Ursache dieses blinden Flecks der Resilienz hat sehr wenig mit Intelligenz oder Bildung zu tun. Er beruht vielmehr auf einem simplen Repertoire nur allzu menschlicher Fehler, für die fast alle Menschen – Therapeuten ebenso wie Laien – anfällig sind.

Zwei Psychologen, Amos Tversky und Daniel Kahneman, haben ihr Berufsleben der Aufgabe gewidmet, diese Art von Denkfehlern zu untersuchen, und ihre Forschung hat sich als ungeheuer einflussreich erwiesen. Bei Daniel Kahneman führte sie zu einem Nobelpreis (Amos Tversky starb einige Jahre vor der Preisverleihung, und nach den Regeln des Komitees konnte sein Name leider nicht miteinbezogen werden). Im Zentrum ihrer Forschung steht eine Reihe von mentalen Abkürzungen, die sie als »intuitive Heuristiken« (Faustregeln) bezeichneten.[36] Wie sie nachwiesen, nutzen wir diese Heuristiken aufgrund der riesigen Informationsmenge, mit der wir im Laufe eines normalen Tages konfrontiert werden. Der Durchschnittsmensch trifft tagtäglich Abertausende von schnellen, praktischen Entscheidungen, häufig auf der Grundlage unvollständiger Informationen. Wir verlassen uns auf heuristische Abkürzungen, um dem Ganzen einen Sinn zu geben. Oftmals funktionieren diese Abkürzungen sehr gut, aber häufig führen sie uns auch in die falsche Richtung.

Zu den relativ häufigen mentalen Abkürzungen gehört die *Repräsentativitätsheuristik*. Diese Heuristik wenden wir an, wenn wir annehmen, jemand oder etwas gehöre zu einer bestimmten Kategorie, einfach weil die Person oder Sache zu unserem Stereotyp für diese Kategorie passt. So gehen wir vielleicht davon aus, dass es sich bei einer Person um einen Universitätsprofessor handelt, weil er oder sie sich so kleidet und so verhält, wie es unserem Klischeebild von einem Universitätsprofessor entspricht. Doch wie Tversky und Kahneman zeigten, verleitet die Repräsentativitätsheuristik leicht zu Fehlurteilen.[37] Was unser Beispiel betrifft, so ist Universitätsprofessor kein besonders häufiger Beruf, und von daher könnten wir uns bei der geschätzten Übereinstimmung täuschen.

Eine weitere mentale Abkürzung ist die *Verfügbarkeitsheuristik*, die wir anwenden, wenn wir die Häufigkeit oder Wahrscheinlichkeit eines Ereignisses beurteilen und uns dabei daran orientieren, wie leicht uns Beispiele für dieses Ereignis einfallen. Mit anderen Worten: Unsere Wahrnehmung wird *verzerrt* von der Verfügbarkeit solcher Beispiele, die wir fälschlicherweise mit der tatsächlichen Häufigkeit gleichsetzen. Ein anschauliches Beispiel für die Verfügbarkeitsheuristik liefert die Angst vorm Fliegen. Viele Menschen haben ein mulmiges Gefühl, wenn sie ein Flugzeug besteigen. Das ist keine völlig irrationale Furcht, weil Flugzeuge tatsächlich gelegentlich abstürzen, und wenn das eintritt, sind die Aussichten in der Regel düster. Doch Flugzeugabstürze sorgen auch für dramatische und beunruhigende Bilder, die schwer zu vergessen sind, vor allem, wenn wir uns an Bord eines Flugzeugs befinden und es plötzlich zu Turbulenzen kommt. Wenn kürzlich gerade ein Absturz die Schlagzeilen beherrschte, erliegen wir möglicherweise einem weiteren verbreiteten heuristischen Irrtum, der sogenannten *Ankerheuristik*. In diesem Fall nutzen wir die neueste Information, die uns gerade zur Verfügung steht, als Anker für unser Urteil. In Wahrheit ist die Wahrscheinlichkeit eines Flugzeugabsturzes extrem gering. Ja, Flugzeuge stürzen gelegentlich ab, aber im Verhältnis zu der riesigen Anzahl von Flugzeugen, die sich in jedem Augenblick am Himmel befinden, ist diese Zahl verschwindend gering.

Wir alle sind anfällig für diese Denkfehler. Doch wie verhält sich das bei hoch qualifizierten Experten – bei Ärztinnen oder Rechtsanwälten oder, was das betrifft, auch bei Psychologen? Müssten sie vor dem Hintergrund ihrer umfangreichen Ausbildung nicht eigentlich fähig sein, diese Fehlurteile zu vermeiden? Überraschenderweise nicht.[38] Was Psychotherapeuten angeht, hat man festgestellt, dass sie sich besonders stark auf heuristische Abkürzungen stützen.[39]

Das wirft die Frage auf, wie wahrscheinlich dann von Heuristik getriebene Fehlurteile über Trauma und Resilienz sind. Wie sieht die tatsächliche Verteilung aus? Die meisten Leser und Leserinnen dieses Buches werden schon einmal in irgendeiner Form von Verteilungen gehört haben. In der Schule lernen wir, dass wir tendenziell eine *Normalverteilung* erhalten, wenn wir eine große Anzahl von Messungen – zum Beispiel der Körpergröße – durchführen. Vielleicht haben Sie auch schon einmal gehört, dass dieses Phänomen als Gaußsche Normalverteilung oder *Glockenkurve* beschrieben wird, weil normale Verteilungen in der grafischen Darstellung wie eine Glocke geformt sind. Die meisten Messungsdaten fallen ziemlich dicht an einem mittleren Punkt zusammen, dem statistischen Durchschnitt, und verteilen sich dann in beide Richtungen wie die Seiten einer Glocke (siehe die linke Seite von Abbildung 1). Bei der Körpergröße ergibt sich eine Normalverteilung, weil die meisten Menschen relativ gleich groß sind und ihre Messdaten sich von daher in der Mitte häufen, während nur relativ wenige Personen extrem groß oder extrem klein sind.

Nach herkömmlichem Verständnis müsste auch die psychische Gesundheit normal verteilt sein. Die meisten Menschen sind psychisch einigermaßen stabil, von daher sollten die Daten in der Mitte der Verteilungskurve kumulieren, während sich an den extremen Enden, die entweder schlechte psychische Gesundheit oder sehr gute psychische Gesundheit markieren, weniger Leute wiederfinden sollten. Doch das ist nicht zutreffend. Psychische Gesundheit ist in der Regel nicht normal verteilt. Typischerweise erzeugt sie eine sogenannte »rechtsschiefe Verteilung« (rechte Seite von Abbildung 1).

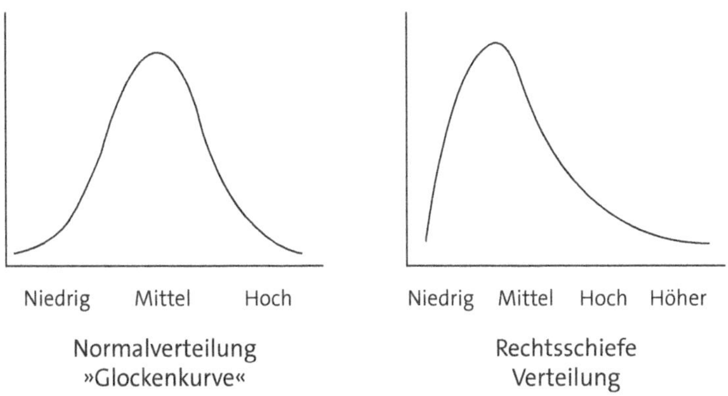

Abbildung 1: Verteilungskurven

Nehmen wir zum Beispiel Depressionen. Die Anzahl der Menschen mit Depressionssymptomen nimmt normalerweise die Form einer asymmetrischen Glockenkurve an. Es gibt sehr viele Personen, die relativ wenige Symptome einer Depression aufweisen und ein großes Cluster dicht am unteren Ende der Depressionsskala bilden; dagegen ist die Anzahl der Personen mit hohen Depressionswerten vergleichsweise gering, und in diesem Fall erstreckt sich das Spektrum auf dem positiven Ende entlang der Skala ziemlich weit nach oben. Als Ergebnis erhalten wir einen langen Schwanz, der als rechtsschiefe Form erscheint.[40]

Wie wirkt es sich auf die Verteilung der psychischen Gesundheitswerte aus, wenn es zu einem potenziell traumatischen Ereignis kommt? Da die meisten Menschen nach herkömmlicher Auffassung von potenziell traumatischen Ereignissen schwer erschüttert werden, legt sie in diesem Fall nahe, dass die gesamte Verteilung von Symptomen einfach in Richtung höherer Symptomwerte hochrutscht. Doch auch diese Annahme erweist sich als falsch. Nach einem potenziell traumatischen Ereignis verändert sich die Verteilung der Symptomwerte nur geringfügig – sie verflacht ein wenig und zieht sich tendenziell etwas weiter nach oben auf der Skala entlang, doch die meisten Werte bündeln sich immer noch ziemlich weit unten auf der Skala. Tatsächlich trifft dies unabhängig davon zu, ob wir über Symptome von Depressionen, Trauer oder PTBS reden.

Meiner Ansicht nach ist dies ein einfacher, aber starker Beleg für menschliche Resilienz. Man erkennt das Muster deutlich in den Grafiken von Abbildung 2, in der ich die tatsächlichen Symptomverteilungen im Anschluss an mehrere unterschiedliche Arten von potenziellen Traumata wiedergegeben habe. Die Grafiken zeigen die Verteilung im Hinblick auf die Häufigkeitsverhältnisse bei einzelnen Symptomleveln. Diese speziellen Grafiken stammen aus Studien, die wir über unterschiedliche Arten von realen Lebensereignissen (einschließlich Verlust, traumatischer Verletzungen und eines Amoklaufs) und auf der Basis von unterschiedlichen Symptomarten (PTBS, Trauer, Depression und allgemeiner Stress) durchgeführt haben. Was potenzielle Traumata betrifft, handelt es sich in allen Fällen zweifellos um große Herausforderungen. Dennoch ist in allen Grafiken offensichtlich, dass sich die Symptomwerte am unteren Ende verdichten. Mit anderen Worten: Schon ein einfaches Bild der Verteilung belegt, dass die meisten Menschen resilient sind.

Die Grafiken sagen uns noch etwas anderes. Wenn man genau hinsieht, erkennt man, dass sie keine vollkommen glatten Kurven ergeben. Genau genommen sind sie überhaupt nicht kurvenförmig. Sie sind gezackt und höckerig. Wie sich herausstellt, sind diese Höcker ungemein wichtig. Sie bedeuten, dass die Verteilung wahrscheinlich multimodal ist oder – einfacher ausgedrückt – dass sich Personen an unterschiedlichen Punkten in der Verteilung zusammenscharen. Die Grafiken sind alle ein wenig unterschiedlich. Doch im Allgemeinen sieht es so aus, dass sich die Personen, die sich auf dem niedrigen Symptomniveau der Skala befinden, also die Personen, die ich als resilient bezeichne, tendenziell zu einer Gruppe zusammenscharen. Auch sieht es danach aus, als gäbe es einige weitere Gruppen – zum Beispiel ein oder zwei in der Mitte der Skala und eine etwas höher auf der Skala. Wenn ich ähnliche Grafi-

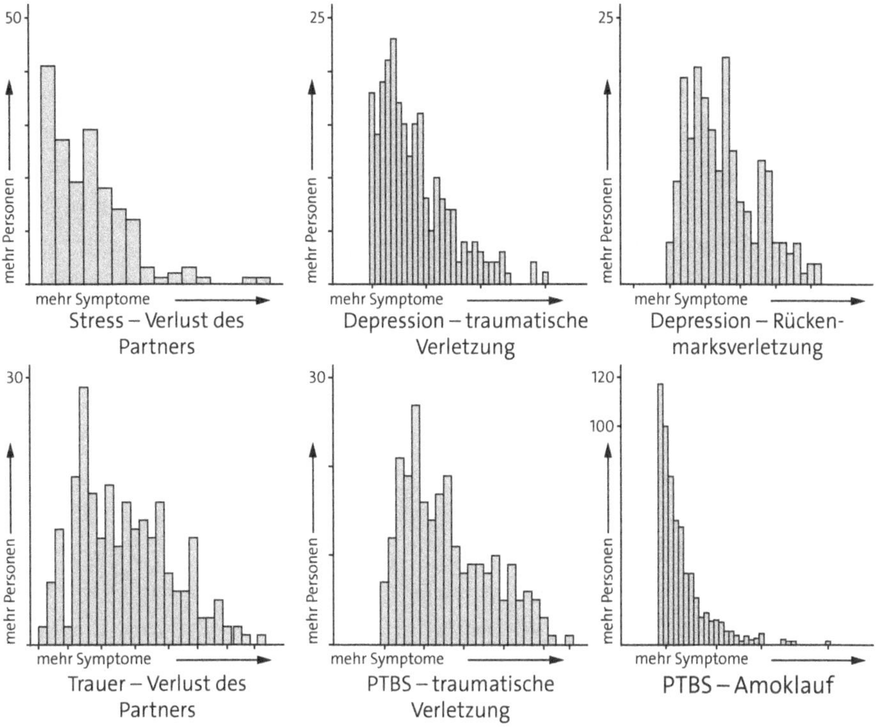

Abbildung 2: Symptomverteilung nach potenziellen Traumata*

ken zu unterschiedlichen Zeitpunkten erstellt hätte, würden wir ähnliche Gruppierungen finden. Doch entscheidend ist, dass man darüber hinaus erkennen würde, dass sich einige der Gruppen innerhalb der Verteilung verschoben hätten. Das gibt uns einen weiteren wichtigen Hinweis. Es bedeutet, dass sich die Personengruppierungen bei der Verteilung im Laufe der Zeit verändern. Mit anderen Worten: Es bilden sich bestimmte Verläufe und Reaktionsmuster (Trajektorien).

* Die Grafiken wurden unter Verwendung folgender Studien erstellt: T. A. DeRoon-Cassini, A. D. Mancini, M. D. Rusch und G. A. Bonanno: »Psychopathology and Resilience Following Traumatic Injury: A Latent Growth Mixture Model Analysis«, *Rehabilitation Psychology* 55, Nr. 1 (2010): 1–11; G. A. Bonanno, C. B. Wortman, D. R. Lehman, R. G. Tweed, M. Haring, J. Sonnega, D. Carr und R. M. Nesse: »Resilience to Loss and Chronic Grief: A Prospective Study from Preloss to 18-Months Postloss«, *Journal of Personality and Social Psychology* 83, Nr. 5 (2002): 1150–1164; I. R. Galatzer-Levy und G. A. Bonanno: »Optimism and Death: Predicting the Course and Consequences of Depression Trajectories in Response to Heart Attack«, *Psychological Science* 24, Nr. 12 (2014): 2177–2188; G. A. Bonanno, P. Kennedy, I. Galatzer-Levy, P. Lude und M. L. Elfström: »Trajectories of Resilience, Depression, and Anxiety Following Spinal Cord Injury«, *Rehabilitation Psychology* 57, Nr. 3 (2012): 236–247; H. K. Orcutt, G. A. Bonanno, S. M. Hannan und L. R. Miron: »Prospective Trajectories of Posttraumatic Stress in College Women Following a Campus Mass Shooting«, *Journal of Traumatic Stress* 2, Nr. 3 (2014): 249–256.

Die Trajektorie der Resilienz

Zu Beginn der Anschläge vom 11. September befand ich mich in meinem Büro an der Columbia University in Uptown Manhattan und damit buchstäblich meilenweit entfernt vom World Trade Center. Meine Frau schickte mir kurz darauf eine E-Mail, um mir mitzuteilen, ein Flugzeug sei im Nordturm eingeschlagen. Wie wohl die meisten Leute stellte ich mir ein kleineres privates Flugzeug vor und hielt das Ganze für einen tragischen Pilotenfehler, bei dem bestimmt ein paar Menschen ums Leben gekommen waren. Zwei oder drei, vielleicht mehr. Darüber hinaus machte ich mir keine großen Gedanken über die Sache.

Etwas später ging ich hinaus in den Flur. Dort entdeckte ich zu meiner Überraschung etliche Kollegen, die in kleinen Gruppen zusammenstanden. Sie sprachen mit gedämpften Stimmen, und ihre Anspannung war spürbar. Jeder schien zu wissen, dass sich etwas von großer Tragweite ereignete, auch wenn noch nicht klar war, worum genau es sich dabei handelte.

Ich machte mich auf den Weg zum höchsten Gebäude auf dem Campus, von wo aus ich vielleicht die Türme sehen könnte. Das Gebäude wurde bereits evakuiert und der Fahrstuhl war gesperrt, aber das Treppenhaus war noch zugänglich. Ich beschloss, nach oben zu gehen und einen schnellen Blick zu riskieren. Als ich die Stufen hochstieg, begegnete ich mehreren Kollegen und Kolleginnen, die auf dem Weg nach unten waren. Sie hasteten schweigend an mir vorbei. Ein Kollege sah mich an und schüttelte einfach den Kopf, als ob er sagen wollte: »Was für eine furchtbare Sache.« Ich beschleunigte meine Schritte, erreichte die obersten Stufen und ging aufs Dach hinaus.

Der Anblick zwang mich in die Knie.

Ich konnte die Türme klar erkennen. Vom Nordturm stiegen dichte Rauchschwaden auf. Eine riesige grauschwarze Wolke füllte den Himmel und driftete ostwärts.

Wie so viele Menschen an diesem Tag beobachtete ich das Geschehen in schockiertem Schweigen, starr vor Entsetzen und unfähig, mich zu bewegen.

Ich weiß nicht, wie lange ich dort auf dem Dach verharrte. Ein paar Minuten? Eine halbe Stunde?

Irgendwann rannte ich die Stufen wieder nach unten und nach draußen, um meinen Sohn vom Kindergarten abzuholen. Die Erzieherinnen warteten bereits auf die Ankunft der Eltern. Ich nahm meinen Sohn bei der Hand, und wir gingen schnell in einen nahe gelegenen Park, wo ich mit meiner Frau und meiner Tochter verabredet war.

Als wir alle sicher zu Hause angekommen waren, tat ich, was so viele andere New

Yorker an diesem Tag taten. Ich versuchte, mich nützlich zu machen. Ich ging so weit in Richtung Innenstadt, wie es möglich war. Ich meldete mich als freiwilliger Helfer. Meine Kollegen und ich organisierten ein öffentliches Forum. Wir sorgten dafür, dass unsere Klinik rund um die Uhr geöffnet blieb, falls jemand Hilfe brauchte.

Nach einigen Tagen wurde immer offensichtlicher, dass ich einen Weg finden musste, um aus diesem Ereignis zu lernen. Die Anschläge vom 11. September waren tragisch und verheerend, aber sie waren auch etwas nie Dagewesenes und eröffneten uns die Möglichkeit, die volle Bandbreite menschlicher Reaktionen auf ein Trauma solchen Ausmaßes zu ermitteln. Ich hielt immer noch an meinem ursprünglichen Plan fest, mehr über Resilienz in Erfahrung zu bringen. Doch zu jenem Zeitpunkt war ich mir nicht mehr sicher, ob das möglich sein würde. Es spielte keine Rolle. Mein Ziel war jetzt, in jeder erdenklichen Hinsicht aus den Anschlägen zu lernen.

Mein Forschungsteam machte sich sofort an die Arbeit. Wir kontaktierten so viele Leute wie möglich, die die Anschläge direkt miterlebt hatten. Wir befragten sie und stellten Messungen in Bezug auf ihr Verhalten, ihre Mimik und ihre physiologischen Reaktionen an. Wir führten ausgefeilte Bewertungen ihrer psychischen Gesundheit durch und wiederholten diese Bewertungen mehrmals im Laufe der folgenden zwei Jahre. Später arbeitete ich mit Sandro Galea zusammen, dem Epidemiologen, den ich an früherer Stelle erwähnt habe, der systematisch Daten in der ganzen Stadt erhob.

Wir haben sehr viel aus diesen Studien gelernt, einschließlich der Tatsache, dass Überlebende dieselben drei Reaktionsverläufe erkennen lassen, die ich in meiner früheren Forschung ermittelt hatte: chronische Symptome, allmähliche Erholung und Resilienz. Ich hatte diese Verläufe bei trauernden Menschen beobachtet, und jetzt hatte ich dieselben unverkennbaren Muster bei Personen gesehen, die einem groß angelegten terroristischen Anschlag ausgesetzt gewesen waren. Es wurde immer klarer, dass diese Verläufe wahrscheinlich prototypische Reaktionen waren, die Menschen immer zeigen, wenn sie mit irgendeiner Form von potenziellem Trauma konfrontiert werden. Vor allem erwies sich der Resilienzverlauf erneut als die häufigste dieser prototypischen Reaktionen. Dieses Ergebnis half mir, meine Definition noch klarer zu formulieren. Das resiliente Reaktionsmuster ist gegeben, so meine These, »*wenn Menschen unter ansonsten normalen Bedingungen einem isolierten und potenziell höchst erschütternden Ereignis ausgesetzt sind, aber dennoch über die Zeit ein stabiles Reaktionsmuster gesunder Funktionsweisen aufrechterhalten*«[41] (siehe Abbildung 3).

In den folgenden zwei Jahrzehnten habe ich gemeinsam mit meinem Forschungsteam weitere Nachweise für diese Reaktionsmuster gefunden. In diesem Zeitraum fingen auch andere Forscher und Forscherinnen an, Verläufe und Reaktionsmuster abzubilden, und nach und nach wuchsen die Nachweise immer weiter an. Im Jahr 2018 haben Isaac Galatzer-Levy, meine Studentin Sandy Huang und ich die Ergebnisse von 67 unterschiedlichen Verlaufsanalysen ausgewertet. Die Ergebnisse waren erstaunlich konsistent. In fast allen Analysen war der Resilienzverlauf das am häufigsten beobachtete Muster.[42]

Die Häufigkeit des Auftretens war mitunter recht hoch. So zeigten etwa Soldaten, die vor einem Kampfeinsatz und wiederholt in den darauffolgenden Jahren evaluiert wurden, eine bemerkenswert hohe Resilienz. Ich war an einer derartigen Studie beteiligt, bei der Daten von einem großen Projekt, der sogenannten *Millenium Cohort Study*, genutzt wurden. Bei dieser Untersuchung handelte es sich um eine *prospektive Studie*, das heißt, man beobachtete die Entwicklung der Soldaten von der Zeit, bevor sie an militärischen Einsätzen teilnahmen, bis in die Zeit danach. Tatsächlich war es mit weit über 100 000 Soldaten die größte populationsbasierte prospektive Studie in der US-amerikanischen Militärgeschichte.[43] Als wir die Verläufe von PTBS-Symptomen anhand dieser Daten grafisch darstellten, stellte sich heraus, dass der Resilienzverlauf – also das Muster von wenigen oder keinen PTBS-Symptomen – auf 83 Prozent der Soldaten zutraf.[44] Das war eine ungewöhnlich hohe Prävalenz. Warum? Es gibt mehrere mögliche Gründe, aber der wahrscheinlichste hängt mit der Tatsache zusammen, dass Soldaten vor ihren Einsätzen umfassend ausgebildet

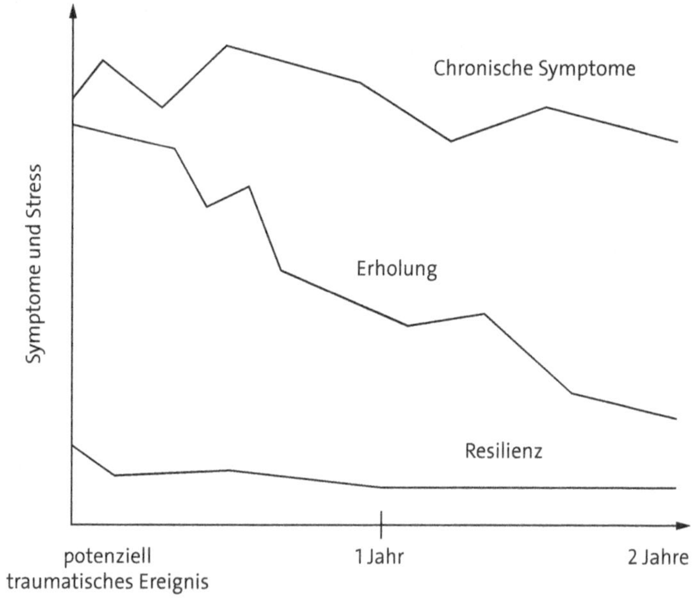

Abbildung 3: Resilienztrajektorie im Laufe der Zeit

werden. Je mehr wir über eine potenziell traumatische Erfahrung wissen – was wahrscheinlich geschehen wird, wie es sich im Laufe der Zeit entwickelt usw. –, desto besser sind wir dafür gerüstet, sie erfolgreich zu bewältigen.

Dieses Maß an Vorbereitung ist allerdings die Ausnahme. Zivilisten, die potenziell traumatische Erfahrungen durch schlimme körperliche Verletzungen machen (zum Beispiel durch Autounfälle, schwere andere Unfälle oder Schusswunden), sind in der Regel nicht vorgewarnt und haben keine Möglichkeit, sich auf das Ereignis vorzubereiten. Ein typischer Tag für eine Person, die diese Art von Verletzung erleidet, beginnt wie jeder andere Tag, außer dass die Person sich selbst irgendwann in einem Rettungswagen wiederfindet, der mit heulenden Sirenen zur Notaufnahme des nächstgelegenen Krankenhauses rast. In Anbetracht des beängstigenden Wesens solcher Ereignisse ist es nicht überraschend, dass viele Menschen, denen so etwas widerfährt, einen chronischen Verlauf von erhöhten PTBS-Symptomen erkennen lassen. Dennoch zeichnet sich der resiliente Reaktionsverlauf durchweg als häufigstes Ergebnis ab und liegt in den Studien bei 62 bis 73 Prozent.[45]

Auch in Untersuchungen anderer emotional erschütternder Ereignisse, wie etwa Naturkatastrophen, sexuellen oder körperlichen Übergriffen oder sogar Amokläufen, zeigt sich, dass die meisten Menschen resilient reagieren. Eine ähnliche Häufigkeit resilienter Reaktionsmuster ergab sich auch nach akuten lebensbedrohlichen medizinischen Ereignissen, wie etwa nach einer Krebsdiagnose oder einem Herzinfarkt.[46] Auch bei Personen, die den Verlust eines nahestehenden Menschen erleiden, wird deutlich, dass sie etwa mit derselben Häufigkeit mit dauerhafter Widerstandskraft reagieren, ebenso wie – laut jüngeren Studien – Personen, die mit anderen Formen des Verlusts wie einer Scheidung oder dem Verlust des Arbeitsplatzes konfrontiert wurden.[47] Bei all diesen unterschiedlichen Studien war das resiliente Reaktionsmuster immer das häufigste Ergebnis, das im Durchschnitt auf etwa zwei Drittel der Teilnehmenden zutraf. Mit anderen Worten, auf eine stabile Mehrheit – eine starke Zweidrittelmehrheit.

Neue Fragen

Die erstaunliche Häufigkeit der Resilienz bei so vielen unterschiedlichen Arten von potenziellem Trauma hat das Paradigma langsam, aber stetig verschoben. Es zeichneten sich allmählich neue Fragen ab. Anstatt nur danach zu fragen, was nach traumatischen Belastungen falsch läuft oder nicht mehr funktioniert, war es jetzt möglich, auch danach zu fragen, was gut läuft. Es war möglich, diese resiliente Mehrheit von zwei Dritteln zu erforschen und herauszufinden, wie sie es schaffen, ihre Widerstandskraft zu bewahren, und welches Verhalten ihnen diese erfolgreiche Anpassung ermöglicht. Dabei handelte es sich allerdings nicht nur um einen Wechsel von negativen zu positiven Ergebnissen. Es bedeutete nicht, dass wir nun schwerere Traumareaktionen ignorieren konnten. Im Gegenteil – die Einbeziehung der Resilienz in das Gesamtbild hat die Perspektive vielmehr erweitert. Es bedeutete, dass wir, wenn wir besser verstanden, wie sich resiliente Personen verhalten, auch besser erkennen würden, wie sich dieses Wissen nutzen lässt, um anderen Menschen – dem einen Drittel, das unter extremeren Reaktionen litt – zu helfen. Das einzige Problem war, dass es sich – zumindest anfangs – als überraschend schwierig erwies, Erkenntnisse darüber zu gewinnen, was genau resiliente Menschen eigentlich tun.

TEIL II

Geschichten und Vorhersagen

KAPITEL 3

Da steckt mehr dahinter

Nachdem Jed aus dem Koma erwacht war, machte er eine Bestandsaufnahme aller Geschehnisse. Er war von einem 25 Tonnen schweren Müllwagen überrollt worden. Man hatte seinen Körper wieder zusammengeflickt, aber sein linkes Bein hatte er verloren. Es war eindeutig das Schlimmste, was ihm je widerfahren war. Dennoch hatte er erstaunlicherweise nur eine flüchtige Traumareaktion und keine dauerhaften Traumasymptome. Wie wir jetzt wissen, ist Resilienz tatsächlich die häufigste Reaktion auf ein potenzielles Trauma, und vor diesem Hintergrund mutet Jeds Stärke nicht mehr ganz so überraschend an. Hätte er von diesen Studienergebnissen gewusst, wäre er selbst wohl auch weniger überrascht gewesen.

Doch überrascht oder nicht, wir brauchen trotzdem Antworten. Wir müssen immer noch wissen, warum Jed die Situation so gut bewältigte. Wie kam es dazu? War es etwas in ihm selbst? Oder etwas, das er getan hat? Um erste Einsichten zu gewinnen, könnten wir zum Beispiel einen genaueren Blick auf seine Erfahrungen werfen. Vielleicht finden wir einige Anhaltspunkte in dem, was er während des Unfalls gesagt hat, oder in der Art, wie er sich verhalten hat, das diese positive Entwicklung ahnen ließ.

In der Nacht des Unfalls gab es einen kurzen, aber interessanten Moment im Krankenhaus. Kurz bevor man Jed in den OP rollte, schien er sich über das Grauen zu erheben. Obwohl er bereits immer öfter das Bewusstsein verlor, erinnerte er sich, wie die Ankunft seiner Freundin Megan ihn innerlich stärkte. Er war optimistisch. Ihm war im Gedächtnis geblieben, dass er sich »total zuversichtlich« fühlte, als man ihn in den OP schob, fast so, als wüsste er auf einer bestimmten Ebene bereits, dass er wieder in Ordnung kommen würde. Optimismus und Zuversicht sind keine unbedeutenden Empfindungen, und wir werden später in diesem Buch noch ausführlicher darauf eingehen. Doch an dieser Stelle soll genügen, diesen kleinen Hinweis gegeben zu haben. Sagt er uns irgendetwas? Und wenn ja, was?

Nach herkömmlichem Traumaverständnis würde man diese Möglichkeit zweifellos von vornherein abtun. Schließlich währte die Zuversicht nur einen kurzen Augenblick. Wie könnte ein flüchtiger Moment verglichen mit der Gesamtheit einer ansonsten unfassbar brutalen Erfahrung irgendeine Wirkung haben? Der blinde Fleck der Resilienz würde dieses Urteil sicher noch bestärken. Auch jenseits dieses Vorbehalts könnten Skeptiker auf Studien verweisen, die immer wieder gezeigt haben, dass besonders schwere oder »traumatische« Erfahrungen tatsächlich besonders schwere und extreme Traumareaktionen und keine Resilienz ausgelöst haben.[1] Wir wissen zum Beispiel, dass Katastrophen, die massive Gewalt umfassen, tendenziell größere psychische Einschränkungen und weniger Resilienz nach sich ziehen als technische Katastrophen, die ihrerseits wiederum größere psychische Schäden anrichten als Naturkatastrophen.[2] Bei unseren Studien zu den Anschlägen vom 11. September ergab sich auch, dass die Häufigkeit von Resilienz eindeutig davon beeinflusst wurde, wie stark die Betroffenen dem Ereignis ausgesetzt waren. Menschen, die bei den Anschlägen physische Verletzungen davontrugen, hatten zum Beispiel das niedrigste Resilienzniveau von allen Studienteilnehmenden.[3]

Wenn die Auswirkung der Traumastärke so klar ist, wie diese Befunde nahelegen, dann haben wir immer noch keine Erklärung dafür, warum Jed scheinbar umgehend zu seinem seelischen Gleichgewicht zurückfand. Zudem stellte das lange künstliche Koma, in das er versetzt wurde, eine zusätzliche Belastung dar. Das Wenige, was wir über künstliche Komata wissen, deutet nicht darauf hin, dass sie irgendwelche psychologischen Vorteile mit sich bringen. Im Gegenteil – wie wir gesehen haben, erzeugt ein Koma häufig seine ganz eigenen traumatischen Erinnerungen. Doch auch diese Erinnerungen hat Jed anscheinend genauso schnell und problemlos abgestreift.

Was ist mit Berichten von anderen Leuten, die erschütternde und potenziell traumatische Ereignisse durchleben mussten? Vielleicht liefert die Erforschung solcher Berichte direktere Hinweise darauf, ob jemand ein dauerhaftes Trauma entwickelt oder resilient reagiert. Man findet allerdings nur selten so lebendige und detailreiche persönliche Erfahrungsberichte über extreme potenziell traumatische Stressbelastungen wie den von Jed. Zum Glück führten wir im Zuge unserer Studien über den 11. September auch routinemäßig umfangreiche Interviews mit Überlebenden durch. Drei dieser Interviews waren besonders faszinierend. Alle drei wurden mit Personen geführt, die sich innerhalb des World Trade Center befunden hatten, als sich die Anschläge ereigneten. Alle drei Befragten hatten einen scheinbar endlosen Ansturm überwältigender Angst, Panik und Verwirrung durchgestanden. Alle waren dem Zusammensturz der Türme nur mit knapper Not entronnen. Ihre persönlichen Schilderungen der Ereignisse dieses Tages gewährten uns seltene Einblicke in einen normalerweise unerreichbaren und unzugänglichen Teil menschlicher Erfahrung. Allein aus diesem Grund wären ihre Geschichten es wert gewesen, weiter erforscht zu werden. Doch ihre Berichte erzählen uns nicht nur eine Menge über die verborgene Welt potenzieller Traumata, sie bieten uns auch die perfekte Gelegenheit, um die anstehende Frage genauer unter die Lupe zu nehmen. Wenn jemand zum Beispiel anfällig für ein lang anhaltendes Trauma oder für PTBS ist, gibt es dann frühe Anzeichen dafür, die man schon in dem persönlichen Erfahrungsbericht der Person erkennen kann? Und gilt das auch für Resilienz? Könnten die Dinge, die Menschen zu diesem frühen Zeitpunkt sagen oder tun, als Hinweise auf einen gesünderen Reaktionsverlauf dienen?

Will, Reina und Eva

Eva hatte ihre Arbeit im Südturm des World Trade Center gerade erst aufgenommen. Sie war dabei, sich an ihrem Schreibtisch einzurichten, und befand sich in einem Büro, das etwa auf halber Höhe des Turmes lag, als sie einige Zeit nach 8:30 Uhr die Explosion hörte. Sie war sich nicht sicher, was der Krach zu bedeuten hatte. In großen Gebäuden hört man hin und wieder seltsame Geräusche. Normalerweise nimmt man es achselzuckend zur Kenntnis und macht mit dem weiter, womit man gerade beschäftigt ist. Doch Eva spürte gleich, dass mit diesen Geräuschen irgendetwas anders war.

Auch Will hörte den Lärm. Er war gerade aus der U-Bahn gestiegen und durchquerte die überfüllte Durchgangshalle unter dem World Trade Center. Zu dieser Tageszeit herrscht dort bereits rege Betriebsamkeit. Es wimmelt von Menschen, die in unterschiedliche Richtungen strömen und einander immer wieder wie durch ein Wunder haarscharf ausweichen, wenn ihre Wege sich kreuzen.

Und dann *BUMM!*

Die Pendler gerieten aus dem Tritt, drehten sich um und wechselten Blicke. Will konnte die Besorgnis in den Gesichtern erkennen. Er hatte ein mulmiges Gefühl. Ihm schoss der Gedanke durch den Kopf, dass man ein derartiges Geräusch in einem so großen Gebäude nur hört, wenn etwas wirklich Schlimmes passiert ist.

Reina befand sich viel dichter an der Einschlagstelle, da sie in einem der oberen Stockwerke des Nordturms arbeitete. Sie war gerade aus ihrem Büro und auf den Korridor hinausgegangen, als eine gewaltige Explosion sie zusammenschrecken ließ. Reflexartig stieß sie ein leises Wimmern aus. Im ersten Moment war ihr das peinlich, aber dann hatte sie nur noch Angst.

»Ich rannte den Flur entlang zu einigen Kollegen, die dort zusammenstanden«, berichtete sie. »Alle schauten sich um und sahen einander mit diesem verwirrten Ausdruck im Gesicht an. Dann redeten alle durcheinander.«

Reina konnte sich keinen Reim auf das Ganze machen. Jemand forderte brüllend zur Ruhe auf. Jemand anderes schrie lautstark Anweisungen. Eine weitere Stimme rief, alle sollten sich zur Mitte des Büros begeben. Jemand sagte etwas von einer Bombe.

Und dann richteten sich alle Blicke plötzlich wie gebannt auf die Szene, die sich vor den Fenstern ereignete.

»Man konnte Feuerbälle sehen«, erzählte uns Reina. »Wir hatten diese riesigen Fenster, und über uns war alles orange und schwarz und Rauch und Feuer – diese Feuerbälle rauschten von oben in Richtung des Südturms. Als hätte jemand so ein Ding aus einem Kinofilm, eine Feuerballmaschine, eine gewaltige Waffe ... so einen Flammenwerfer, wie im Kino.«

Zuerst erkannte Eva nicht, in welcher Gefahr sie schwebte. Zusammen mit mehreren Kolleginnen stand sie am Fenster, um zu sehen, ob sie herausfinden könnten, woher die Geräusche kamen. Es war ein so wunderschöner Tag, der Himmel unglaublich blau und klar, es war schwer vorstellbar, dass irgendetwas nicht in Ordnung sein sollte. Bis auf das Papier. Schlangen aus Büropapier, herausgeschleudert durch die Explosion weiter oben, flatterten an den Fenstern vorbei nach unten. Eva kam es vor wie eine Konfettiparade.

Eine von Evas Kolleginnen entschied, dass sie das Gebäude verlassen sollten. Eva dachte darüber nach. Es hatte keine Lautsprecheransagen gegeben. Keine Sirenen. Doch es war klar, dass irgendetwas mit dem Gebäude nicht stimmte. Sie beschloss, es wäre wohl das Beste, den Turm zu verlassen, und steuerte das Treppenhaus an.

Aber wo war es?

Eva suchte nach dem Treppenhaus, konnte es jedoch nicht finden. Sie fühlte sich desorientiert, und dann wurde ihr bewusst, dass sie ihre Kollegen und Kolleginnen aus den Augen verloren hatte. Sie geriet in Panik. Sie sah einige Leute, die durch eine Tür am Ende des Korridors gingen. Sie folgte ihnen. Zu ihrer Erleichterung führte sie zu einer Treppe, und Eva machte sich eilig auf den Weg nach unten. Doch fast augenblicklich geriet sie ins Stocken. Das Treppenhaus war bereits überfüllt. Unter ihr drängten sich viele Menschen, und sie konnte sehen, wie weitere Menschen von den oberen Etagen ins Treppenhaus strömten. In diesen kurzen Augenblicken wurde Eva klar, dass sie in ernster Gefahr schwebte und dass sie keine der anderen Personen um sich herum kannte. Sie fühlte sich allein und verängstigt und fing an zu weinen.

Hoch oben im Nordturm kämpfte Reina, die ihr Büro noch gar nicht verlassen hatte, bereits ums Überleben.

In den Stockwerken über ihr war gerade ein Jumbo-Jet eingeschlagen. Das Gebäude bebte und fing dann an zu schwanken. »Es war wirklich heftig«, sagte sie später. »Ich dachte: ›Oh, mein Gott, das ganze Gebäude wird umstürzen und in den Südturm fallen.‹ Es ging alles so schnell. Meine Gedanken rasten. Es war schrecklich, weil, ich meine, wir waren so weit oben.«

Reina klammerte sich an einen Schreibtisch. Sie wusste nicht genau, warum, und sie erinnert sich, dass sie noch dachte, es ergebe eigentlich keinen Sinn. Wenn der Turm zusammenbrach, würde ein Schreibtisch sie nicht retten. Aber sie musste sich an irgendetwas festhalten. Ganz egal an was.

Die Menschen fingen an zu schreien und auf die Treppenhäuser zuzurennen. Reina ließ den Schreibtisch los und folgte ihnen. Als sie in einen Korridor abbog, bot sich ihr das unbegreifliche Bild vollständig zerstörter Büroräume. Was vor wenigen Augenblicken noch eine ordentliche Ansammlung von kristallweißen Wänden und holzgetäfelten Türen gewesen war, hatte sich in eine chaotische schwarze Masse verwandelt. Ein Gewirr aus Holz und Kabeln, aus dem seltsam geformte Metallstücke herausragten. Die Menschen hatten Brocken des Deckenputzes im Haar und auf der Kleidung. Ihre Gesichter waren mit Blut und Schmutz verschmiert. Durch einen Türrahmen sah Reina Flammen lodern.

Sie spürte, wie ihr Herz raste.

Eine Gruppe Menschen versuchte, ins Treppenhaus zu kommen. Reina ermahnte sich selbst zur Ruhe. Sie bemühte sich, nicht zu drängeln, doch innerlich schrie sie. Sie ließ sich von der Masse vorwärts schieben, und als sie schließlich das Treppenhaus erreichte, war sie bereit loszurennen.

»Mein Kopf war ziemlich leer. Ich war auf Autopilot. Aber ich hatte Angst, und ich nahm die Stufen so schnell ich konnte. Ich bin ganz gut in Form, bin fit. Ich wollte loslaufen ... ich wollte da raus. Ich wusste, es war ein langer Weg nach unten. Das hatte ich irgendwie im Hinterkopf. Ich glaube nicht, dass ich eine Vorstellung davon hatte, wie schwierig das sein würde. Ich dachte immer nur: ›Ich will verdammt noch mal hier raus ... so schnell ich kann.‹«

Reinas Abstieg geriet unweigerlich ins Stocken, weil sich das Treppenhaus immer weiter füllte. Sie kämpfte die aufsteigende Panik nieder. »Mir kam in den Sinn, dass diese ganzen Menschen, so viele Menschen, das Treppenhaus verstopfen könnten. Und es wurde immer heißer, total heiß. Wir würden in der Falle sitzen.«

Reina brauchte hinterher viel Zeit, um zu rekonstruieren, wie lange sie in diesem Treppenhaus gewesen war. Den Großteil des Abstiegs hatte sie kein Gespür dafür, an welcher Stelle des Gebäudes sie sich befand oder was eigentlich genau passiert war. Die Hitze war unerträglich. Die Luft wurde schwer und stickig und war überall von einem starken chemischen Geruch, vielleicht nach Kerosin, durchdrungen. Reinas Augen brannten. Sie benutzte den Kragen ihrer Bluse, um ihr Gesicht zu schützen.

Sie stießen auf Glasscherben im Treppenhaus und dann auf Wasser. Und dann auf noch mehr Wasser, das große Pfützen zu bilden begann. Es wurde immer schwieriger, sich einen Weg durch die Trümmer zu bahnen. Aber Reina ging weiter.

Am unvergesslichsten waren die Gesichter der Menschen, denen sie auf ihrem Weg nach unten begegnete. Da waren jene, die sich vorzudrängen versuchten, um sich selbst zuerst zu retten. Doch die meisten Leute stiegen die Stufen in grimmigem Schweigen hinunter. Einige schienen im Schockzustand zu sein. Andere waren zweifellos von Angst überwältigt. Manche waren in ziemlich schlechter Verfassung. Für Frauen mit High Heels war es unmöglich, durch den Schutt zu steigen, der im Treppenhaus lag. Ihnen blieb nichts anderes übrig, als die Schuhe auszuziehen und barfuß durch die Glasscherben, die Metalltrümmer und das herein sickernde Wasser zu laufen. Reina dankte Gott, dass sie sich an diesem Tag für ein paar bequeme Schuhe entschieden hatte.

An mehreren Stellen traf sie auf kleine Gruppen von Menschen, die schlimme Verbrennungen davongetragen hatten. Die Erfahrung war ebenso unbegreiflich wie verstörend. »Jeder machte ihnen Platz. Ließ sie vorbei«, erinnerte sie sich. »Es war ein wirklich furchtbarer Anblick. Ich sah eine Frau, deren Haut ganz klebrig aussah, als wäre sie mit Kleister bedeckt. Die Kleidung der Leute war zerrissen. Nur Fetzen, die an ihnen herunterhingen wie ... ich hatte noch nie einen Menschen mit Verbrennungen gesehen. Ich wusste nicht, wie es aussieht. Ich war mir nicht sicher, was ich sah. Ich erinnere mich noch an das Gesicht einer Frau. Sie war schrecklich verbrannt und hatte einen ganz leeren, starren Blick.«

Wenig später traf Reina auf einen Trupp Feuerwehrleute, der auf dem Weg nach oben war. Diese Bilder verfolgen sie immer noch.

»Diese Männer mit dem ganzen schweren Gerät. Im Treppenhaus war es so heiß, und sie mussten sich nach oben kämpfen. Sie waren ganz ruhig, wie Soldaten, wissen Sie, die in den Kampf ziehen. Ich weiß noch, wie ruhig ihre Gesichter wirkten. Das hier war ihr Job. Sie haben getan, was sie immer tun. Ihr Anblick hatte etwas Tröstliches, aber ich weiß, dass sie jetzt alle tot sind. Ich meine, anders kann es nicht sein. Sie müssen jetzt tot sein. Alle. Sie sind nach oben gegangen. Sie können es nicht geschafft haben. Niemand wusste, dass der Turm einstürzen würde. Sie sind hochgegangen, um ihn zu sichern.«

Während Eva und Reina mit dem Abstieg kämpften, durchlief Will seine eigene Version der Katastrophe. In der Durchgangshalle unter dem World Trade Center breitete sich Verwirrung aus. Will blieb einen Moment lang stehen, um zu sehen, ob er mehr darüber erfahren könnte, was passiert war, und entschied dann, es wäre das Beste zu gehen. Merkwürdigerweise stellte er fest, dass er die Orientierung verloren hatte und unsicher war, wo er sich befand. Der Ausgang, den er normalerweise genommen hätte, war blockiert. Leute liefen durcheinander, und plötzlich sah alles ganz anders aus. Wills Erinnerung daran, was genau als Nächstes geschah, ist verschwommen. Er konnte sich entweder nicht mehr an die alternativen Ausgänge aus dem Gebäude erinnern oder sie nicht finden. Seine Angst und Verwirrung wuchsen, und irgendwann merkte er, dass er immer wieder im Kreis ging. Nach einer scheinbar sehr langen Zeit entdeckte er schließlich einen Ausgang, der nach draußen auf die Straße führte.

Als Will ins helle Tageslicht hinaustrat, stellte er zu seiner Überraschung fest, dass er sich inmitten eines Katastrophenszenarios befand. Mengen von Schaulustigen hatten sich versammelt. Überall war Polizei, und mehrere Bereiche waren bereits abgesperrt.

Er bemühte sich zu verstehen, was sich um ihn herum abspielte. Seine Verwirrung und Unsicherheit wichen zunächst nach und nach und schließlich in großen Schritten dem dämmernden Entsetzen über die Ereignisse. Er bemerkte fast sofort, dass viele Menschen in der Menge nach oben starrten und mit den Händen in die Luft deuteten. Alles war voller Rauch, und viel mehr konnte er nicht erkennen. Während er sich um eine bessere Sicht bemühte, schnappte er Bruchstücke von Unterhaltungen auf, aber verstand nicht wirklich, worum es ging.

Er setzte sich wieder in Bewegung und sah dann erneut nach oben. Jetzt konnte er es deutlich erkennen. Ein tiefes höhlenartiges Loch im Turm, unfassbar groß, und Flammen und eine riesige aufsteigende Rauchwolke, die ostwärts driftete. Wie konnte das sein? Die schiere Unbegreiflichkeit des Ganzen ließ ihn wie angewurzelt stehen bleiben. Er hatte keine Ahnung, was er als Nächstes tun sollte. Wie vor den Kopf geschlagen, stand er einfach für sehr lange Zeit, wie es ihm schien, auf der Stelle und starrte nach oben.

Irgendwann kam er wieder so weit zur Besinnung, um zu erkennen, dass er noch immer in Gefahr war. Teile des Gebäudes stürzten herab, und viele Menschen um ihn herum sahen schwer erschüttert aus. Er dachte gerade, er sollte sich weiter entfernen, als Leute in der Menge zu schreien begannen. Will schaute hoch. Er konnte sehen, dass gerade wieder etwas vom Gebäude gefallen war. Jede Faser seines Körpers drängte zur Flucht, aber er konnte sich nicht bewegen. Er konnte den Blick nicht von dem fallenden Objekt wenden. Er hatte nie zuvor etwas gesehen, das aus so großer Höhe herabstürzte. Das Objekt war relativ klein, aber immer noch offenkundig gefährlich. Dann bemerkte Will, dass es sich bewegte. Und es hatte kleinere Teile, die sich ebenfalls bewegten. Zu seinem Entsetzen erkannte er, dass er auf menschliche Arme blickte. Das war kein Teil des Gebäudes. Das war ein Mensch.

Warum? Will konnte sich keinen Reim darauf machen. Jede Logik war bereits durch die Ereignisse des Tages auf den Kopf gestellt worden, und jetzt stürzte auch noch jemand durch den Himmel in den Tod. Warum? Warum sollte irgendjemand von so hoch oben fallen? Warum in diesem Augenblick? War die Person durch die Explosion nach draußen geschleudert worden? Was passierte da oben?

Erst sehr viel später, als Will Zeit zum Nachdenken fand und mehr über die Fakten wusste, konnte er die Puzzleteile zusammensetzen. Menschen, die auf den obersten Etagen des Nordturms arbeiteten, oberhalb der Einschlagstelle des Flugzeugs, saßen in der Falle. Es gab keinen Fluchtweg, der an den Flammen vorbeiführte, und tragischerweise keine Möglichkeit, sie von oben aus der Luft zu retten. Als das Flugzeug einschlug, explodierte es zu einem gigantischen Feuerball. Das Gebäude fing an zu glühen und zu zerbröckeln. Für die Menschen, die in den obersten Stockwerken gefangen waren, wurde die Hitze schnell unerträglich. Sie versammelten sich an den offenen Fenstern, um nach Luft zu schnappen. Und als schließlich klar war, dass es keinen Ausweg gab, stürzte sich einer dieser verzweifelten Menschen einfach aus dem Fenster in den Tod. Andere folgten. Sehr wahrscheinlich setzte ihr Herz aus, bevor sie nach mehr als hundert Stockwerken auf dem Boden aufschlugen. Die Menge konnte nichts anderes tun, als in hilflosem Entsetzen zuzusehen. Bei jedem Sprung schrie sie laut auf, verfiel dann in gespenstisches Schweigen und schrie dann erneut.

Will konnte das Ganze nicht verarbeiten.

»Ich kann nicht erklären, was in mir vorging. So etwas habe ich nie zuvor empfunden. Nie. Niemals hätte ich mir so etwas vorstellen können. Nie im Leben.«

Eva befand sich nicht so weit oben wie Reina, deshalb schaffte sie es schneller ans untere Ende des Treppenhauses. Aber sie wusste immer noch wenig darüber, was eigentlich geschehen war. Sie war erschöpft und verängstigt, aber erleichtert, weil sie das Schlimmste hinter sich zu haben glaubte. Sie würde auf die Plaza des World Trade Center hinausgehen, zu den Geschäften und den Menschen, und damit wäre es vorbei. Nur dass es anders kam. Der Ausgang des Treppenhauses führte zu einem Ort, der immer noch innerhalb des Gebäudes lag und den Eva nicht kannte. Sie hatte keine Ahnung, wo sie sich befand. Nachdem sie eine Zeit lang orientierungslos umhergeirrt war, entdeckte sie ein paar vertraute Glastüren, die auf die Plaza hinausführten. Dieser Ausgang war jetzt blockiert, doch durch das Glas erhaschte Eva einen flüchtigen Blick auf die Zerstörung, die dort im Gange war. Die gesamte Plaza war mit Asche bedeckt. An einigen Stellen brannte es, Objekte fielen herab, und dann hörte auch Eva, wie die Menge vor Entsetzen aufschrie.

Sie wandte den Kopf ruckartig ab. Sie konnte nicht sehen, was weiter oben an den Türmen los war und wusste noch nicht, was diese schrecklichen Szenen verursachte. Die Unlogik des ganzen Geschehens hatte eine lähmende und desorientierende Wirkung auf sie, und sie verfiel in eine Art benommenen Schockzustand. Schließlich ging sie einfach los, unsicher, wohin sie sich wenden sollte. Irgendwie fand sie sich auf einer fahrenden Rolltreppe wieder. Sie hörte die Stimme eines Mannes, der laut in ein Handy sprach. Sie hörte ihn sagen, ein Flugzeug sei in Turm 1, den Nordturm, eingeschlagen. Das war genauso unlogisch. Sie konnte es nicht fassen. Wie war das möglich?

Sie ging weiter, immer noch irgendwo im Inneren des Gebäudes, und ihre Gedanken nahmen eine Richtung an, die ihr im Rückblick völlig widersinnig erschien. Ihr fiel auf, dass die Geschäfte alle geschlossen waren. Normalerweise waren sie um diese Tageszeit geöffnet, und es herrschte reger Betrieb. Warum waren sie geschlossen? An einer Ecke entdeckte sie eine kleine Menschengruppe, die vor zwei TV-Übertragungsmonitoren stand. Sie stellte sich dazu.

Das war der Moment, in dem sie wieder zur Besinnung kam.

»Die Bildschirme waren wohl eigentlich für die Übertragung von Börsennachrichten gedacht. Und da sah ich dann eine Live-Aufnahme des Nordturms auf CNN. Da sah ich es zum ersten Mal. Ich war nicht die einzige. Ich weiß nicht mehr, wie viele, ein paar Leute, die herumstanden wie vom Donner gerührt. Als ich die Übertragung sah, das war der Moment, in dem ich irgendwie aufwachte und etwas dachte wie: ›Oh, mein Gott!‹ Es war so schrecklich. So absolut entsetzlich.«

Auch ihr Körper erwachte wieder zum Leben. Sie machte sich so schnell wie möglich auf den Weg zur U-Bahn. Ein Wachmann der Hafenbehörde sagte ihr, dass der Eingang blockiert sei und führte sie zu einem Ausgang, der auf die Liberty Street hinausging. Sie trat zum ersten Mal ins Freie und marschierte in das sich ausweitende Chaos hinein.

Die Straßen waren bereits mit Asche bedeckt. Leute standen wie angewurzelt da und starrten nach oben. Eva erinnerte sich nicht mehr, was als Nächstes geschah, aber irgendwie landete sie neben der Trinity Church, direkt vor dem Südturm. Sie sah nach oben, als plötzlich, direkt über ihr, das zweite Flugzeug in den Turm einschlug.

»Es war das Grauenvollste, was ich je gesehen habe. Es war, ich weiß nicht, ich schaue nach oben und sehe, wie diese monströse weiße Röhre direkt ins Gebäude schießt. Es ging alles sehr schnell. Ich wusste nicht, was es war. Ich hatte keine Ahnung. Eine Rakete? Eine riesige Rakete? Dann passierten ganz viele Dinge auf einmal. Ich weiß noch, dass ich dachte: ›Woher kam das?‹ Ich versuchte, alles zusammenzusetzen. Es war kein isoliertes Ereignis. Wie war das passiert? Ich denke, das war der Moment, in dem ich mich erstmals wie im Krieg fühlte. In meinem Inneren schrillten sämtliche Alarmglocken.«

Die Menschen rannten und schrien. Eva drehte sich um, um ebenfalls loszulaufen, aber von hinten stürmte gerade ein Riesenkerl heran, mit dem sie zusammenstieß. Er schubste sie beiseite. Sie wurde von seinem Unterarm getroffen und stürzte zu Boden. Sie war geschockt.

»In diesem Augenblick hatte ich zum ersten Mal das Gefühl, dass ich vielleicht sterben muss. Ich dachte, sie werden mich tottrampeln. Ich dachte, sie schlagen mich nieder und rennen einfach über mich weg. Ich halte es immer noch für ein Wunder, dass ich mit heiler Haut davongekommen bin. Die Tatsache, dass dieses riesige Flugzeug in dieses riesige Gebäude einschlug und ich nichts abbekommen habe, erscheint mir immer noch unglaublich.«

Eva rappelte sich auf, holte tief Luft und rannte los. Sie wusste nicht, was sie tun sollte oder wohin sie sich wenden konnte. Sie rannte einfach.

Als Reina schließlich unten im Treppenhaus ankam, waren die Flugzeuge in beide Türme eingeschlagen. Der Abstieg hatte sie erschöpft. Sie war mehr als achtzig Stockwerke unter schwierigsten Bedingungen hinuntergestiegen. Wie Eva ging sie davon aus, dass sie das Schlimmste überstanden hätte, als sie aus dem Treppenhaus herauskam, und wie Eva war sie überrascht von dem Chaos und der Verwüstung auf der Plaza. Anders als Eva erfuhr Reina den Grund für dieses Chaos und diese Zerstörung erst, als es ihr schließlich gelang, nach draußen auf die Straße zu kommen.

»Als ich hinausging, war ich ungeheuer erleichtert. Draußen war es hell. Die Sonne schien und, na ja, da war dieser strahlend blaue Himmel, und es war total hell. Ich war draußen und verspürte eine enorme Welle der Erleichterung.«

Ihre Gedanken wanderten sofort zu ihrer Familie. Sie war sich sicher, dass alle sich Sorgen um sie machten. Sie wollte bei ihrem Ehemann und in der Schule ihrer Kinder anrufen, um sie wissen zu lassen, dass mit ihr alles in Ordnung war. Doch ihre Erleichterung verflog rasch, als sie mit dem wilden Durcheinander von Menschen und Polizei und Fahrzeugen konfrontiert wurde. Sie kämpfte darum, sich einen Weg durch die Menge zu bahnen, um vom Trade Center wegzukommen und einen Ort zu erreichen, an dem sie sich sammeln konnte.

Und dann schaute sie zurück, hoch zu den Türmen.

»Ich weiß nicht einmal, wie ich meine Gefühle beschreiben oder erklären soll. Ich bin mir nicht sicher ... Es war so eine fragende Fassungslosigkeit, nach dem Motto: ›Mein Gott! Was ...!?‹ Die Türme standen in Flammen, und da war eine dunkle Rauchwolke. Rauch überall. So viel Rauch. Dunkel, und diese orangefarbenen Flammen. Beide Türme. Riesige Rauchwolken, die einfach aus ihnen herausquollen.«

Die Menschenmenge bekam eine neue Bedeutung. Jetzt erkannte Reina die Angst und die Panik in den Gesichtern. Sie bestürmte die Umstehenden mit Fragen: Wie konnte das passieren? Was geschieht da? Sie erfuhr von den Flugzeugen. Sie erfuhr, dass es auf das Pentagon in Washington ebenfalls einen Anschlag gegeben hatte. Und sie erfuhr, dass das alles offenbar zu einem groß angelegten Terroranschlag gehörte. Sie warf erneut einen Blick auf die Türme.

»Und da habe ich dann wohl ... da wurde mir klar ... jetzt geht's los. Jetzt ... ich weiß eigentlich nicht genau, was, aber ich dachte: Sie stürzen ein. Diese Türme stürzen ein. Und sie werden mich unter sich begraben.«

Reinas Erschöpfung war wie weggeblasen. Sie rannte so schnell, wie ihre Beine sie trugen.

Will versuchte, sich zusammenzureißen. Der Anblick der menschlichen Körper, die vom Nordturm in die Tiefe stürzten, versetzte ihn in einen Schockzustand. Irgendetwas ganz Schreckliches war passiert, und er wusste, dass es das Beste wäre, so schnell wie möglich das Weite zu suchen. Aber so grauenvoll der Anblick war, konnte er sich doch nicht davon losreißen. Er fing an rückwärtszugehen, dann seitwärts, schaute aber immer noch zurück, bis er sich schließlich zwang, den Blick abzuwenden. Er fing an zu rennen. Er wusste nicht mehr genau, wo er sich befand. Verwirrt lief er mehrere Straßen entlang, und als er das Gefühl hatte, in einer recht sicheren Entfernung zu sein, setzte er sich auf den Boden. Er wusste nicht, was er sonst tun sollte.

In diesem Augenblick hörte er ein seltsames, tiefes Geräusch, wie das Stöhnen von Metall. Er konnte es spüren. Einer der Türme brach in sich zusammen.

Er sah, wie große Teile des Gebäudes herabstürzten. Dann brach ein noch größeres Stück ab. Will wusste, was das bedeutete. Er stand auf, aber er konnte sich nicht bewegen. Er stand einfach still da und beobachtete, was geschah. Wie gelähmt, völlig erstarrt. Er sah, wie das Gebäude anfing, in sich zusammenzusacken. Er konnte es hören. Der Turm stürzte ein.

»Ich sah immer noch zu. Stand da und sah zu. Und dann begann der Boden zu rumpeln. Die Menschen fingen an zu rennen und zu schreien. Laut zu schreien. Schließlich wurde mir klar: ›Das war's. Er stürzt ein und wird mich erschlagen.‹ Und ich rannte.

Alles war ein einziges Chaos. Will lief an zerbrochenen Scheiben vorbei. Er sah eine Menschengruppe, die sich in einem Eingangsbereich zusammendrängte. Er quetschte sich mit hinein. Andere Leute rannten vorbei. Sein ganzer Körper zuckte. Er dachte, dass es vielleicht besser wäre weiterzulaufen, aber er konnte sich nicht dazu aufraffen. Das Rumpeln wurde lauter und lauter, und bald war es ohrenbetäubend. Die Leute, die sich mit Will zusammengedrängt hatten, sprangen nach und nach alle zurück auf die Straße. Will lehnte sich vor und schaute nach oben in die Häuserschlucht. Dann sah er es.

»Da war es. Eine gewaltige Lawine, wie ein grollendes Ungeheuer. Rauch. Staub. Eine gigantische schwarze Wolke. Es war ... ich weiß nicht. Es wirkte nicht real. Es raste durch diese Gebäudeschlucht, blähte sich auf. Unglaublich schnell, raste direkt auf uns zu. Und dann hat mein Gehirn oder mein Geist oder ... ich bin einfach losgerannt, so schnell ich konnte. Und wieder hab ich gedacht: ›Das war's.‹ Ich habe wirklich gedacht, ich muss sterben.«

Er kam nicht sehr weit. Die grollende Wolke holte ihn ein, schleuderte ihn zu Boden und umfing ihn mit Dunkelheit. Er konnte kaum etwas sehen. Er hörte Schritte, konnte aber nichts erkennen. Schützend zog er das Hemd übers Gesicht und stolperte voran, stieß mit anderen Menschen zusammen, prallte gegen Hauswände, Gegenstände, Autos. Die Welt versank in einem Meer von Staub und Asche. Will stieß sich den Kopf an etwas. Es war ein anderer Mensch. Er hörte eine Stimme, und dann verlor er das Gleichgewicht und rutschte aus. Er schwamm in Asche. ›Du musst hier weg‹, sagte er zu sich selbst. Er stand auf und fing stolpernd an zu laufen.

Dann entdeckte er etwas, das wie eine halb geöffnete Tür aussah. In einem Sekundenbruchteil traf er die Entscheidung hineinzugehen. Vielleicht hat ihm diese Entscheidung das Leben gerettet. Die Welt wurde still. Hustend versuchte Will, wieder zu Atem zu kommen. Da war ein Licht, aber er konnte trotzdem nichts sehen. Sein Gesicht und seine Augen waren voller Schmutz und Asche. Er musste würgen.

Nach und nach erkannte Will, dass er sich in einem großen Raum befand, vielleicht in der Eingangshalle eines Gebäudes. Er konnte es nicht genau ausmachen. In dem Raum befanden sich noch weitere Leute. Sie unterhielten sich aufgeregt. Jemand sagte, dass sie gehen müssten. Das Gebäude sei nicht sicher. Sie brüllten. Einige stritten miteinander. Will konnte immer noch kaum etwas hören oder sehen. Sein Herz pochte wie wild, und er hustete noch immer. Allmählich bekam er wieder Luft und traf eine weitere Entscheidung im Bruchteil einer Sekunde. Er drehte sich um und rannte zurück auf die Straße hinaus.

Will hatte keine Ahnung, wie lange er sich in dem Gebäude aufgehalten hatte. Es schienen ihm nur wenige Sekunden gewesen zu sein, aber als er wieder draußen war, hatte die Staubwolke sich abgeschwächt.

»Ich war immer noch in Panik, wissen Sie, aber ich fing an, ein bisschen klarer zu denken. Ich dachte, vielleicht schaffe ich es an den Fluss. Ich wusste nicht, wo ich war. Ich konnte nichts Vertrautes entdecken. Aber ich war der Meinung, dass ich mich in östlicher Richtung bewegt hatte. Wenn das stimmte, müsste ich irgendwann an den East River kommen. In meinem Kopf schrillten immer noch die Alarmglocken, ich hatte Angst, aber ich dachte: ›Ich kann nach Brooklyn schwimmen. Ich kann durchs Wasser. Ich kann schwimmen.‹«

Inzwischen geriet Reina mehr und mehr in Panik. Sie lief die Fulton Street hinauf, die allerdings vor Menschen überquoll. Sie bahnte sich trotzdem einen Weg durch die Menge und erhaschte dann zwischen zwei Gebäuden einen kurzen Blick auf die Brooklyn Bridge. Ihre Gedanken überschlugen sich.

»›Ich sollte die Brücke nehmen‹, dachte ich. ›So kann ich rauskommen, über den Fluss.‹ Aber dann war ich verwirrt. Ich blieb stehen, und dieses ganze Zeugs bewegte sich überall um mich herum. Ich war ... ich dachte, vielleicht ist die Brücke doch keine so gute Idee. Sie war bestimmt auch ein Ziel. Ich kam mir vor, wie von unsichtbaren Fäden gezogen. Ich lief von einer Richtung in die andere. Wissen Sie, wie ein Aufziehspielzeug. Ich überlegte es mir immer wieder anders. Ich rannte Richtung Uptown, nach Norden, in die Nassau Street. Vielleicht war es auch die William Street. Ich weiß es nicht mehr. Dann wieder zurück ... und dann änderte ich erneut meine Meinung und lief auf den Eingang zur Brücke zu.«

Als Reina es zum City Hall Park geschafft hatte, geriet ihr Vorankommen ins Stocken. Es herrschte ein einziges Chaos. Scharen von Schaulustigen füllten den Park. Aus dröhnenden Lautsprechern kam die Aufforderung, den Bereich zu verlassen. Hupende Feuerwehrwagen rückten langsam vor und versuchten, durch die Menge zu kommen. Die Polizei hatte einen schweren Stand. Die Menschenmasse bewegte sich nicht von der Stelle. Einige Leute weinten. Andere machten Fotos. Jemand filmte.

Reina hielt inne, um auf das World Trade Center zurückzuschauen.

»Das war das erste Mal, dass ich Gelegenheit hatte, das Ganze genau anzuschauen. Ich sah die Flammen und den Rauch, dort, wo ich gerade noch selbst gewesen war! Ich versuchte, das alles zu verstehen, aber in meinem Kopf waren nur lauter Fragen, keine Antworten ... na ja, ich konnte es einfach nicht begreifen. Ich versuchte, meine Gedanken zu ordnen. Überlegte, ob ich jemanden anrufen sollte. Und ich wollte es mir genau ansehen.«

»Der Anblick war einfach unfassbar. Ich meine, es schien einfach nicht möglich. Es war ... irreal. Ich sagte mir selbst, dass ich nur kurz anhalten würde ... nicht lange. Es war verrückt, überhaupt stehen zu bleiben. Ich meine, es war ein terroristischer Anschlag. Auch das Rathaus war ein mögliches Ziel. Als Regierungsgebäude. Aber ich musste einfach hinschauen. Ich fühlte mich irgendwie sicherer mit den ganzen Menschen um mich herum, obwohl es nicht wirklich sicher war. Es war nicht besonders schlau. Meine Gedanken rasten, aber sie liefen irgendwie auf der Stelle.«

Ein älterer Mann schenkte Reina ein schüchternes Lächeln und hielt ihr eine Flasche Wasser hin. Seine Freundlichkeit rührte sie. Sie nahm einen kleinen Schluck aus der Flasche und gab sie zurück. Er bedeutete ihr, sie könne sie behalten. Sie schüttete sich etwas Wasser über den Kopf. Andere Leute wandten sich zu ihr um. Sie fingen an, Fragen zu stellen. Reina wurde klar, dass sie schrecklich aussehen musste. Sie war völlig zerzaust und mit Staub und Schmutz bedeckt. Die Worte der Umstehenden prasselten auf sie ein. Reina verstand nicht, was sie sagten, und trat auf die offene Straße hinaus, um besser sehen zu können. Dann sah und fühlte sie, was Will nur einige Straßen entfernt ebenfalls sah und fühlte.

»Da war dieses gottverdammte Grollen, und einer der Türme schwankte und fing an, in sich zusammenzufallen«, sagte Reina. »Der Nord, äh, ... der Südturm. Er ist einfach implodiert. Wissen Sie, das war als ... als er einfach anfing, in sich zusammenzusacken und einzustürzen. Das war das Grauenvollste, was ich je gesehen habe. Ich meine, dieses ganze gewaltige Gebäude, und Beton und Stahl und Glas. Dieses gigantische Bauwerk fällt in sich zusammen, und all die Menschen darin ... ich fing an zu weinen. Daran erinnere ich mich noch, und dann raste ich los. Es stürzte so schnell ein. Ich rannte so schnell, wie ich konnte. Bis heute bin ich mir nicht ganz sicher. Ich weiß nicht einmal mehr, ob es mich erwischt hätte, aber ich bin einfach gerannt. Ich wollte nicht warten, um es herauszufinden.«

Auch Will rannte wie der Teufel. Er befand sich irgendwo zwischen der Brooklyn und der Manhattan Bridge und entschied, dass es das Beste wäre, von der Insel herunterzukommen. Die Manhattan Bridge wäre vermutlich die bessere Option, sagte er sich, aber die Brooklyn Bridge lag näher. Er lief auf sie zu und schloss sich den Menschenmassen an, die die Rampe hinaufgingen.

Es war, als wäre er zu einer Geisterarmee gestoßen. Viele der Leute, die über die Brücke gingen, waren in derselben Wolke gefangen gewesen, die auch ihn eingehüllt hatte. Mit ihren von einer weißen Ascheschicht bedeckten Gesichtern und Haaren sahen sie aus wie Figuren aus einem schlechten Zombiefilm.

Die Menge bewegte sich nur langsam voran. Will war nervös. Er versuchte, sich durchzudrängen. Jemand schaute ihn an. Eine andere Person brüllte ihm etwas zu. Will verstand nicht, was sie wollten. Es war ihm auch egal, und er verwendete keine Zeit darauf, es herauszufinden. Die Vorstellung, über die Brücke zu gehen, setzte ihm gewaltig zu. Inzwischen war ihm bewusst, sich inmitten eines Terroranschlags zu befinden. Obwohl er nicht sehr klar denken konnte, wusste er, dass die Brücke ein Ziel sein könnte. Es war ein mächtiges Bauwerk, aber in diesem Moment erschien sie ihm wie ein zerbrechlicher kleiner Steg, der leicht zusammenstürzen und ihn in den East River katapultieren könnte. Und er wusste, dass er sich eine ganze Weile auf der Brücke aufhalten würde.

Ihm fiel auf, dass relativ viele Leute stehen geblieben waren. Sie schauten zurück in Richtung Manhattan. Will drängte weiter energisch voran. »Was zum Teufel ist los mit euch?«, schrie er die Leute an, doch sie reagierten nicht. Er hatte das Gefühl, gegen eine menschliche Wand zu drücken. Mit angstverzerrten Mienen schauten sie wie gebannt zurück. Dann zeichnete sich etwas anderes auf den Gesichtern ab, eher etwas wie Schock oder Ungläubigkeit. Will drehte sich um.

»Da sah ich zum ersten Mal, was passiert war. Da war eine riesige Rauchwolke, aber kein Gebäude mehr. Nur einer der Türme stand noch, und der andere ... er war einfach weg. Vollständig verschwunden. Ich hörte meinen eigenen Herzschlag in den Ohren rauschen. Ich wandte mich wieder nach vorn und ging weiter. Mehr denn je wollte ich von dieser Brücke herunter. Dann fingen einige Leute an zu schreien. Als ich mich erneut umdrehte, sah ich, wie auch der zweite Turm zusammenstürzte. Ich dachte nur ›Mein Gott!‹ und habe nicht länger hingeschaut. Diesmal nicht. Ich wandte mich ab und pflügte mir meinen Weg durch die Menge, rempelte einfach jeden an, der mir in die Quere kam, so nach dem Motto: Steh mir verdammt noch mal nicht im Weg rum! Ich will hier raus. Geh zur Seite.«

Eva sah nicht mit eigenen Augen, wie die Türme einstürzten. Dieser Schock blieb ihr erspart, wenn auch sonst nicht viel. Nachdem sie gesehen hatte, wie die vermeintliche Riesenrakete (das zweite Flugzeug) praktisch direkt über ihrem Kopf in den Südturm gekracht war, nur Minuten nachdem sie ihn verlassen hatte und nachdem sie dann gefürchtet hatte, von den flüchtenden Menschen totgetrampelt zu werden, raffte sie sich wieder auf und rannte einfach los.

Sie war noch nicht sehr weit gekommen, als sie einige goldene Drehtüren entdeckte. »Da geh ich rein«, dachte sie, »ich geh durch diese Türen.« Die Türen waren nicht wirklich aus Gold, wie Eva mehrere Monate später feststellte, als sie denselben Weg noch einmal zurückging. Aber sie wirkten trotzdem sicher, und Eva lief hindurch.

»Ich erinnere mich nicht, die Explosion gehört zu haben, obwohl ich sie bestimmt gehört habe. Ich muss sie eigentlich gehört haben. Aber das Einzige, an das ich mich erinnere, sind die Schreie. Die Menschen schrien. Alle. Ich nicht. Ich hatte zu viel Angst, um zu schreien. Ich konnte nicht. Ich bekam kaum Luft. Ich hatte solche Angst, dass ich nur noch ganz flach atmen konnte.«

Das Gebäude, in dem Eva Schutz gesucht hatte, war eine Schule. Ihr kam der Gedanke, man würde ihr nicht erlauben, dort zu bleiben, dass ein Wachmann auftauchen und ihr sagen würde, sie müsse gehen. Doch es war kein Wachmann in Sicht. Sie durchquerte die Eingangshalle und ging zu einem Fahrstuhl, lehnte sich gegen die Wand und rutschte zu Boden, wo sie sich in Embryonalhaltung zusammenrollte. Nach einigen Minuten bemerkte Eva eine weitere Frau in der Eingangshalle, die von unkontrollierbaren Schluchzern geschüttelt wurde. Irgendjemand, vielleicht ein Hausmeister, tröstete sie. Die Szene hatte etwas seltsam Beruhigendes für Eva. Dann tauchten einige weitere Leute auf. Eva erhob sich, und jemand scheuchte sie allesamt in eine Art Aula.

Keiner der Anwesenden wusste genau, was eigentlich vor sich ging. Eva bemühte sich nach Kräften, die Bruchstücke der Gespräche, die sie aufgeschnappt hatte, zusammenzufügen. Sie glaubte immer noch gesehen zu haben, wie eine gigantische Rakete in den Südturm gekracht war, und sie war immer noch nah beim World Trade Center, nur etwa einen halben Häuserblock entfernt. Blanke Angst packte sie. In regelmäßigen Abständen kamen weitere Leute, weitere Überlebende in die Aula. Jedes Mal, wenn die Tür sich öffnete, quoll Rauch herein und jemand in der Gruppe brüllte: »Macht die Tür zu! Es ist eine Brandschutztür. Haltet sie geschlossen.«

Schließlich entschied irgendjemand – Eva hatte keine Ahnung, wer –, dass alle Personen, die sich in der Aula befanden, in den nahe gelegenen Battery Park evakuiert werden sollten. Eva hatte sich mit der Frau zusammengetan, die in der Eingangshalle geschluchzt und sich inzwischen etwas beruhigt hatte. Die beiden redeten und beschlossen, dass sie sich weigern würden, die Aula zu verlassen.

»Wir ließen nicht mit uns reden, blieben eisern. Es ist seltsam, sich daran zu erinnern, aber wir waren in so einer Art Kommandomodus. Wissen Sie, wir dachten: ›Wo sind wir in Sicherheit? Wo werden sie uns nicht entdecken?‹ Genau, und wir hatten das Gefühl, dass der Battery Park zu offen war; dort würden sie bestimmt irgendwas aus der Luft auf uns abwerfen.«

Dann tauchte zu Evas Überraschung plötzlich eine Gruppe Kinder auf. Sie schlurften im Gänsemarsch in den Saal und hielten sich dabei an den Händen. Eva war sich nicht sicher, woher sie kamen, aber sie empfand den Anblick als tröstlich. Jemand wies sie an, ihm zusammen mit den Kindern zu folgen. Da sie nicht wusste, was sie sonst tun sollte, fügte sie sich schließlich. Und so marschierten sie alle zusammen im Gänsemarsch zurück ins Chaos.

»Wir kamen auf die Straße. Alles rannte. Und dann – ich muss das Geräusch gehört haben, auch wenn ich mich nicht erinnere. Aber ich sah, dass das Gebäude – der Südturm – eingestürzt war. Ich hatte keine Ahnung vom Zusammenbruch des Gebäudes, bis ich sah, dass es weg war. Ich hatte keine Ahnung. Aber, oh, mein Gott, es war schrecklich. Das war das Schlimmste an dem Tag.«

Als sie sich dem Park näherten, wiederholten Eva und die Frau, mit der sich zusammengetan hatte, ihre Weigerung.

»Wir sagten, dass wir nicht in den Park wollten. Dass es eine schlechte Idee sei. Schließlich kam die Polizei und meinte: ›Schauen Sie. Bitte. Sie müssen in den Park gehen.‹ Man konnte überhaupt nichts sehen. Man konnte nicht atmen. Alle rannten. Ich wusste nicht, was los war. Ich wartete regelrecht darauf, dass gleich Leute mit Maschinengewehren aus dem Rauch auftauchten, um uns zu erschießen. Ich war wirklich felsenfest davon überzeugt, dass genau das geschehen würde. Alle rannten und schrien, und es war einfach grauenvoll.«

Die Furcht überwältigte sie. Sie versuchte, sich zu verstecken, indem sie sich gegen eine Gebäudewand drückte. Sie erinnerte sich, dass sie dachte, sie sei sicherer, stelle kein so gutes Ziel dar, wenn sie sich irgendwie tarnen und so aussehen könnte wie ein Teil des Gebäudes. Die andere Frau warf ihr einen komischen Blick zu, nahm sie am Arm und bedeutete ihr, ihr zu folgen, was Eva dann auch tat.

»Es war so dunkel geworden. Und ich wusste nicht, wo ich war. Wir wandelten sozusagen in Finsternis. Ich hatte keine Ahnung, wer sich wo befand. Ich konnte höchstens ein paar Meter weit sehen. Und dann fing der Rauch endlich an, sich zu lichten, und der blaue Himmel kam wieder zum Vorschein. Ich hatte es vergessen. Ich hatte vergessen, dass die Sonne schien, und ich verspürte ein echtes Glücksgefühl. Es war verrückt, ich weiß, aber plötzlich war ich glücklich. Ich wollte meine Sonnenbrille aufsetzen, aber sie war rußbedeckt. Alles war mit Ruß bedeckt. Auch die Straßen. Und die Leute hatten dicke Placken davon auf den Schultern.«

Eva und ihre Gefährtin diskutierten, ob sie versuchen sollten, zur Brooklyn Bridge zu gelangen. Während sie redeten, tauchte aus dem Nichts plötzlich ein gut gekleideter Mann in Geschäftsanzug und mit einem Aktenkoffer unterm Arm auf. Er hatte ihr Gespräch mitangehört. Er erzählte ihnen, er sei von außerhalb und habe nur diesen einen Tag in Manhattan verbringen wollen. Eva fand seine Gegenwart beruhigend, fast komisch. »Es war wie im *Zauberer von Oz*. Wir sagten: ›Warum kommen Sie nicht einfach mit uns mit?‹« Als sich ihnen kurz darauf eine ältere Frau näherte, forderten sie sie ebenfalls auf, sich ihnen anzuschließen.

Die neue Vierergruppe machte sich auf den Weg zur Brooklyn Bridge, obwohl ihnen nicht ganz wohl dabei war. Wie bei Will löste die Brücke auch bei Eva ein mulmiges Gefühl aus. Sie lag so ungeschützt da, dass sie sich als Ziel geradezu anbot. Sie gingen weiter und kamen dann zu dem Schluss, die Manhattan Bridge würde mehr Sicherheit bieten. Dennoch fand Eva das Ganze immer noch »total beängstigend«.

Während sie die Brücke überquerten, bemühte sie sich nach Kräften, ihre Angst im Zaum zu halten, aber sie hatte mit einem wiederkehrenden Gedanken zu kämpfen: »Ich konnte einfach nicht begreifen, warum irgend so ein Kerl, den ich nicht einmal kenne, mich umbringen will. Ich verstand einfach nicht, wie das sein konnte.«

Nach einer gefühlten Ewigkeit erreichten sie schließlich die Stufen, die von der Brücke auf die Jay Street in Brooklyn hinunterführten. Zu Evas Erstaunen stießen sie auf einen wartenden City-Bus, »der da einfach stand«. Sie stiegen ein und wurden sofort mit Fragen bestürmt.

»Ich sagte ihnen, wo wir gerade herkamen. Wir waren zum ersten Mal mit Leuten zusammen, die nicht selbst dabei gewesen waren. Das war merkwürdig, weil bis dahin jeder, dem wir begegnet waren, direkt betroffen war. Und ganz plötzlich schienen wir uns an einem völlig anderen Ort zu befinden, und die Leute brachten ihre Bestürzung zum Ausdruck. Alle wussten es. Es muss so gegen 11:30 Uhr gewesen sein. Zu diesem Zeitpunkt wusste jeder, was los war, was geschehen war. Es war, als wäre das Ganze irgendwie zu Ende. Und ich dachte: ›Vielleicht ist es vorbei. Vielleicht ist diese gottverdammte Erfahrung endlich vorbei.‹«

Die Suche nach Antworten

Als wir damals diese Interviews führten, war es unser Ziel, so objektiv und professionell wie möglich vorzugehen. Trotzdem hat es uns natürlich nicht kalt gelassen und häufig emotional aufgewühlt, dass wir so kurz nach den Anschlägen Geschichten wie diese hörten. Bei aller Faszination haben wir jedoch unsere Frage nicht aus den Augen verloren, nämlich: Lässt sich anhand der Details der einzelnen Schilderungen vorhersagen, wer hinterher mehr oder für längere Zeit mit psychischen Problemen zu kämpfen haben und wer resilient reagieren würde?

Der eine oder andere von Ihnen hat beim Lesen vielleicht schon seine eigenen Hypothesen darüber aufgestellt. Einige von Ihnen haben vielleicht sogar schon den richtigen Personen die richtigen Ergebnisse zugeordnet. So leid es mir tut, muss ich allerdings sagen, dass Sie in diesem Fall wahrscheinlich höchstens einen Zufallstreffer gelandet haben. Ich habe dieses Experiment schon mit unterschiedlichen Personengruppen durchgeführt. Dabei fordere ich die Teilnehmenden jedes Mal formlos auf, die Erfahrungsberichte zu lesen und dann vorherzusagen, wie die einzelnen Personen längerfristig reagiert haben. Die Ergebnisse sind immer mehr oder weniger zufällig. Das ist kein Affront gegen Sie oder irgendjemanden sonst. Es ist einfach eine sehr schwierige Aufgabe. In diesen Schilderungen passiert so viel, dass man sich sehr leicht nahezu jedes Ergebnis vorstellen kann. In jedem Bericht gibt es Hinweise, die für die Prognose einer dauerhaften Traumareaktion zu sprechen scheinen. Andererseits findet man auch eine Fülle von Anzeichen für eine erfolgreiche Verarbeitung und Bewältigung, sodass es genauso plausibel erscheint, in allen drei Fällen einen resilienten Reaktionsverlauf erwarten zu können.

In Wahrheit hat jede Person auf ganz einzigartige Weise reagiert. Will hat am stärksten und am längsten unter dem Erlebnis gelitten. Er hatte mehrere Jahre lang mit nahezu lähmenden Beeinträchtigungen durch PTBS-Symptome zu kämpfen, die typisch für einen *chronischen Verlauf* sind. Auch Eva tat sich schwer mit der Erfahrung des 11. Septembers, und eine Zeit lang hatte sie große Probleme. Doch im Laufe des nachfolgenden Jahres gelang es ihr, die Belastungen immer besser zu bewältigen, was charakteristisch für das Verlaufsmuster einer allmählichen *Erholung* ist. Reina zeigte das beste Ergebnis. Sie litt kurz nach dem erschütternden Erlebnis unter einer gewissen psychischen Belastung, aber das hielt nicht lange an. Bei ihr lag eindeutig ein *resilienter Verlauf* vor.

Was wäre, wenn ich an früherer Stelle, bevor Sie die Geschichten gelesen hätten, den Hinweis gegeben hätte, dass die drei Personen beispielhaft jeweils eines der drei Reaktionsmuster veranschaulichten? Wäre diese zusätzliche Information hilfreich gewesen? Diese Frage lässt sich tatsächlich bejahen, weil Sie zumindest die Wahrscheinlichkeiten gekannt hätten. Sie hätten gewusst, dass Sie, auch wenn Sie einfach auf gut Glück raten, immerhin mit einer 33,3-prozentigen Wahrscheinlichkeit richtig liegen würden, weil jede Person für einen der drei möglichen Verläufe steht.

Diese Variante der Übung habe ich bei einer Gruppe ausprobiert. Ich habe die drei möglichen Ergebnisse erklärt – chronische Symptome, Erholung und Resilienz – und darauf hingewiesen, dass die Personen jeweils eines dieser drei unterschiedlichen Ergebnisse zeigten. Es spielte keine Rolle. Die Resultate fielen erneut mehr oder weniger zufällig aus. Die Aufgabe erwies sich noch immer als zu schwierig.

Was wäre, wenn ich versierte Therapeuten und Therapeutinnen befragte? Würde das klinische Fachwissen vielleicht einen Unterschied machen? Wie wir bereits gesehen haben, können Fachleute durch heuristische Voreingenommenheiten leicht zu Fehlurteilen gelangen, und außerdem muss man auch noch den blinden Fleck der Resilienz berücksichtigen. Vor diesem Hintergrund könnte man vermuten, die Experten würden bei allen drei Erfahrungsberichten einen resilienten Verlauf ausschließen. Wenn sie allerdings vorher wüssten, dass eine der drei Personen ein resilientes Ergebnis erkennen ließ, müsste diese Information auch bei ihnen den blinden Fleck bis zu einem gewissen Grad ausgleichen und dazu führen, dass sie ihr Fachwissen besser nutzen könnten.

Als ich die Übung zwanglos mit einigen praktizierenden Therapeuten durchführte, fanden die meisten die Aufgabe ziemlich schwierig. Viele lagen mit ihren Prognosen komplett daneben, aber eine beträchtliche Zahl lag auch richtig, und als Gruppe war ihre Trefferquote höher, als der Zufall erwarten ließ. Allerdings nur einen Hauch. Sie tippten zu 45 Prozent darauf, dass es sich bei der resilienten Person um Reina handelte. Bei einer reinen Zufallsverteilung hätten sich 33 Prozent als korrekt erwiesen, und 45 Prozent ist tatsächlich eine ziemlich schwache Trefferquote. Aus einem anderen Blickwinkel betrachtet, könnten wir sagen, die Fachleute seien, obwohl sie wussten, dass eine der Personen resilient reagierte, zum überwiegenden Teil – in 55 Prozent der Fälle – nicht fähig gewesen, diese Person zu ermitteln.

Okay, wie bringen wir das mit den Forschungsergebnissen in Einklang? Warum fallen klinische Urteile, zumindest solche, die auf Transkriptionen beruhen, so schlecht aus, verglichen mit den Forschungsdaten, die zeigen, dass der Schweregrad eines Traumas in Zusammenhang mit dem Schweregrad des Reaktionsverlaufs steht? In Wahrheit ist die Forschungslage nicht so eindeutig, wie man vielleicht denkt. Wenn wir einen genaueren Blick auf den statistischen Zusammenhang in den Forschungsstudien werfen, stellen wir fest, dass er ebenfalls überraschend schwach ausfällt.

Das ist eine gute Gelegenheit, um einmal kurz innezuhalten und zu überlegen, was ein statistischer Zusammenhang eigentlich bedeutet. Der Schweregrad eines Traumas und der Traumaverlauf stehen in Korrelation. Doch wenn zwei Dinge häufiger korrelieren, als der reine Zufall erwarten lässt, dann sagt uns das nur, bei Eintreten des einen Umstands bestehe die Wahrscheinlichkeit, dass der andere Umstand auch eintritt. Es bedeutet nicht, dass sie immer zusammen auftreten, und nicht einmal, dass sie notwendigerweise in den meisten Fällen zusammen auftreten. Gewaltverbrechen zum Beispiel nehmen bei höheren Temperaturen tendenziell zu, dennoch würden wir daraus nicht schließen, dass wir überfallen und ausgeraubt werden, wenn wir an einem heißen Tag vor die Tür gehen. Die Korrelation ist nicht annähernd so stark, als dass sie diesen Schluss zuließe. Dasselbe gilt für den Schweregrad des Traumas und den Verlauf der traumatischen Reaktion. Es besteht nur eine schwache Korrelation, was besagt, dass die Intensität des Traumas nur in einem relativ kleinen Bruchteil der Fälle zusammen mit extremen Belastungsverläufen einhergeht.

Nehmen wir zum Beispiel die im vorangegangenen Kapitel erwähnte große populationsbasierte Studie über militärische Kampfeinsätze. Bei einem ungewöhnlich hohen Prozentsatz der Soldaten in dieser Studie, 83 Prozent, war ein resilienter Verlauf nachweisbar. Als wir untersuchten, wie sich einsatzspezifische Belastungen auswirkten, stellten wir fest, dass bei denjenigen Soldaten, die den schlimmsten stress- und traumarelevanten Erfahrungen im Kampfeinsatz ausgesetzt waren (zum Beispiel dem Anblick verstümmelter Soldaten oder Zivilisten), eine geringere statistische Wahrscheinlichkeit für einen resilienten Verlauf bestand. Die Exposition gegenüber gravierenden psychotraumarelevanten Erlebnissen im militärischen Kontext erschwert also eine resiliente Reaktion. Verglichen mit der allgemeinen Häufigkeit der Resilienz in der Studie war der Unterschied allerdings tatsächlich relativ gering. Die große Mehrheit der Soldaten, die schweren kampfspezifischen Belastungen ausgesetzt waren, nämlich 81 Prozent, zeigte trotzdem einen resilienten Verlauf.[4] Das ist durchaus kein Einzelbeispiel. Andere Studien haben ähnlich schwache Effekte des traumatischen Schweregrads ergeben, und in einigen Studien wurden die Auswirkungen des Schweregrads dramatisch reduziert oder sogar aufgehoben, wenn weitere Faktoren in Betracht gezogen wurden.[5]

Fügen wir das alles zusammen, scheint recht klar, dass zwar ein allgemeiner Zusammenhang zwischen Stärke des Traumas und Reaktionsverlauf besteht, aber dass dieser Zusammenhang beileibe nicht alles erklärt. Es steckt zweifellos wesentlich mehr dahinter, und dieses »Mehr«, was immer es sein mag, sollte uns etwas Wichtiges darüber verraten, wie Resilienz funktioniert. Doch tatsächlich reichen die Implikationen noch weit darüber hinaus. Der Schweregrad eines Traumas ist die Spitze des Eisbergs. Wenn wir unsere Perspektive auf weitere Eigenschaften und Verhaltensweisen, die mit Resilienz korrelieren, erweitern, erleben wir eine Überraschung. Genau genommen erleben wir ein Paradox.

KAPITEL 4

Das Resilienzparadox

In den ersten Wochen, nachdem Jed aus dem Koma erwacht war, stabilisierte sich sein Zustand. Er begann, über seine Zukunft nachzudenken. Sein Leben hatte sich radikal verändert. Er war immer noch so geschwächt, dass er kaum aufrecht sitzen konnte. Aber er wusste, dass er letzten Endes lernen musste, in der Welt zurechtzukommen, obwohl ihm ein Viertel seines Körpers fehlte. Das würde ein anspruchsvolles und mitunter entmutigendes Unterfangen sein. Und was war mit seiner Freundin Megan? Ihre zarte Romanze hatte sich zu einer langen Abfolge von bangen Krankenhausbesuchen entwickelt. Es war, in Jeds Worten, »nicht das, wofür sie angeheuert hatte«. Würde er ein normales Sexleben führen können? Würde ihre Beziehung die Belastung überstehen? Was war mit den fundamentalen Meilensteinen? Mit Ehe? Mit Kindern? War das alles jetzt unerreichbar?

Was sich abzeichnete, war eine beängstigende Wirklichkeit. Jed wusste, dass eine lange Rehabilitationszeit auf ihn zukam. Er würde lernen müssen, seine Oberkörpermuskulatur so zu stärken, dass er mit Krücken zurechtkam oder auf andere Weise sein fehlendes Bein ausgleichen konnte. Dann erhielt er die niederschmetternde Nachricht, er würde sich weiteren Operationen unterziehen müssen. Jeds Ärzteteam hatte alles Erdenkliche getan, um sein Leben zu retten. Doch einige der Behandlungen waren nur vorübergehend vorgenommen worden – Notlösungen, die ihn am Leben erhalten sollten. Sobald er einigermaßen zu Kräften gekommen war, mussten weitere Operationen folgen. Das bedeutete weitere Schmerzen. So grässlich das alles klang, wusste Jed doch auch, dass es noch das Best-Case-Szenario war und alles noch viel schlimmer kommen könnte. Medizinische Eingriffe nach schweren Unfällen verlaufen häufig unvorhersehbar. Es konnten durchaus noch ungeahnte Komplikationen und kräftezehrende körperliche Rückschläge auftreten.

Als er sich mit diesen neuen Sorgen und Problemen beschäftigte, fing Jed an, die volle Tragweite seines Verlusts zu spüren. Obwohl er nie in eine ausgewachsene Depression verfiel, vertraute er mir an, er sei trotzdem manchmal in einige »ziemlich tiefe schwarze Löcher« gefallen und habe oft Mühe gehabt, wieder herauszufinden.

Seine Gedanken wanderten zurück zu dem Zeitpunkt, als er in seinem Krankenhausbett aus dem Koma erwacht war. Damals war eine Flut von beängstigenden Traumaerinnerungen auf ihn eingestürzt. Diese Symptome klangen nach einigen Tagen erstaunlich schnell ab. Alle waren überrascht, einschließlich Jed. Er hatte keine Ahnung, warum die Symptome verschwanden. Anfangs war er einfach verwirrt, sogar auf neugierige Weise interessiert. Als ihm jetzt dämmerte, dass eine neue Runde schwerer Herausforderungen eingeläutet wurde, hatte er ein fast verzweifeltes Bedürfnis nach Antworten. Warum war er in der ersten Runde so resilient gewesen? Was war effektiv und was nicht? Er wollte es unbedingt herausfinden, damit er sich besser für die Kämpfe rüsten konnte, die fast unweigerlich vor ihm lagen.

Die Frage, was Resilienz von anderen, schwereren Reaktionen auf potenziell traumatische Ereignisse unterscheidet, hat sich mir im Laufe meines Berufslebens immer wieder aufgedrängt. Als ich mich vor nunmehr drei Jahrzehnten erstmals auf die Suche nach Resilienz begab, wollte ich nur beweisen, dass sie überhaupt existiert. In Anbetracht der damals bestehenden einhelligen Meinung, Resilienz nach einem potenziell traumatischen Ereignis habe Seltenheitswert, musste ich sicherstellen, dass ich recht hatte. Schon bald hatten meine Kollegen und ich eine Fülle von Nachweisen dafür gesammelt, dass Resilienz keine Ausnahmeerscheinung war. Resilienz war vielmehr die Norm, doch ebenso wie Jed hatten wir leider nur sehr wenige Anhaltspunkte für die Ursache dieses Phänomens. Jahre später, als die Beweise sich häuften und wir erkennen konnten, dass die durchschnittliche Verbreitungsrate des resilienten Reaktionsverlaufs bei etwa zwei Dritteln lag, wurde die Frage immer drängender. Warum zwei Drittel? Und wenn die meisten Menschen, die einem Trauma ausgesetzt waren, einen Weg zu stabiler psychischer Gesundheit fanden, warum gab es immer eine beträchtliche Minderheit – im Durchschnitt etwa ein Drittel –, die weiterhin zu kämpfen hatte?

Wir haben bereits gesehen, dass die Stärke des Traumas zumindest eine gewisse, wenn auch überraschend kleine Rolle bei der Erholung spielt und dass offenkundig mehr dahinterstecken muss. Im Laufe der Jahre haben mein Team und ich eine Reihe von Verhaltensweisen und Eigenschaften ermittelt, die mit Resilienz zusammenhängen. Weitere Forscher haben sich der Suche später ebenfalls angeschlossen, und die Liste ist immer weiter gewachsen. Die Nachricht von der Resilienz gegenüber Traumata verbreitete sich über die Grenzen der wissenschaftlichen Forschung hinaus in populärwissenschaftliche Bücher und Medien. Weitere Verhaltensweisen und Eigenschaften wurden als Resilienz fördernd angepriesen. Manchmal wurden in den populären Werken dieselben Merkmale vorgestellt, die auch von der Wissenschaft ermittelt worden waren, manchmal nicht. Und irgendwann war der Punkt erreicht, an dem die Liste so lang war, dass sie mehr oder weniger nutzlos wurde.

Wenn wir alles zusammenfassen, jede Eigenschaft und Verhaltensweise aufführen, die auf die eine oder andere Weise mit Resilienz verknüpft wurde, ob in den Medien und populärwissenschaftlichen Büchern oder in wissenschaftlichen Zeitschriften, erhalten wir etwa folgendes Ergebnis: Resiliente Menschen haben ihre Gefühle unter Kontrolle, sind sich ihrer selbst bewusst und achtsam. Sie nehmen ihre körperlichen Empfindungen aufmerksam wahr. Sie ertragen schmerzliche Gefühle, erkennen ihren Kummer und sind fähig, sich ihren eigenen Ängsten zu stellen. Sie praktizieren Selbstfürsorge, Selbstförderung, Selbstmitgefühl und Selbstrespekt. Sie sind wissbegierig und sie verfügen über einen gesunden Sinn für Humor ebenso wie über die Fähigkeit zu echter Freude. Sie sind optimistisch, zuversichtlich und geduldig, aber auch zäh und entschlossen. Sie besitzen gute Problemlösungsfähigkeiten, setzen sich realistische Ziele, verfolgen einen handlungsorientierten Ansatz und vertrauen auf ihre eigenen Fähigkeiten. Sie verfügen über Weitblick, vergegenwärtigen sich die Widerstandskraft in ihrem Leben und sind in der Lage, Veränderungen als etwas Positives zu sehen. Wenn etwas Schlimmes geschieht, schreiben sie darüber, finden Sinn und betrachten sich selbst eher als Überlebende denn als Opfer. Sie sind imstande, Widrigkeiten in Chancen zu verwandeln. Sie sind spirituell und gläubig, verfügen über moralische Stärke, sind dankbar und nehmen sich Zeit für Ruhe und Stille. Sie sind engagiert, verantwortungsbewusst und zielstrebig. Sie sind ausgesprochen autonom und haben ihr Leben im Griff, sind aber auch altruistisch, tolerant, nachsichtig und vorurteilsfrei. Sie erkennen ihre eigenen Grenzen, geben ihre Fehler zu und helfen anderen, sind aber auch fähig, gegebenenfalls selbst um Hilfe zu bitten. Sie haben eine sichere Bindung an ihre nächsten Familienangehörigen und Freunde, und sie haben unterstützende Beziehungen zu vielen weiteren Menschen. Sie haben gute Gene und treiben regelmäßig Sport.[1]

Eine ganz schön lange Liste. All diese Eigenschaften und Verhaltensweisen in sich zu vereinen, wäre zweifellos eine gute Sache. Es sind allerdings so viele Merkmale, dass man sich fragt, ob ein Mensch wirklich über alle davon verfügen kann. Wichtiger noch, bei welchen wäre es am wahrscheinlichsten, dass sie uns dabei helfen, dem extremen Stress von potenziell traumatischen Ereignissen zu widerstehen? Welche würden dazu beitragen, resilient auf Traumata zu reagieren?

Bei einigen Merkmalen *scheint* es so, als müssten sie der Widerstandskraft förderlich sein. Ein Paradebeispiel sind Religion und Spiritualität. Viele populäre Listen schließen diesen Faktor mit ein. Wenn ich öffentliche Vorträge über Trauma und Resilienz halte, werde ich unweigerlich nach Religion und Spiritualität gefragt. Der

Grund ist leicht nachvollziehbar. Institutionalisierte Religionen bieten ein stabiles Glaubenssystem ebenso wie ein Gefühl von Zugehörigkeit und die Unterstützung durch eine große Gemeinschaft. Es herrscht kein Mangel an Geschichten über Menschen, die Kraft und Stärke in ihren spirituellen Überzeugungen gefunden haben. Auch Traumatherapeuten denken so und weisen zum Beispiel darauf hin, dass das »persönliche Streben nach Erkenntnis«, das kennzeichnend für eine religiöse oder spirituelle Ausrichtung sei, »die Integration von traumabezogenen Wahrnehmungsfragmenten fördert ... und dadurch auf die Verringerung posttraumatischer Symptome hinwirkt.«[2]

So weit, so gut. Doch gibt es irgendwelche empirischen Nachweise für derartige Behauptungen? Davon ging eine populäre Website aus, als sie ungeniert die folgende eindringliche Schlagzeile postete: »Psychologen haben festgestellt, dass eine spirituelle Einstellung Menschen widerstandsfähiger gegen Traumata macht.«[3] Das einzige Problem dabei war, dass der nachfolgende Beitrag keinerlei Nachweise für diese These lieferte.

Vermutlich, weil es keine gibt.

Fairerweise muss man sagen, dass Spiritualität zu den am schwierigsten zu messenden Konzepten gehört. Obwohl religiöse Aktivitäten nachweislich mit einem guten allgemeinen Gesundheitszustand verbunden sind, wird es bei allem, was über diese simple Korrelation hinausgeht, sehr kompliziert.[4] So ist unser Denken über Gott oder Religion in der Regel äußerst vielschichtig, und im Kontext lebensbedrohlicher Ereignisse verändert sich häufig die Art, wie wir über diese Konzepte denken. Man hört ja häufig, manche Menschen würden durch schlimme Erfahrungen zu Gott finden. Das ist wohl wahr, doch manche Menschen geraten auch eher in einen spirituellen Konflikt: Sie empfinden möglicherweise Wut oder fühlen sich verraten, weil sie denken, Gott hätte sie verlassen. Bedrohungen und Konflikte können die Wahrnehmung von Gott auch in die Richtung einer eher strafenden Gottheit verschieben.[5]

Diese Probleme könnten wir natürlich umgehen, wenn wir ganz genau wüssten, wie es um die religiöse oder spirituelle Ausrichtung eines Menschen bestellt ist, bevor er ein potenzielles Trauma erlebt, und wenn wir dann überprüfen würden, ob sich anhand dieser Haltung vorhersagen lässt, dass die Person nach dem potenziellen Trauma resilient reagiert. Die Durchführung einer prospektiven Studie dieser Art ist zwar schwierig, aber nicht unmöglich. Tatsächlich habe ich vor einigen Jahren an einer prospektiven Studie über Trauer teilgenommen, bei der verheiratete Personen mehrere Jahre vor dem Tod ihrer Ehepartner gefragt wurden, wie sie über ihre gewählte Religion dachten und ob sie ein Gefühl persönlicher Verbundenheit mit

Gott empfanden. Positive Antworten auf diese Fragen korrelieren mit guter psychischer Gesundheit. Dennoch ließ sich in unserer Studie aufgrund dieser Daten kein resilienter Reaktionsverlauf nach dem Verlust des Partners vorhersagen. Mit anderen Worten: Weder bei Menschen, die eine positive Einstellung zu ihrer Religion hatten, noch bei Menschen, die eine starke Verbundenheit mit Gott empfanden, bestand eine höhere Wahrscheinlichkeit als bei anderen Studienteilnehmenden, dass sie einige Jahre später, nach dem Tod ihrer Partner, resilient auf diesen Verlust reagierten.

Ein weiteres gutes Beispiel liefert die Achtsamkeitsmeditation, die sich in den vergangenen Jahrzehnten wachsender Beliebtheit erfreut und auf vielen Listen von Resilienz fördernden Faktoren zu den wiederkehrenden Einträgen gehört. Obwohl sie einige Ähnlichkeiten mit Religion und Spiritualität aufweist, ist es bei der Achtsamkeit in vielerlei Hinsicht noch wahrscheinlicher, dass sie Resilienz fördern könnte.[6] Wie Religion und Spiritualität lässt sich auch Achtsamkeit durch die Verwendung von Fragebögen messen und korreliert im Allgemeinen mit Gesundheit und Wohlbefinden,[7] doch anders als Spiritualität lässt sich Meditation auch experimentell überprüfen. Wir können Menschen schlecht dazu auffordern, sich einem psychologischen Experiment zuliebe einer religiösen Gemeinschaft anzuschließen oder spirituelle Überzeugungen zu entwickeln. Wir können sie jedoch auffordern, an einem zehnwöchigen Kurs in Achtsamkeitsmeditation teilzunehmen, und wir können ihre psychische Gesundheit anschließend mit der von Personen in einer nicht meditierenden Kontrollgruppe vergleichen. Mit dieser Art von experimentellem Forschungsansatz hat man immer wieder nachgewiesen, dass Achtsamkeitsmeditation konkrete und positive Auswirkungen auf die Gesundheit hat. Sie ist zum Beispiel mit verbesserter Stimmung, höherer Arbeitszufriedenheit und sogar einer verbesserten Funktion des Immunsystems in Verbindung gebracht worden.[8] Zudem konnte belegt werden, dass Meditation eine wirksame Intervention für Menschen mit ernsthaften psychischen Problemen darstellt.[9]

In Anbetracht derart positiver Resultate liegt die Annahme nahe, Achtsamkeitsmeditation könnte uns auch dabei helfen, die Herausforderungen eines potenziellen Traumas zu bewältigen. Ehrlich gesagt bin ich selbst ein Anhänger der Achtsamkeitsmeditation und finde diesen Ansatz ganz wunderbar und nützlich, um mit den Belastungen und Anstrengungen des Alltags umzugehen, doch das ist nur meine persönliche Erfahrung, die für die Wissenschaft keine Rolle spielt.

Leider gibt es praktisch keinerlei Belege dafür, dass Achtsamkeit auf Resilienz schließen lässt.[10] Schlimmer noch, es besteht zumindest eine gewisse Wahrscheinlichkeit, dass sie sich in dieser Hinsicht nachteilig auswirkt. In einem Beitrag, der in einer angesehenen psychologischen Fachzeitschrift veröffentlicht wurde, hat eine Gruppe von Achtsamkeitsexperten und -expertinnen kürzlich davor gewarnt, Menschen würden durch Fehlinformationen über die Wirkung der Achtsamkeit in die Irre geführt und könnten vielleicht sogar Schaden nehmen. Eine alarmierende Zahl von veröffentlichten Studien und Fallgeschichten hat Meditation mit ernsthaften Nebenwirkungen in Verbindung gebracht, zum Beispiel mit einem Anstieg von Angst, Panik, Desorientierung, Halluzinationen und Entpersonalisierung, das heißt dem Gefühl, von sich selbst getrennt zu sein. Meditation kann auch dazu führen, dass Personen, die potenziell traumatische Erlebnisse durchlaufen haben, Erinnerungen an diese Ereignisse erneut erleben.[11] Reaktionen wie diese wären unter allen Umständen schädlich, aber besonders gefährlich wären sie für Menschen, die bereits durch eine kürzlich gemachte intensive traumatische Stresserfahrung verwundbar sind.

Das Paradox

So enttäuschend es sein mag, dass sich solche scheinbar gesunden Verhaltensweisen nicht auszahlen, gibt es weitere Merkmale, die nachweislich eine empirische Beziehung zur Resilienz haben. Zu den bekanntesten gehört die soziale Unterstützung. Ein weiteres ist Optimismus und damit verbunden der Glaube an die eigene Fähigkeit, Probleme erfolgreich bewältigen zu können. Menschen, die resiliente Verläufe nach potenziell traumatischen Erlebnissen zeigen, suchen tendenziell auch *nicht* nach dem Sinn des Ereignisses, sondern konzentrieren sich eher auf die Problemlösung. Sie sind fähig, eine Vielzahl von Bewältigungsstrategien und Strategien zur Gefühlsregulation anzuwenden, und sie erleben und äußern häufig positive Emotionen wie Glück und Freude. Darüber hinaus gibt es auch demografische Wechselbeziehungen. Resiliente Reaktionen treten beispielsweise häufiger bei Menschen höheren Alters auf, die nur wenigen zusätzlichen Stressfaktoren ausgesetzt sind und die über größere Ressourcen wie ein höheres Einkommens- und Bildungsniveau verfügen. Außerdem haben wir festgestellt, dass sich die unterschiedlichen Reaktionsverläufe mit unterschiedlichen genetischen Profilen verbinden lassen.[12]

Diese bedeutungsvollen Merkmale geben uns eine Menge Material an die Hand, mit dem wir arbeiten können, um besser zu verstehen, wie Resilienz entsteht. Leider ist damit aber immer noch nicht alles geklärt. Es gibt da noch einen weiteren Haken. Selbst für diese Faktoren gilt, dass wir bei näherer Betrachtung auf dasselbe Problem stoßen, das sich auch beim Schweregrad des Traumas gezeigt hat. Obwohl jedes dieser Merkmale eine statistisch nachweisbare Beziehung zu resilienten Ergebnissen hat, ist ihr tatsächlicher Einfluss auf dieses Ergebnis überraschend gering. Praktisch gesehen sagen sie uns sehr wenig darüber, wer sich wahrscheinlich als resilient erweisen wird und wer nicht. Sogar wenn wir die Merkmale kombinieren – sie addieren –, sind sie für das Gesamtbild immer noch relativ wenig aussagekräftig.

Wie an früherer Stelle erwähnt, bezeichne ich dieses Problem als Resilienzparadox. Wir wissen, dass ein resilienter Reaktionsverlauf nach einem potenziellen Trauma häufig vorkommt, und wir kennen die Merkmale, die mit dem Ergebnis der Resilienz korrelieren. Paradoxerweise können wir dieses Ergebnis der Resilienz trotzdem nicht besonders genau vorhersagen. Für jemanden, der es nicht gewohnt ist, über Vorhersagegenauigkeit zu diskutieren, klingt das Ganze wahrscheinlich etwas merkwürdig, doch in der Welt der Inferenzstatistik ist es nichts Neues, dass viele Dinge im Leben uns einfach nur ein kleines Bisschen beeinflussen.

Vielleicht ist es hilfreich, wenn wir uns ein Tortendiagramm vorstellen. Resilienz nach potenziellem Trauma ist die Torte. Und wenn wir versuchen, Resilienz vorherzusagen, setzen wir die Torte im Grunde aus einzelnen Tortenstücken, bestehend aus Anzeichen oder Prädiktoren, zusammen. Wir haben das Tortenstück des traumatischen Schweregrads, das Stück mit der Bewältigungsstrategie, dann das Stück mit der sozialen Unterstützung usw. Da diese Tortenstücke empirisch mit resilienten Ergebnissen in Zusammenhang stehen, ist es nur natürlich, dass wir annehmen, die einzelnen Stücke hätten eine vernünftige Größe und wir erhielten, wenn wir sie alle zusammensetzen, eine schöne runde Torte. Diese Variante der Resilienztorte ist auf der linken Seite von Abbildung 4 wiedergegeben. Ich bezeichne sie als die idealisierte Resilienztorte, weil das der Kuchen ist, von dem wir annehmen, dass wir ihn am Ende erhalten. Leider entspricht diese Torte nicht der Realität oder der richtigen Zusammensetzung. Die Tortenstücke sind in Wahrheit dünne schmale Scheiben, die jeweils nur eine kleine Portion des Kuchens ausmachen. Und wenn wir sie alle zusammensetzen, erhalten wir tendenziell eher etwas wie die auf der rechten Seite von Abbildung 4 dargestellte Torte, die realistische Resilienztorte. Wie man sieht, ergeben unsere Stücke keine volle runde Torte. Genau genommen ergeben sie noch nicht einmal eine halbe Torte.[13]

Wie also lässt sich das Resilienzparadox lösen? Vielleicht hat die Lösung ja etwas mit der Qualität der Forschung zu tun. Die Anzeichen für Resilienz werden typischerweise durch Fragebögen gemessen. Möglicherweise waren die bisherigen Fragebögen einfach schlecht konzipiert. Oder vielleicht wies die Forschung selbst Unzulänglichkeiten auf. Wir haben bereits im Zusammenhang mit Studien über Spiritualität und Religion einige der Probleme angesprochen, die in der Forschung

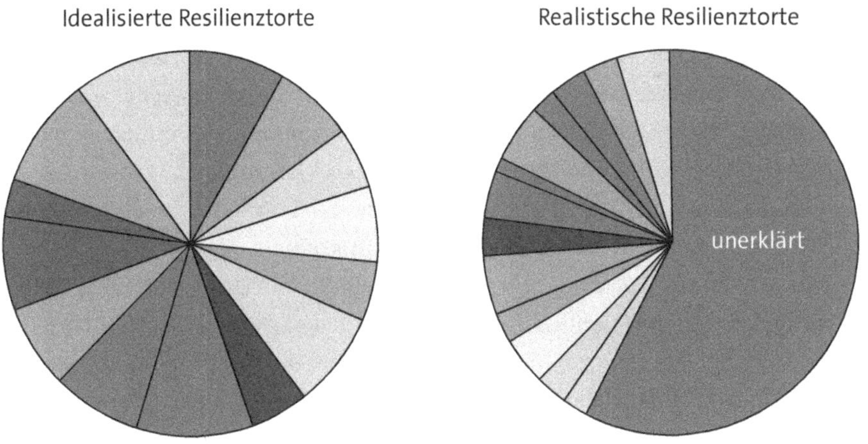

Abbildung 4: Resilienztorten

auftreten können. Zumindest bei einem Teil der Studien über Resilienz zeigen sich eindeutig dieselben Schwierigkeiten. Aber es reicht nicht aus, das Paradox zu erklären. Auch wenn wir ausschließlich gut konzipierte Messungen und stringente Studiendesigns benutzen, stoßen wir immer noch auf dasselbe Paradox der schwachen Effekte.[14]

Es gibt eine bessere Lösung. Einen faszinierenden Hinweis liefert ein ähnliches Paradox, das in den 1960er Jahren von Walter Mischel, meinem verstorbenen Kollegen von der Columbia University, entdeckt wurde. Walter war sehr bekannt für seine Studien über den sogenannten Marshmallow-Test, der zu neuen Erkenntnissen über die Fähigkeit zum Belohnungsaufschub führte, aber sein wichtigster Beitrag zur Psychologie stammte aus seinen Forschungsarbeiten zur Persönlichkeit.[15] Eine Hauptidee, die damals die Psychologie beherrschte und auch heute noch nachwirkt, ist, dass Menschen über stabile Persönlichkeitsmerkmale verfügen – das heißt, ihr Verhalten ist über alle Situationen hinweg konsequent und vorhersagbar. Walter, anderen Forschern und Forscherinnen fiel auf, dass die Korrelationen zwischen Persönlichkeitsmerkmalen und Verhalten in Wahrheit sehr schwach ausgeprägt sind. Noch beunruhigender war, dass sich das Verhalten, als sie es in unterschiedlichen Situationen maßen, als erstaunlich inkonsistent erwies. Anders ausgedrückt: Obwohl Menschen stabile Persönlichkeitsmerkmale zu haben scheinen, ist ihr tatsächliches Verhalten nicht konsequent. Diese Beobachtung wurde als das *Persönlichkeitsparadoxon* bekannt.

Walter und seine Kollegen starteten ein ehrgeiziges Forschungsprojekt zum Persönlichkeitsparadoxon. In einer typischen Studie untersuchten sie das Verhalten in unterschiedlichen Situationen des normalen Alltagslebens. Dann ordneten sie die

Situationen in bestimmte Typen. Dabei stellten sie fest, dass die Menschen zwar keine besonders konsequenten Verhaltensweisen in allen unterschiedlichen Situationen erkennen ließen, aber durchaus in bestimmten Situationstypen. So verhält sich etwa eine Person, die gemäß eines Fragebogens zur Extrovertiertheit als extrovertiert eingestuft wird, nicht immer extrovertiert. In bestimmten Situationstypen zeigt sich diese Person dagegen konsequent extrovertiert. Walter und seine Kollegen bezeichneten diese Muster als *Situationsverhaltensprofile*.

Wenn wir dieselbe Logik auf potenziell traumatische Ereignisse beziehen, könnten wir annehmen, mit Resilienz verbundene Verhaltensweisen hätten nur kleine Effekte, weil sie nicht *immer* eingesetzt werden. Menschen legen diese Verhaltensweisen manchmal oder vielleicht auch häufig an den Tag, aber nicht notwendigerweise in den neuen Situationen, mit denen sie nach einem potenziellen Trauma konfrontiert werden. Das ist tatsächlich der Fall, wie wir in Kürze darlegen werden. Doch es steckt noch mehr dahinter. Warum halten Menschen sich nicht konsequent an ein im Allgemeinen erfolgreiches Verhaltensmuster, wie zum Beispiel, dass man die Unterstützung anderer sucht, oder an eine andere bewährte Bewältigungsstrategie? Die Antwort auf diese Frage führt uns ins Herz des Paradoxons. Diese Verhaltensweisen sind nämlich nicht immer effektiv.

Nach einem potenziell traumatischen Ereignis braucht es eine Zeit lang, seien es einige Tage oder auch länger, den dadurch ausgelösten Stress zu bewältigen. Zusätzlich zu der ganzen unwillkommenen Kaskade von belastenden Gedanken, Erinnerungen und Emotionen erzeugen diese Ereignisse häufig auch ganz besondere Probleme, zum Beispiel dass man gezwungen ist, sich wieder an den normalen Alltag anzupassen, mit dem Verlust der Wohnung oder des Arbeitsplatzes umzugehen oder mit einer physischen Verletzung fertigzuwerden. Manchmal, wie im Fall von Jed, verändern diese Probleme den Verlauf unseres Lebens. Es braucht Zeit, um all das zu verarbeiten. Sogar bei einem höchst resilienten Reaktionsverlauf hat man in der Regel eine Weile zu kämpfen. Während dieser Phase ist keine einzelne Eigenschaft oder Verhaltensweise grundsätzlich erfolgreich. Das gilt für Persönlichkeitsmerkmale – zum Beispiel sind Menschen nicht in jeder Situation extrovertiert, weil ein extrovertiertes Verhalten nicht in jeder Situation angemessen ist –, und es trifft auch auf die Verhaltensmuster und Merkmale zu, die auf Resilienz schließen lassen. Die herausfordernde und anhaltende Stressbelastung, die durch ein potenzielles Trauma ausgelöst wird, variiert so stark, dass eine einzelne Verhaltensweise oder Eigenschaft unmöglich in jedem Moment des Prozesses effektiv sein kann. Wenn wir den Anwendungsbereich erweitern, stellen wir fest, dass es tatsächlich überhaupt kein einzelnes Merkmal oder Verhaltensmuster gibt, das ausnahmslos effektiv ist.

Eitle Pfauen und schnelle Geparden

Jede Verhaltensweise und jede Eigenschaft haben sowohl Kosten als auch Nutzen. Je nach Situation überwiegen manchmal die Vorteile und manchmal die Nachteile. Das gilt praktisch überall in der Natur, von den größten Säugetieren bis hin zu den kleinsten einzelligen Lebewesen.[16] Nehmen wir zum Beispiel die bemerkenswert schönen gefächerten Schwanzfedern des Pfaues. Obwohl ich in Manhattan lebe, gibt es in meiner Gegend drei Pfauen. Sie wohnen am Ende der Straße auf dem Gelände der Kathedrale zum Heiligen Johannes (*Saint John the Devine*), die wegen der unendlichen Geschichte ihrer Bauarbeiten unter dem Spitznamen »die Unvollendete« bekannt ist. Das Areal der Kirche ist für Manhattaner Verhältnisse sehr groß und erstreckt sich über mehrere Häuserblocks. Die Pfauen haben ein kleines Gehege nahe der Rückseite der Kathedrale, doch meistens streifen sie frei umher. Als ich einmal hinter der Kirche vorbeiging, stieß ich auf ein wundervolles Spektakel. Einer der Pfauen hatte beschlossen, auf eine Steinmauer zu hüpfen, die das Kathedralengelände umgibt, und seine schönen Schwanzfedern zu einem Rad aufzustellen. Vorbeifahrende Autofahrer waren so fasziniert von dem Anblick, dass sie stehen blieben und im Nullkommanichts in einem hoffnungslosen Stau feststeckten.

Charles Darwin, der Vater der Evolutionstheorie, interessierte sich brennend für das Pfauenrad. Darwin verursachte einen der größten Umbrüche in der menschlichen Ideengeschichte, als er im Jahr 1859 seine bahnbrechende Abhandlung über die Evolution, *Die Entstehung der Arten,* veröffentlichte.[17] Bis zu diesem Zeitpunkt war der einzige Weg zum Verständnis der Artenvielfalt der Kreationismus, dem zufolge alle Tiere auf der Erde, einschließlich des Menschen, mit einem Schlag von Gott erschaffen worden waren. Darwin argumentierte und belegte durch jahrelange sorgfältig gesammelte Beobachtungen, dass es eine viel bessere und umfassendere Erklärung für die Vielfalt der Tierwelt gab, nämlich einen natürlichen Evolutionsprozess, die sogenannte natürliche Auslese. Tiere reagierten auf die Überlebensanforderungen ihrer Umwelt, so Darwin, indem sie nach und nach bestimmte Eigenschaften und Verhaltensweisen entwickelten, die für die erfolgreiche Bewältigung dieser Anforderungen hilfreich waren. Mit der Zeit wurden diese Merkmale und Verhaltensmuster dann kennzeichnend für die Spezies.

Doch das Pfauenrad machte Darwin großen Kummer. Ein Jahr nach der Veröffentlichung seines berühmten Werkes schrieb er: »Wann immer ich der Schwanzfeder eines Pfaues ansichtig werde, macht mich das ganz krank!«[18] Der Grund für diese drastische Abneigung war, dass er sich das farbenfrohe Rad nicht erklären konnte. Warum sollte ein großer Vogel ein derart aufsehenerregendes Schwanzgefieder entwickeln? Was Vögel angeht, so sind Pfauen groß und fleischig – und daher eine begehrenswerte Mahlzeit für hungrige Raubtiere. Bei jeder Mauser verliert der Pfau seine Schwanzfedern, aber sie wachsen wieder nach und erregen dann jede Menge Aufmerksamkeit. Jedem Raubtier in der Nähe fallen sie sofort ins Auge. Zudem erschwert die reine Größe des Schwanzes dem Pfau das Fliegen, was wiederum seine Fluchtmöglichkeiten erheblich einschränkt. Zusammengenommen machen diese Merkmale den Pfau, wenn Sie mir das Wortspiel gestatten, zu einer lahmen Ente.

Für Darwin und seine junge Theorie stellte der Pfau ein Dilemma dar. Eigenschaften, die das Überleben fördern, breiten sich in Populationen tendenziell aus und prägen nach und nach die Entwicklung der Spezies. Doch was ist mit einem Schwanz, der das Überleben behindert? Wie oder warum sollte sich so ein Schwanz entwickelt haben? Darwin brauchte dafür mehr als ein Jahrzehnt, doch schließlich fand er die Antwort.[19] Zusätzlich zu der allmählichen Evolution von Merkmalen durch die natürliche Auslese beschrieb er einen weiteren Mechanismus, nämlich die sexuelle Auslese. Nachdem er beobachtet hatte, dass der Pfau durch die Pracht und Größe seines Rades besonders herausstach, sogar verglichen mit anderen farbenfrohen Vögeln, kam er zu folgendem Schluss: »Viele weibliche Vorfahren des Pfauen müssen während einer langen Descendenzreihe diese Superiorität gewürdigt haben; denn sie haben unbewusst durch das fortgesetzte Vorziehen der schönsten Männchen den Pfauhahn zum glänzendsten aller lebenden Vögel gemacht.«[20] Obwohl er das Konzept der sexuellen Auslese noch nicht in allen Einzelheiten ausgearbeitet hatte und auch noch nichts über Gene wusste, war das eine erstaunlich clevere Idee. Eigenschaften, die anziehend auf potenzielle Partner wirken, erhöhen die Fortpflanzungschancen, was, wie Forscher später nachwiesen, wiederum die Chancen erhöht, dass diese Merkmale weitervererbt werden.[21]

Indem Darwin seine Sichtweise von der Entstehung der Arten auf diese zwei miteinander konkurrierenden Mechanismen erweiterte – die natürliche Auslese zum Überleben und die sexuelle Auslese zur Fortpflanzung –, hatte er auf elegante Weise dargelegt, wie das Spannungsverhältnis zwischen Vor- und Nachteilen praktisch in die Natur eines Tieres eingebaut sein kann. Große schillernde Schwanzfedern erhöhen die Chancen auf Fortpflanzung, was ein großer Vorteil ist; aber in Situationen, in denen Raubtiere lauern, erhöht ein großer farbenprächtiger Schwanz auch das Risiko, dass das Tier ums Leben kommt, was weniger vorteilhaft ist.

Diese Art Kompromiss zwischen Vor- und Nachteilen lässt sich auch bei anderen Lebewesen beobachten. Zum Beispiel beim Geparden. Hier geht es bei dem Konflikt nicht um Sex, sondern ums Fressen. Geparden sind fantastische Tiere, geschmeidig und extrem schnell. Als schnellstes Landtier der Erde kann diese Raubkatze innerhalb von nur drei Sekunden auf sechzig Meilen pro Stunde beschleunigen! Zudem ist der Gepard sehr beweglich und kann dank seines langen Schwanzes, den er zur Steuerung benutzt, sogar bei hohem Tempo schlagartig die Richtung wechseln. Er verfügt über exzellente Augen und, nicht zu vergessen, über messerscharfe Zähne und Klauen. In Anbetracht all dieser Merkmale kann man sich kaum ein noch perfekter entwickeltes Raubtier vorstellen. Wenn er hungrig ist, muss der Gepard anscheinend nur irgendein Beutetier zur Strecke bringen, sich satt fressen und ein Nickerchen halten.

Obwohl Geparden häufig einen Großteil des Tages einfach nur herumliegen, ist ihr Leben nicht halb so idyllisch, wie es scheint. Ihr größtes Guthaben – die Schnelligkeit – ist gleichzeitig ihr größtes Manko. Um ihr hohes Tempo erzeugen zu können, haben Geparden einen ungewöhnlich schnellen Stoffwechsel und einen hohen Energiebedarf, was jedoch dazu führt, dass sie relativ wenig Ausdauer haben. Sie können nur einige hundert Meter mit Höchstgeschwindigkeit rennen, dann müssen sie anhalten und sich ausruhen. Beobachtungsstudien haben gezeigt, dass Geparden letztlich den überwiegenden Teil ihrer Verfolgungsjagden abbrechen, auch wenn die Beute sich schon innerhalb ihrer Reichweite befindet. Sie sind schlichtweg ausgepowert. Und wenn sie das Glück haben, eine Mahlzeit zu erwischen, sind sie häufig so erschöpft von der Jagd, dass sie sich bis zu dreißig Minuten lang ausruhen müssen, bevor sie fressen können. Bis dahin fühlen sich gelegentlich schon andere Tiere ermutigt, sich heranzuschleichen und ihnen die Beute zu entreißen.[22]

Die Guten, die Bösen und die Hässlichen

Auch der Mensch gehört zum Tierreich; von daher ist es nicht überraschend, dass dieser Kompromiss zwischen Vor- und Nachteilen auch auf menschliche Verhaltensweisen zutrifft. Nehmen wir zum Beispiel Bewältigungsstrategien und Strategien zur Gefühlsregulation. Man hat zahlreiche derartige Strategien ermittelt und geht im Allgemeinen davon aus, dass sie entweder gut oder schlecht sind, entweder von Natur aus nützlich und effektiv oder von Natur aus ineffektiv und möglicherweise schädlich. Erweitert man diese Logik, könnte man natürlich annehmen, psychisch gesunde Menschen würden fast immer die guten, also effektiven Strategien nutzen, während Leute, die emotional zu kämpfen haben, meistens zu den ineffektiven Strategien greifen.

Zu den vermeintlich guten Strategien, passenderweise als *problemfokussierte Bewältigung* bezeichnet, gehört, dass man bestimmte Elemente einer Situation, die möglicherweise Stress verursachen, direkt verändert oder abschwächt. Eine weitere vermeintlich gute Regulationsstrategie, bekannt als kognitive *Neubewertung*, zielt darauf, unsere Wahrnehmung einer Situation zu verändern. So werden wir vielleicht wütend, wenn wir auf eine besonders unfreundliche oder feindselige Person treffen, könnten unsere Wut jedoch durch eine Neubewertung verringern, indem wir uns sagen, dass diese Person wahrscheinlich nur gerade einen schlechten Tag hat.

Eine ausgesprochen schlechte Strategie, zumindest entsprechend verbreiteter Annahmen, besteht darin, Gefühle absichtlich zu unterdrücken. Das tun wir, wenn wir versuchen, uns selbst zu zwingen, keine Gefühlsregung zu empfinden oder zu zeigen. Die Annahme, die Unterdrückung von Gefühlen sei ineffektiv, hing wahrscheinlich mit der Beobachtung zusammen, dass dies mitunter ein schwieriges Unterfangen sein kann, vor allem, wenn man sehr aufgewühlt ist. Gefühle zu unterdrücken, kann auch zu zwischenmenschlichen Missverständnissen führen, zum Beispiel in sozialen Situationen, in denen der Ausdruck von Gefühlen normalerweise erwartet wird.[23]

Frühe Forschungsarbeiten schienen diese grundlegende Klassifizierung in Gut und Schlecht zu bestätigen. Die Nachweise hielten allerdings nicht lange stand. Zunächst einmal sind die Verhaltensweisen, die Menschen tatsächlich nutzen, um Schwierigkeiten zu bewältigen, wesentlich variabler als sie denken, obwohl die meisten sich ziemlich sicher sind, dass sie wissen, welche Bewältigungsstrategien sie anwenden. In einer überzeugenden Studie zum Beispiel wurden die Teilnehmenden zunächst gefragt, wie sie typischerweise mit Stressfaktoren umgingen; im Laufe der folgenden zwei Tage überprüfte man dann wiederholt, welche Bewältigungsstrategien sie anwandten, als sie tatsächlich unter Stress standen. Ihre ursprünglichen Antworten hatten keinerlei prognostischen Wert für das konkrete Verhalten, das sie erkennen ließen. In einer weiteren Studie kehrten die Wissenschaftler und Wissenschaftlerinnen die Vorgehensweise um. Sie begannen damit, dass sie zwei Tage lang das konkrete Bewältigungsverhalten untersuchten, und anschließend fragten sie die Teilnehmenden, welche Strategien sie in den vergangenen beiden Tagen genutzt hätten. Wieder gab es kaum Übereinstimmungen.[24]

Die Konsequenzen unterschiedlicher Strategien zeigen ebenfalls eine weit größere Variabilität, als eine schlichte Klassifizierung in Gut und Böse nahelegen würde. Obwohl zum Beispiel eine problemfokussierte Bewältigung nachweislich effektiver ist als eine emotionsfokussierte Bewältigung, hat man bei einigen Arten von Stress auslösenden Situationen das Gegenteil beobachtet.[25] Ähnliches gilt für die allgemeine Annahme, der Ausdruck von Gefühlen diene der Anpassung, während die Unterdrückung von Gefühlen schädlich sei. Es liegen zwar einige Studien vor, die annehmen lassen, dass es nachteilig ist, Gefühle zu unterdrücken, aber insgesamt ist die Studienlage nicht eindeutig. Als man durch eine sogenannte Metaanalyse den Gesamteffekt von über dreihundert Experimenten zur Gefühlsregulation auswertete, stellte sich tatsächlich heraus, dass sich alles in allem die Unterdrückung von Gefühlen als einigermaßen effektiv erwies, aber gleichzeitig je nach Art des Ereignisses variierte.[26]

Dass die Unterdrückung von Gefühlen in einigen Situationen nützlich sein kann, ist nur logisch. So wäre es zum Beispiel wichtig, wenn nicht unerlässlich, dass man seinen Kummer verbirgt, wenn man einen öffentlichen Vortrag hält, oder dass man offene Wutausbrüche vermeidet, während man einen Konflikt zu lösen sucht. Auch im Kontext extremer Widrigkeiten ist die Unterdrückung von äußerlichen Gefühlsanzeichen – zumindest zeitweise – sicherlich von Vorteil. Die meisten Menschen sind zwar bereit, engen Freunden oder Verwandten, die sich bekümmert oder besorgt zeigen, ihre Unterstützung anzubieten, auch wenn das bedeutet, dass es belastend für sie selbst ist, doch wenn die Äußerung von Gefühlen über einen längeren Zeitraum anhält, kann das auch wohlmeinende, unterstützende Mitmenschen letztlich in die Flucht treiben.[27] Von daher wäre es eine wichtige Fähigkeit, die eigenen Gefühlsäußerungen minimieren zu können, wenn die Situation es verlangt. Das habe ich auch in den Erzählungen vieler Eltern gehört, die ich während meiner Forschungsarbeiten zu potenziellen Traumata interviewt habe. In Notzeiten, so diese Eltern, sei es häufig erforderlich, den eigenen Stress zu verbergen, damit die Kinder ruhig blieben.

Schwankungen der Wirksamkeit ergeben sich sogar bei der Neubewertungsstrategie. Obwohl sie im Allgemeinen als die erfolgreichste Strategie zur Gefühlsregulation gilt, ist sie nicht ausnahmslos wirksam. In einigen Situationen kann sie den Verlauf tatsächlich verschlimmern. Im Kontext hoher Stressbelastungen ist die Neubewertungsstrategie zum Beispiel mit geringeren Depressionsraten in Verbindung gebracht worden, jedoch nur dann, wenn der Stress nicht beherrschbar war. In einer unkontrollierbaren Situation, gegen die man aktiv wenig ausrichten kann, so die Forscher, ist es das Beste, die eigenen Gefühle durch eine Neubewertung zu verändern. Wenn die Situation hingegen beherrschbar ist und man von daher etwas dagegen tun kann, ist es effektiver, die Situation zu verändern. Im letztgenannten Kontext ist die Neubewertungsstrategie mit höheren Depressionsraten in Zusammenhang gebracht worden. Dasselbe Muster zeigt sich, wenn man überprüft, welche Strategien Menschen in unterschiedlichen Situationen bevorzugen. Die meisten Leute ziehen eine Neubewertungsstrategie vor, wenn sie erwarten, dass der Stressfaktor relativ mild ist und sie ihn deshalb besser beherrschen können. Bei stärkeren Stressoren bevorzugen sie dagegen häufiger andere Strategien, wie etwa Ablenkung.[28]

Diese Forschungsarbeiten legen allesamt denselben grundlegenden Schluss nahe: Bewältigungsstrategien und Strategien zur Gefühlsregulation sind weder von Natur aus gut noch von Natur aus schlecht. Jede Strategie hat Vor- und Nachteile, und eine gegebene Strategie ist nur dann effektiv, wenn sie uns hilft, die Anforderungen einer bestimmten Situation zu bewältigen. Ironischerweise ist das eigentlich nichts Neues. Die führenden Wissenschaftler und Wissenschaftlerinnen zum Thema Bewältigung und Gefühlsregulation haben diese Form von dynamischer Interaktion mit wechselnden situativen Anforderungen immer betont. Die wichtigsten Theoretiker haben außerdem stets darauf hingewiesen, wie bedeutsam das Timing ist. Was für den Beginn eines Stress auslösenden Ereignisses effektiv sein kann, kann später, im weiteren Verlauf einer Stresssituation durchaus weniger effektiv oder weniger nützlich sein.[29]

Das dynamische Wesen von Regulationsprozessen tritt noch deutlicher hervor, wenn wir mit traumatischem Stress konfrontiert werden. Extreme Bedingungen zwingen uns, unsere normalen Bedenken beiseitezuschieben und zu einer, wie ich es nenne, *pragmatischen Bewältigung* zu wechseln. Wir konzentrieren uns ausschließlich aufs Überleben, auf »was immer nötig ist«, um die Situation zu überstehen. Und dieses »Was-immer-nötig-ist« kann häufig Strategien oder Verhaltensweisen umfassen, die wir normalerweise nicht in Betracht ziehen oder nicht einmal als gesund erachten würden. Aus diesem Grund habe ich diese Form der Bewältigung auch als *hässliche Bewältigung* bezeichnet. Wenn es hart auf hart kommt und wir mit der Situation zu kämpfen haben, muss, was immer zu ihrer Bewältigung nötig ist, weder hübsch und gut sein noch herkömmliche Ansichten befriedigen. Es muss einfach nur funktionieren.[30]

Zu viel des Guten

Einige Verhaltensfaktoren scheinen von so eindeutigem Vorteil zu sein, dass schwer vorstellbar ist, sie könnten sich irgendwann als nicht hilfreich erweisen – zum Beispiel positive Gefühle. Obwohl die Vorteile positiver Emotionen wie Freude, Glück, Stolz und Heiterkeit in der Geschichte der Psychologie lange Zeit ignoriert wurden, haben sie in jüngerer Vergangenheit große Aufmerksamkeit auf sich gezogen und werden heute allgemein als fester Bestandteil guter psychischer Gesundheit betrachtet. Wie könnte es auch anders sein? Positive Emotionen fühlen sich nicht nur gut an, sondern sind auch, wie eine Fülle von Nachweisen belegt, mit einer ganzen Reihe von gesundheitlichen Vorteilen verbunden. Die Überzeugungskraft dieser Forschungsarbeiten hat positive Emotionen ins Rampenlicht des öffentlichen Diskurses katapultiert und eine Flut von Programmen zu ihrer Kultivierung hervorgebracht, die ein Optimum an physischer und psychischer Gesundheit fördern sollen.[31]

Doch auch hier zeigt sich wieder, dass ein genauerer Blick auf die Forschung den Glanz ein wenig trübt. Wie für die meisten Dinge im Leben gilt auch für positive Emotionen, dass sie in erster Linie von Vorteil sind, wenn sie maßvoll genutzt werden. Moderate Grade an positiven Emotionen können uns zum Beispiel helfen, kreativer zu sein, während extreme Grade dies nicht tun. Extrem positive Emotionen verringern auch unser Gefahrenbewusstsein und können unsere Fähigkeit, riskante Verhaltensweisen zu vermeiden, beeinträchtigen. Und wie für jedes menschliche Verhalten gilt, dass der Nutzen positiver Gefühle von der Situation abhängt. Ein Beispiel: Positive Emotionen tragen dazu bei, unsere Leistung zu verbessern, wenn wir mit anderen kooperieren müssen, aber sie verringern unsere Leistung in Situationen, die ein gewisses Maß an Konfrontation verlangen.

In Wettbewerbssituationen kann der Ausdruck positiver Emotionen große soziale Nachteile bringen. In einer Forschungsstudie bewerteten Beobachter und Beobachterinnen Videoaufnahmen von Personen, die einen Schauspielerpreis erhielten, ein Sportmatch gewannen oder in einer Gameshow siegten. Diejenigen Gewinner, die ihre positiven Gefühle überschwänglich zum Ausdruck brachten, wurden negativer bewertet als die anderen weniger gefühlsbetonten Sieger. Die Beobachter gaben außerdem an, sie seien mit diesen exaltierten Gewinnern nicht so gern befreundet wie mit den anderen Gewinnern, die eine eher als angemessen betrachtete Bescheidenheit zu erkennen gaben.[32]

Die situationsabhängigen Einschränkungen bei positiven Emotionen sind auch im Anschluss an potenzielle Traumata stärker ausgeprägt. In einer unserer Studien zum 11. September baten wir New Yorker Studierende, entweder einen traurigen oder einen lustigen Film anzuschauen und dann hinterher darüber zu sprechen, wie ihr Leben in den Monaten nach den Anschlägen ausgesehen hatte. Dabei filmten wir die Studierenden und ermittelten später anhand der unwillkürlichen Bewegungen der Ringmuskeln am Auge, die nicht bewusst steuerbar sind, ob ihr Lachen echt gewesen war. Wie in unseren früheren Studien erlaubte echtes Lachen zwar die generelle Vorhersage besserer psychischer Gesundheit in der Zukunft, doch diese Vorteile variierten je nach Kontext. Bei den Studierenden, die den lustigen Film gesehen hatten, stand das Lachen in keinem Zusammenhang mit der späteren psychischen Gesundheit. Das erscheint plausibel. Das Lachen fällt einem leicht, nachdem man etwas Lustiges gesehen hat, und sollte von daher keinen besonderen langfristigen Vorteil bringen. Wenn man dagegen niedergeschlagen ist, fällt einem das Lachen wesentlich schwerer. Die Studierenden, die den traurigen Film gesehen hatten, empfanden erwartungsgemäß viele negative Emotionen, aber je mehr sie lachten, als sie hinterher über ihr Leben sprachen, desto schneller lösten sich diese Gefühle auf. Vor allem sagte das Lachen nach dem traurigen Film auch eine bessere psychische Gesundheit zwei Jahre später voraus.[33]

Auch dieses Beispiel endet allerdings wieder auf demselben Refrain: Nicht alle widrigen Situationen sind gleich, und kein Verhalten, nicht einmal das Lachen, dient grundsätzlich der Anpassung. In einer weiteren Studie untersuchten wir echtes glückliches Lachen bei spätadoleszenten Mädchen, während sie über die schlimmsten Erfahrungen ihres bisherigen Lebens berichteten. Die Mädchen, bei denen wir echtes Lachen feststellten, zeigten zwei Jahre später generell eine bessere soziale Anpassung. Doch diese Effekte variierten je nach einem Schlüsselfaktor in unserer Studie: Etwa die Hälfte der Mädchen hatte nachweislich die Erfahrung sexuellen Missbrauchs in der Kindheit gemacht, jedoch wussten die Mädchen nicht, dass wir Kenntnis davon hatten. Als wir sie baten, über ihre schlimmsten Erlebnisse zu sprechen, mussten sie also nicht offenbaren, diesen Missbrauch erlebt zu haben. Und tatsächlich beschrieben nicht alle betroffenen Mädchen ihre frühere sexuelle Missbrauchserfahrung. Wenn sie es allerdings taten, ließ der Ausdruck positiver Emotionen in diesem Kontext auf eine schlechtere, nicht bessere soziale Anpassung in der Zukunft schließen. Warum? Dass positive Emotionen nicht ausnahmslos nützlich sind, ist eine Sache, aber warum sollten sie sogar schädlich sein?

Die wahrscheinlichste Erklärung in diesem Fall hatte mit der Tatsache zu tun, dass sexueller Missbrauch etwas Stigmatisiertes ist. Die Offenlegung eines Missbrauchs löst beim Gegenüber tendenziell starkes Unbehagen aus und hat bekanntlich sogar schon zu Schuldvorwürfen gegenüber den Opfern geführt. Der Ausdruck positiver Emotionen in so einem aufgeladenen Kontext macht das Ganze für die Zuhörenden wahrscheinlich nur noch schlimmer oder verwirrender oder kann sie vielleicht sogar erzürnen. Wir wissen zwar nicht, welche Intentionen die Mädchen hatten, die lachten, während sie über ihre Missbrauchserfahrung sprachen, aber sie hatten sicherlich gewisse Probleme damit, soziale Signale für einen angemessenen Gefühlsausdruck zu erkennen, was zweifellos zu ihrer sich verschlechternden sozialen Anpassung beitrug.[34] Das ist ein wichtiger Punkt, den wir etwas später noch einmal aufgreifen werden.

Nicht genug des Schlechten

Wie steht es mit dem Gegenteil? Gibt es Verhaltensweisen oder Eigenschaften, die fast universell als schlecht oder ungesund gelten, aber mitunter nützlich sind? Ein gutes Beispiel ist die Bedrohungswahrnehmung. Wie wir bereits gesehen haben, lässt der Schweregrad des Traumas die Prognose verringerter Resilienz zu, auch wenn die Vorhersagekraft schwach ist. Das zeigte uns, dass mehr dahinterstecken musste. Hier also jetzt ein weiteres Puzzleteil. Der Schweregrad eines potenziellen Traumas hängt nicht nur davon ab, was jemandem objektiv zustößt, sondern auch davon, wie ein Mensch die Bedrohung subjektiv wahrnimmt. Die *subjektive Bedrohungswahrnehmung* ist immerhin ein elementarer Bestandteil der traumatischen Stressbelastung. Sie gehört auch zu den Hauptgründen, aus denen wir von einem *potenziell* traumatischen anstatt einfach nur von einem traumatischen Ereignis sprechen.

Die Forschung bestätigt dies. Eine groß angelegte Studie über Patienten und Patientinnen mit traumatischen Verletzungen kam zum Beispiel zu dem Ergebnis, dass einer der besten Prädiktoren für spätere PTBS das Ausmaß war, in dem Patienten ihre Verletzungen als lebensbedrohlich wahrnahmen. In unseren eigenen Forschungsarbeiten gelangten wir zu dem ähnlichen Resultat, dass Menschen, die wegen eines potenziellen Herzinfarkts in die Notaufnahme eingeliefert wurden und eine extreme Lebensbedrohung wahrnahmen, eher dazu neigten, dauerhafte PTBS-Symptome zu entwickeln, als Patienten, die dieses Ausmaß an Bedrohung nicht empfanden. Bei den Patienten mit den geringsten Graden an Bedrohungswahrnehmung bestand eine höhere Wahrscheinlichkeit, dass sie einen resilienten Verlauf zeigten. Wichtig ist, dass diese Ergebnisse gleich ausfielen, unabhängig davon, ob man bei den Patienten tatsächlich einen Herzinfarkt diagnostizierte oder nicht. Mit anderen Worten: Die subjektive Wahrnehmung der Bedrohung war mindestens genauso wichtig wie der objektive Grad der Bedrohung.[35]

Denselben grundlegenden Befund ergab auch unsere Forschung zum 11. September. In diesen Studien hatten sowohl die tatsächlichen Ereignisse, die die Menschen durchlebten – ihre objektive Exposition –, als auch ihre subjektive Wahrnehmung des persönlichen Risikos einen prognostischen Wert für spätere PTBS-Symptome. Von entscheidender Bedeutung war, dass wir, als wir beides gleichzeitig untersuchten, feststellten, dass Personen, die letztlich einen resilienten Reaktionsverlauf aufwiesen, sich selbst zur Zeit der Anschläge in relativ geringer Gefahr wähnten, unabhängig von ihrer tatsächlichen objektiven Gefährdung.[36]

Doch sogar diese Ergebnisse oder zumindest ihre scheinbare Konsistenz können irreführend sein. Die persönlich wahrgenommenen Risiken, die durch ein potenzielles Trauma ausgelöst werden, sind vielfältig. Sie kommen und gehen und erreichen ihren Höchststand an unterschiedlichen Punkten vor, bei und nach dem eigentlichen Ereignis. Wie Sie inzwischen wahrscheinlich ahnen, erweisen sich die Gesamteffekte der Risikowahrnehmung ähnlich wie bei der Traumastärke in Anbetracht dieser Art von Variabilität als relativ gering und je nach Kontext und Timing als veränderlich. Dennoch ist die Bedrohungswahrnehmung in vielen Situationen von großer, wenn nicht entscheidender Bedeutung.

Auf die Gründe dafür erhalten wir einige Hinweise, wenn wir genauer betrachten, wie sich diese Wahrnehmungen herausbilden. Die objektive Risikoeinschätzung ist relativ unkompliziert. Experten und Expertinnen für Risikobewertung haben den Prozess auf vier elementare Schritte reduziert. Die Fachleute fangen damit an, zunächst festzustellen, dass tatsächlich eine Bedrohung existiert. Dann charakterisieren sie nacheinander die Merkmale, das Ausmaß der Exposition und das allgemeine Gefahrenniveau. Laien, also alle Übrigen von uns, neigen dazu, ein Risiko stärker in Bezug auf unsere subjektiven Gefühlsreaktionen einzuschätzen – was Experten als *gefühlsmäßige Risikowahrnehmung (risk as feeling)* bezeichnen – und uns auf schnelle und größtenteils unbewusste, automatische Prozesse zu stützen, die auf das unmittelbare Überleben ausgerichtet sind. Einer dieser Prozesse erinnert an die in Kapitel 2 erörterten mentalen Abkürzungen und besteht darin, von den wie auch immer gearteten Teilinformationen, die uns gerade zur Verfügung stehen, auszugehen und möglichst schnell zu reagieren. Wir vergleichen diese eingeschränkten Wahrnehmungen mit unseren Erinnerungen an ähnliche Erfahrungen. Wenn sie zusammenpassen – und unsere früheren Erfahrungen uns sagen, dass wir in Gefahr sind –, reagieren wir erschrocken und alarmiert. Wenn unsere Assoziationen in einer gegebenen Situation hingegen nicht negativ oder vielleicht sogar positiv sind, werden wir die möglicherweise vorhandenen Risiken wahrscheinlich unterschätzen und nicht mit der gebotenen Vorsicht reagieren.[37] Mit anderen Worten: Eine zutreffende Bedrohungswahrnehmung ist notwendig für eine gesunde Anpassung.

Ein eindrucksvolles Beispiel für die Gefahren der Risikounterschätzung bietet der Kontext der sexuellen Viktimisierung. Obwohl Experten und Expertinnen aus diesem Bereich immer in Sorge wegen einer möglichen Täter-Opfer-Umkehr sind, setzen sie sich dennoch dafür ein, dass Mädchen und Frauen unbedingt lernen müssen, Risiken zu erkennen und darauf zu reagieren. »Eines der wichtigsten Mittel, die einer Frau zur Verfügung stehen, um ihr Risiko eines sexuellen Angriffs zu verringern«, so der Rat der Experten, »besteht darin, dass sie lernt, gefährliche Situationen, die ihre Verwundbarkeit für einen Angriff erhöhen könnten, zu erkennen und effektiv darauf zu reagieren. Je früher die Frau fähig ist, das Risiko zu erkennen, desto mehr Optionen hat sie, einer riskanten Situation zu entfliehen oder sich, wenn nötig, erfolgreich zu verteidigen.«[38]

Eine besonders heikle Situation in dieser Hinsicht ist, wenn die sexuelle Gewalt von jemandem ausgeht, den das Opfer kennt, wie zum Beispiel bei einer Vergewaltigung nach einer Verabredung. Lustvolle sexuelle Gefühle mit einem vertrauten Partner oder Bekannten können starke positive Assoziationen wecken, die ein ahnungsloses Opfer dazu verleiten, die Hinweise auf eine drohende Gefahr zu ignorieren. Das kann ein besonders verwirrendes Szenario für Frauen sein, die früher schon die Erfahrung sexueller Gewalt gemacht haben. Forscher und Forscherinnen haben das Problem untersucht, indem sie Frauen baten, sich ein Tonband von der simulierten sexuellen Begegnung eines heterosexuellen Paares anzuhören, bei dem sich die Situation rasch von Zuneigung zu verbaler Nötigung und dann zu Androhungen von Gewalt und letztlich Vergewaltigung entwickelt. Die Frauen hatten in diesem Fall die Aufgabe, einen Knopf zu drücken, sobald sie den Eindruck hatten, das Date sollte abgebrochen werden, weil der Mann auf dem Tonband »zu weit geht«. Frauen, die wiederholt zu Opfern sexueller Gewalt geworden waren, hatten größere Schwierigkeiten, die Hinweise zu entschlüsseln, und neigten dazu, die Begegnung zu einem späteren Zeitpunkt zu stoppen als andere Frauen in der Studie. Bei ihnen bestand auch eine höhere Wahrscheinlichkeit, dass sie die Beendigung des Dates so lange hinauszögerten, bis die Bedrohung nur allzu offensichtlich war (zum Beispiel wenn es zu verbalen Drohungen und der Anwendung von Zwang durch den männlichen Darsteller kam, zusammen mit beharrlichen Weigerungen der Frau wie »Wag es nicht, mich anzufassen!« oder »Lass mich los!«). Interessant war, dass einige der Frauen, die bereits sexuelle Gewalt erfahren hatten, mehr PTBS-Symptome eines erhöhten Erregungsniveaus (Arousal) zeigten, was eine Hypervigilanz gegenüber Bedrohungen, aber keine weiteren Formen von PTBS-Symptomen umfasst; diese Frauen reagierten schneller, wenn es darum ging, die Gefahrenhinweise wahrzunehmen und das Signal für den Abbruch des Dates zu geben.[39]

Die Konsequenzen einer Risikounterschätzung bei sexuellen Begegnungen in der realen Welt sind ernüchternd. In einer weiteren Simulationsstudie ließen sowohl eine verzögerte Risikowahrnehmung als auch eine verzögerte Verhaltensreaktion auf die Bedrohung die Prognose zu, dass eine größere Wahrscheinlichkeit für eine tatsächliche sexuelle Viktimisierung in der Zukunft, nach Abschluss der Studie, bestand, und zwar unabhängig davon, ob die Teilnehmerinnen schon vorher zu Opfern sexueller Gewalt geworden waren oder nicht.[40]

Wenn wir unsere Perspektive auf andere Formen potenzieller Traumata erweitern, stellen wir fest, dass die Folgen der Risikowahrnehmung sich je nach Kontext unterscheiden.[41] Nach einem innerstädtischen Terroranschlag bestand bei denjenigen Menschen, die davon ausgingen, ein zweiter Angriff stehe unmittelbar bevor, eine höhere Wahrscheinlichkeit, dass sie hilfreiche proaktive Verhaltensweisen zeigten, zum Beispiel Pläne fallen ließen, Ziele einschränkten oder den Kontakt und die Unterstützung anderer suchten, als bei Menschen, die ein niedrigeres Bedrohungspotenzial wahrnahmen. Doch diese Reaktionen variierten und hingen davon ab, in welcher Entfernung sich die Personen vom Ort des Anschlags befanden, wie alt sie waren und welchem Geschlecht sie angehörten.[42] Eine weitere Studie befasste sich mit den Überlebenden von Flutkatastrophen. Darin kam man zu dem Ergebnis, dass die generelle Angst der Menschen vor Flutkatastrophen ebenso wie ihre Risikobewertung einer künftigen Flut in der eigenen Region sie dazu motivieren konnten, sich in angemessener Weise auf eine mögliche Flutkatastrophe vorzubereiten. Diese Faktoren variierten allerdings je nach den emotionalen Reaktionen der Opfer auf die vorherige Flut und das Ausmaß dieser vorangegangenen Katastrophe.

Unter Hochrisikobedingungen kann die schnelle Reaktion auf eine Bedrohung über Leben und Tod entscheiden. Das gilt zum Beispiel für gefährliche Berufsfelder wie den Polizeidienst. Eine Studie legte dar, dass die Risikowahrnehmung durch Polizeischüler vorhersagte, wie gut sie später in ihrem Beruf als Polizeibeamte mit Gefahren zurechtkamen. In diesem Fall bestand bei Polizeischülern, die beim Anschauen eines erschütternden Schulungsfilms viele Stresshormone ausschütteten (ein Zeichen, dass sie auf die Bedrohung reagierten), eine höhere Wahrscheinlichkeit, dass sie im Laufe der nächsten vier Jahre einen resilienten Entwicklungspfad einschlugen. Bei Auszubildenden, die eher gleichgültig und emotional abgestumpft auf den Film reagierten (also nicht auf die Bedrohung reagierten), bestand eine höhere Wahrscheinlichkeit, dass sie einen Verlauf mit chronisch wachsendem Stressniveau zeigten.[43]

Die Aufmerksamkeit für Bedrohungen kann besonders wichtig sein, wenn Hochrisikoereignisse in Kontexten auftreten, die normalerweise nicht mit Gefahr verbunden werden. Ein Beispiel ist, wenn Zivilpersonen sich unversehens der schrecklichen Bedrohung durch einen Krieg ausgesetzt sehen. Forscher und Forscherinnen in Israel belegten dies eindrucksvoll, indem sie bei den Bewohnern von zwei unterschiedlichen geografischen Regionen maßen, wie aufmerksam sie auf die Bedrohung durch Raketenangriffe reagierten. Eine dieser Regionen war schwer von Luftangriffen betroffen, die andere wurde davon bedroht, aber nicht direkt angegriffen. Für die Bewohner des Gebiets, in dem keine direkten Angriffe stattfanden, war es erwartungsgemäß nicht entscheidend, auf das Ausmaß der Bedrohung zu achten. Dagegen war es für die Bewohner des Gebiets, das schweren Angriffen ausgesetzt war, eine Frage von Leben oder Tod, dass sie ihre Aufmerksamkeit auf die Bedrohung richteten. Bei den Bewohnern dieser Region bestand ein klarer Zusammenhang zwischen höherem Gefahrenbewusstsein und besserer psychischer Gesundheit – so zeigten sie ein Jahr später insbesondere weniger Symptome von PTBS und Depressionen.[44] Wieder spielte auch das Timing eine Rolle. Als die Forscher die Messungen ein Jahr, nachdem die Angriffe aufgehört hatten, wiederholten, war die Bedrohungswahrnehmung in beiden geografischen Regionen bedeutungslos.

Eine zu starke Konzentration auf Bedrohungen zur falschen Zeit kann sich ebenfalls als schädlich erweisen. Das geschieht zum Beispiel in lebensbedrohlichen Situationen, in denen es wenig oder keinen Sinn hat, auf die Bedrohung konzentriert zu bleiben. Ein perfektes Beispiel für dieses Szenario liefert die an früherer Stelle erwähnte Herzinfarktstudie. In dieser Untersuchung wurde die Bedrohungswahrnehmung gemessen, während die Patienten und Patientinnen sich in der Notaufnahme befanden. Zu diesem Zeitpunkt hatten sie bereits auf die Gefahr, die ihr Körper ihnen signalisiert hatte, reagiert, wodurch sie überhaupt erst ins Krankenhaus gekommen waren. Nachdem sie dort eingetroffen waren, konnten sie nichts anderes mehr tun, als möglichst ruhig zu bleiben und sich behandeln zu lassen. Wenn sie weiterhin unablässig der Bedrohung große Aufmerksamkeit schenkten, was zu diesem Zeitpunkt nicht mehr hilfreich war, verringerte dies die Wahrscheinlichkeit der Resilienz.[45]

Das richtige Verhalten in der richtigen Situation zur richtigen Zeit

Den meisten Menschen gelingt es, traumatischen Stress auszuhalten, ohne anschließend ernsthaften oder anhaltenden psychischen Schaden zu nehmen. Die meisten Menschen sind resilient. Wie wir jedoch gesehen haben, zeigen die Merkmale und Verhaltensweisen, die mit Resilienz korrelieren, paradoxerweise nur leichte Effekte, und das liegt hauptsächlich daran, dass kein einzelnes Merkmal oder Verhaltensmuster ausnahmslos hilfreich ist. Jedes Verhalten und jede Eigenschaft haben sowohl Vor- als auch Nachteile. Was in der einen Situation, zu einem bestimmten Zeitpunkt funktioniert, funktioniert in einer anderen Situation, zu einem anderen Zeitpunkt möglicherweise überhaupt nicht. Alles zusammengenommen kommt man zu dem wenig überraschenden Schluss, dass die meisten Menschen dies offenbar irgendwie herausfinden, da sie mehrheitlich resilient sind. Die meisten von uns sind anscheinend hinreichend flexibel, um zu erkennen, wie das richtige Verhalten in einer gegebenen Situation aussieht, und dann in der Lage, sich entsprechend zu verhalten, um sich anzupassen und weiterzumachen. Wenn Sie die Geschichte bis hierhin verfolgt haben, halten Sie es vermutlich für sonnenklar, dass diese Art von Flexibilität existiert. Doch, wie wir in Kürze sehen werden, steckt weit mehr hinter dieser Flexibilität, als man auf den ersten Blick vermutet.

TEIL III

Bringen wir uns selbst ins Spiel

KAPITEL 5

Ein flexibles Selbstbild

Flexibilität wird normalerweise definiert als etwas, das mit Anpassung zu tun hat, mit der Fähigkeit, sich mühelos zu ändern, sich zu biegen, ohne zu brechen. Der Begriff wird häufig synonym mit Begriffen wie Plastizität, Elastizität, Anpassungsfähigkeit, Geschmeidigkeit und manchmal sogar Resilienz verwendet. Doch, nur um das klarzustellen, Flexibilität und Resilienz sind unterschiedliche Konzepte. Ich verwende den Terminus »Resilienz« in diesem Buch, um ein Muster anhaltender psychischer Gesundheit nach potenziellem Trauma zu beschreiben, oder noch genauer ein *stabiles Reaktionsmuster gesunder Funktionsweisen* über die Zeit. Flexibilität ist nicht Resilienz. Flexibilität ist der Prozess, den wir anwenden, um uns selbst an traumatischen Stress anzupassen, damit wir unseren Weg zur Resilienz finden können.

Das Herzstück dieses Prozesses ist eine Abfolge von Schritten, die ich als die *Flexibilitätssequenz* bezeichne. Sie bilden die praktischen Grundlagen der Flexibilität. In diese Sequenz fließt vieles ein, und in Kürze werde ich die einzelnen Schritte ausführlich erläutern. Doch vorher müssen wir verstehen, woran es liegt, dass wir uns angesichts von Widrigkeiten überhaupt selbst dazu motivieren können, uns auf diesen Prozess einzulassen.

Flexibilität ist nichts, was einfach so geschieht. Sie ist kein passiver Vorgang. Obwohl das Konzept der Flexibilität häufig durch Bilder von irgendeinem elastischen Material wie Gummi oder Bambus veranschaulicht wird, das bei äußerem Druck nachgibt und sich biegt, lässt sich der Mensch nicht so leicht bewegen. Wir müssen uns motivieren und uns selbst bewegen. Dieser Prozess erfordert, dass wir der anstehenden Aufgabe zumindest ein gewisses Maß an engagierter Anstrengung widmen.

Dasselbe gilt für jedes erlernte Verhalten. Ganz gleich, wie versiert wir sein mögen, wir müssen trotzdem motiviert sein, unsere Fertigkeiten anzuwenden. Spitzensportler und Musikerinnen zum Beispiel verfügen möglicherweise über alle erforderlichen Fähigkeiten, erbringen aber trotzdem keine herausragende Leistung, wenn ihnen das richtige Mindset, die richtige Einstellung und Motivation zum Einsatz dieser Fähigkeiten, fehlt. Und wie Sportlerinnen und Musiker können wir unsere Flexibilitätsfähigkeiten erst nutzen, wenn wir uns selbst und unsere geistige Haltung mit ins Spiel bringen. Wir brauchen das, was ich als *flexibles Selbstbild* oder *Mindset* bezeichne.

Dieses flexible Selbstbild ist vor allem nach einem potenziell traumatischen Ereignis von zentraler Bedeutung. Diese Ereignisse erschüttern unseren gesamten Organismus. Sie sind mit einem so unmittelbaren Gefühl der Dringlichkeit und Gefahr verbunden, dass die Stressreaktion des Körpers auf Hochtouren läuft. Wir haben diese starke traumatische Stressreaktion in allen Einzelheiten gesehen, als Will, Eva und Reina sich ihren Weg durch die labyrinthartigen Gefahren der Anschläge vom 11. September bahnten. Der Stress, den sie erlebten, half ihnen, sich zu konzentrieren. Er half ihnen, die nötige Energie aufzubringen, um anspruchsvolle körperliche Herausforderungen zu meistern und nötigenfalls so schnell wie möglich zu fliehen. Aber gelegentlich wurde dieser Stress auch übermächtig. Und in manchen Fällen überwältigt der traumatische Stress uns leider auch noch lange, nachdem das auslösende Ereignis vorbei ist. Wenn das geschieht, entwickelt sich der traumatische Stress zu einer Reihe von anhaltenden und lähmenden Problemen, die typischerweise als PTBS beschrieben werden.

Meistens sind wir fähig, erfolgreich mit traumatischem Stress umzugehen, ohne ernsthafte oder dauerhafte Schäden davonzutragen. Dennoch wird uns das Ereignis einige Tage oder auch Wochen lang mit verstörenden Gedanken und Bildern verfolgen. Normalerweise wollen wir diese Gedanken und Bilder unbedingt loswerden. Doch damit uns das gelingt, müssen wir aufmerksam sein. Wir müssen eine Bestandsaufnahme davon machen, was mit uns passiert und wie wir darauf reagieren, zumindest so lange, bis wir verstehen, was wir dagegen tun können. Ein flexibles Selbstbild unterstützt diesen Prozess.

Ein flexibles Selbstbild ist im Grunde die Überzeugung, dass wir fähig sind, uns selbst an die gegebene Herausforderung anzupassen, dass wir, was immer nötig ist, tun werden, um voranzuschreiten. Den Kern dieses Mindsets bilden drei miteinander verknüpfte Überzeugungen: *Optimismus* in Bezug auf die Zukunft, *Vertrauen* in die eigenen Bewältigungsfähigkeiten und die Bereitschaft, eine Bedrohung als *Herausforderung* zu betrachten. Bei jeder dieser Überzeugungen hat man unabhängig voneinander festgestellt, dass sie mit resilienten Verläufen in Zusammenhang stehen. Wir haben jetzt wiederholt gehört, dass die mit Resilienz verbundenen Eigenschaften und Verhaltensweisen nur schwach korrelieren und nicht in jeder Situation gleichermaßen effektiv sind. Von daher wissen wir, dass Optimismus, Vertrauen in die eigenen Bewältigungsfähigkeiten und die Orientierung an Herausforderungen als solche uns nicht resilient machen können. Dennoch sagt uns die Tatsache, dass sie mit Resilienz einhergehen, wenn auch nur schwach, sie müssten an irgendeinem

Punkt etwas Nützliches bewirken. Jetzt können wir anfangen, genauer zu betrachten, worin dieser Nutzen besteht.

Obwohl jede der Überzeugungen für sich genommen für eine generell gesunde Haltung steht, passiert noch etwas anderes, wenn alle drei zusammenkommen, und zwar etwas Größeres. Diese Überzeugungen stehen in Wechselbeziehung zueinander und ergänzen sich auf eine Weise, die ihre Einzelwirkung vervielfacht. Und zusammengenommen erzeugen sie eine robuste Überzeugung, ein Selbstbild, das im Grunde besagt: »Ich werde nicht scheitern. Ich werde einen Weg finden, um diese Herausforderung zu meistern.« Es mag andere Mittel geben, mit denen sich die notwendige Motivation erzeugen lässt, um uns selbst ins Spiel zu bringen und flexibel zu reagieren, doch mir ist keines bekannt, das so direkt oder so wirkungsvoll ist wie die geballte Kraft dieser drei Überzeugungen.

Das Konzept eines flexiblen Selbstbilds oder Mindsets ist in deutlicher Anlehnung an damit verwandte Konzepte entstanden, wie etwa die von Carol Dweck entwickelten Konzepte des wachstumsorientierten Selbstbilds (*Growth Mindset*) oder seines Gegenteils, des statischen Selbstbilds (*Fixed Mindset*). Ursprünglich angelegt als eine Möglichkeit, das schulische Lernen zu unterstützen, bedeutet das Konzept des wachstumsorientierten im Gegensatz zum statischen Selbstbild etwa Folgendes: Menschen, die sich um das Erlernen neuer Ideen oder Fähigkeiten bemühen, scheitern häufig, weil sie glauben, dass die Begabung, die sie für diese Ideen oder Fähigkeiten brauchen, etwas Angeborenes sei. Entweder man hat diese Begabung oder eben nicht. Dieses sogenannte statische oder starre Selbstbild (*Fixed Mindset*) wird häufig durch die in der Bildungspraxis verbreiteten Methoden, wie etwa Intelligenztests, verstärkt. Wenn Schüler, die ein statisches Selbstbild entwickelt haben, schlecht abschneiden, scheint das ihr Selbstbild nur zu bestätigen. Häufig geben sie dann einfach auf und stellen ihre Bemühungen ein. Sie sagen sich selbst: »Was soll's. Wenn Menschen entweder begabt sind oder nicht, und ich versagt habe, dann habe ich wohl kein großes Talent.« Wenn Schüler hingegen glauben oder davon überzeugt werden können, Begabung sei etwas Formbares, man könne sich also verbessern, sei es durch Fleiß, Ausdauer oder wertvolle Anleitung durch andere –, dann entwickeln sie ein wachstumsorientiertes oder dynamisches Selbstbild (*Growth Mindset*). Im Laufe der Zeit zeigen diese Schüler tendenziell immer bessere Leistungen. Sie versuchen es immer wieder und erwerben schließlich die notwendigen Fähigkeiten.

Ein flexibles Selbstbild ist nicht dasselbe wie ein dynamisches Selbstbild, aber es gibt offenkundige Gemeinsamkeiten. Wie das dynamische Selbstbild umfasst auch das flexible Selbstbild die Überzeugung, dass es möglich ist, eine Herausforderung zu meistern. Das ist allerdings auch der Grund, wie Dweck eilig betont, weshalb »das wachstumsorientierte Selbstbild häufig damit verwechselt wird, dass man flexibel oder aufgeschlossen ist oder eine positive Sichtweise hat« – Eigenschaften, die mit dem flexiblen Selbstbild zweifellos im Einklang stehen.[1] Für Dweck ist der Hauptstreitpunkt jedoch nicht so sehr die Vorstellung, diese Eigenschaften seien nicht mit Wachstum vereinbar, sondern die Annahme, solche Eigenschaften seien angeboren, etwas, das wir entweder besitzen oder nicht besitzen. Auch hier deckt sich das wachstumsorientierte mit dem flexiblen Selbstbild. Obwohl die Überzeugungen, die ein flexibles Selbstbild ausmachen, gewisse Ähnlichkeiten mit bestimmten festen Charakterzügen zu haben scheinen, sind sie in Wahrheit formbar und lassen sich, wie wir in späteren Kapiteln sehen werden, kultivieren und fördern.

Das Konzept eines an Flexibilität orientierten Selbstbilds geht außerdem zurück auf ein früheres und heute fast vergessenes Konstrukt, die sogenannte *Stress Hardiness* oder Widerstandsfähigkeit gegen Stress.[2] Dieses Modell, das ursprünglich in den späten 1970er Jahren von Suzanne Kobasa (heute Quellette-Kobasa) und ihrem Mentor Salvador Maddi entwickelt wurde, basiert auf drei Überzeugungen: Engagement für die Gestaltung der eigenen Lebensaufgaben, ein Gefühl von Kontrolle und die Bereitschaft, Stressfaktoren als Herausforderungen zu betrachten. Die ersten beiden Überzeugungen haben nur entfernte Ähnlichkeiten mit Optimismus und Vertrauen in die eigenen Bewältigungsfähigkeiten, doch die dritte Überzeugung, die Ausrichtung auf Herausforderungen, entspricht genau der des flexiblen Selbstbilds.

Als das Konzept der Hardiness erstmals aufkam, regte es zu vielen neuen Denkansätzen über die Wechselbeziehung zwischen Selbstbild und Bewältigung an. Doch als Forscher und Forscherinnen zunehmend in Zweifel zogen, ob Hardiness tatsächlich einen Schutz gegen Stress bot, geriet es allmählich aus der Mode. Die Abwertung war voreilig. Das Konzept der Hardiness ist nicht in Vergessenheit geraten, weil es nicht nützlich war, sondern weil es, ähnlich wie das wachstumsorientierte oder dynamische Selbstbild, schnell als Typus, in diesem Fall als Hardiness-Typus, missdeutet wurde.[3] Diese falsche Auslegung führte leider zu vielen Missverständnissen und Missbräuchen des Konzepts.

Quellette-Kobasa und Maddi waren weitaus cleverer. Sie betrachteten Hardiness keineswegs als Typus. Auch waren sie nicht der Auffassung, dass die Bestandteile dieser Widerstandsfähigkeit einen Puffer gegen Stress bedeuteten oder Resilienz erzeugten. Vielmehr verstanden sie Hardiness klugerweise als einen Zwischenschritt, ein Repertoire von Überzeugungen, »die den Mut und die Motivation für die harte Arbeit liefern, die man leisten muss, um die belastenden Umstände potenzieller Katastrophen in Wachstumsmöglichkeiten umzuwandeln.« Dieses Repertoire an

Überzeugungen, so ihre Ansicht, schafft einen »Weg«, der schließlich zur Resilienz führen kann.[4]

Auf derselben grundlegenden Vorstellung basiert auch das Konzept des flexiblen Selbstbilds.[5] Ebenso wie Hardiness nicht an sich einen Puffer gegen Stress bietet, macht uns auch ein flexibles Selbstbild nicht von sich aus resilient. Doch es ebnet den Weg, indem es uns dazu motiviert, uns mit der Stresssituation auseinanderzusetzen. Es befähigt uns, die »harte Arbeit« der flexiblen Anpassung an gegebene Herausforderungen zu leisten.

Frühe Hinweise

Obwohl wir die Einzelheiten des flexiblen Selbstbilds bislang noch nicht erörtert haben, haben wir Hinweise darauf erhalten, als Jed im Begriff war, in den OP gerollt zu werden. In diesem Augenblick schien Jed ungewöhnlich ruhig und brachte kurz, aber klar seinen Optimismus und sein Vertrauen in eine Genesung zum Ausdruck – beides Komponenten eines flexiblen Selbstbilds.

Zeichen dieser flexiblen Mentalität zeigten sich auch in Reinas Erfahrungsbericht vom 11. September, nicht in ihrer Schilderung des eigentlichen Anschlags – an diesem Tag überschlugen sich die Ereignisse, und sie war zu sehr mit dem nackten Überleben beschäftigt –, sondern später, als wir sie und andere Überlebende baten, ihre Erfahrungen in den Wochen nach den Anschlägen zu beschreiben.

Nachdem sie sicher zu Hause angekommen und endlich wieder mit ihrem Ehemann und ihren Kindern vereint war, so erzählte Reina, hatte sie anfangs das Gefühl, vom traumatischen Stress überwältigt zu werden. Doch als sie ihre Erfahrungen mit immer wieder wechselnden Gruppen von besorgten Familienangehörigen und Freunden teilte, gab deren Unterstützung ihr Kraft. Relativ früh entwickelte sie die zuversichtliche Erwartung, fähig zu sein, die schlimmen Erinnerungen, die sie immer wieder überfielen, zu bewältigen. Trotz der Tatsache, dass sie häufig von Bildern und Träumen von den Anschlägen verfolgt wurde, war sie überzeugt, sie würde einen Weg finden, um erfolgreich damit umzugehen. »Ich weiß nicht genau, warum«, berichtete sie, »aber ich hatte das Gefühl, dass ich es in den Griff bekomme.«

Reina zeigte auch Hinweise auf eine Orientierung an Herausforderungen. Obwohl sie gern Menschen um sich hatte, sah sie dennoch voraus, dass zumindest ein paar schwierige soziale Situationen vor ihr lagen, und sie plante, wie sie diese Herausforderungen am besten meistern könnte. Sie achtete zum Beispiel darauf, aus dem Haus zu gehen und unter Leute zu kommen, um die Lage zu sondieren. Als das Leben allmählich wieder zur Normalität zurückkehrte, war sie ohne große Probleme fähig, sich voll und ganz auf andere Menschen einzulassen.

Sie überlegte auch, wie sie nötigenfalls wieder reisen könnte. Wie andere Überlebende hatte auch Reina nach den Anschlägen ein mulmiges Gefühl, wenn es ums Fliegen ging. Es weckte so starke Assoziationen mit dem Terrorakt. Aber sie stieg trotzdem wieder in ein Flugzeug. Wie sie es ausdrückte: »Ich war nicht gerade begeistert, aber ich machte es trotzdem. Ich habe es durchgestanden.« Eine der Lösungen, die Reina sich zurechtlegte und die sich erneut auf ihre große Sozialkompetenz stützte, bestand darin, mit den anderen Passagieren zu sprechen. »Ich bin ein kontaktfreudiger Mensch, aber in Flugzeugen rede ich normalerweise nicht viel. Ich mag meine Privatsphäre. Doch nach dem 11. September war es, na ja, das Fliegen machte mir Angst, und deshalb sprach ich mit den Leuten, praktisch mit jedem, der in Hörweite saß. Es half. Ich weiß nicht, warum, aber es half, und deshalb machte ich es immer wieder.«

Während unseres Interviews mit Reina sprachen wir auch darüber, dass sie bewusst versuchte, sich eine optimistische Einstellung zu bewahren. Obwohl wir uns nicht direkt nach ihrem Optimismus erkundigten, fragten wir Überlebende routinemäßig, ob sie sich eine positive Zukunft vorstellen oder sich darauf freuen könnten.

»Freue ich mich auf die Zukunft? Yeah, normalerweise schon. Ich habe mir selbst immer wieder gesagt: ›Es kommt alles in Ordnung, dies hier geht vorüber, denk an all das Gute in deinem Leben‹, und ich habe mich irgendwie dazu gezwungen, mir Gedanken darüber zu machen, was ich künftig tun werde, auch wenn, na ja ... nach den Anschlägen war alles irgendwie so im Fluss, und ich war mir nicht sicher, was das sein würde ... Aber jetzt habe ich viel zu tun und freue mich auf meine neuen Projekte. Alles ist im Grunde in Ordnung. Ich bin glücklich. Ich freue mich auf die Zukunft, was immer sie bereithält.«

Auf den folgenden Seiten werde ich jede dieser Überzeugungen – Optimismus, Vertrauen in die eigenen Bewältigungsfähigkeiten und die Orientierung an Herausforderungen – ausführlich erörtern und darlegen, wie sie zusammenspielen und sich gegenseitig verstärken, um ein flexibles Selbstbild zu erzeugen. Beginnen wir mit dem Optimismus, der wohl bekanntesten dieser drei Überzeugungen.

Optimismus

In der psychologischen Fachliteratur wird Optimismus definiert als die allgemeine Überzeugung, dass die Zukunft sich zum Guten wenden wird, auch wenn es keinen konkreten Beweis dafür gibt. Mit anderen Worten: Optimismus ist ein Vorurteil, eine zum Positiven neigende Interpretation möglicher Zukunftsszenarien. Wie nicht anders zu erwarten, verlassen sich manche Menschen stärker und dauerhafter auf ihren Optimismus als andere.[6] Doch fast jeder ist fähig, zumindest zeitweise optimistisch zu sein.

Die Idee, Optimismus fördere unsere Widerstandskraft, kursiert seit einiger Zeit in populärwissenschaftlichen Büchern und in den Medien.[7] Das wird auch durch eine beträchtliche Anzahl von Forschungsnachweisen bestätigt. Menschen, die bei Optimismusmessungen gut abschneiden, bewältigen widrige oder potenziell traumatische Lebensereignisse in der Regel relativ gut. Meine eigene Forschung hat ergeben, dass bei optimistischen Menschen eine höhere Wahrscheinlichkeit besteht als bei nicht optimistischen, dass sie nach einem potenziell traumatischen Ereignis ein resilientes Reaktionsmuster zeigen. In einer Studie konnten wir nachweisen, dass Optimismus – gemessen wurden die Jahre vor einem potenziell traumatischen Ereignis – die Vorhersage eines resilienten Reaktionsverlaufs nach Eintreten des Ereignisses erlaubte.[8]

Diese Befunde führen uns wieder zurück zum Resilienzparadox.[9] Niemand ist die ganze Zeit oder in jeder Situation optimistisch. Unablässiger Optimismus wäre tatsächlich unrealistisch, wenn nicht schlichtweg wahnhaft. Außerdem gilt wie für praktisch alle Indikatoren von resilienten Ergebnissen auch für den Optimismus, dass er nicht ausnahmslos effektiv ist. Manchmal kann er sogar zu einem schlimmeren Ausgang führen.[10] Dennoch ist er immer noch von Vorteil, wenn es darum geht, potenziell traumatische Erlebnisse zu bewältigen – nicht, weil jemand die ganze Zeit über optimistisch ist oder weil Optimismus uns resilient macht, sondern weil Optimismus dazu motiviert, sich für die erwartete positive Zukunft anzustrengen, was zum flexiblen Selbstbild gehört. Ob wir am Ende tatsächlich zur Resilienz gelangen, hängt natürlich, wie wir in Kürze sehen werden, nicht nur vom Optimismus, sondern auch noch von weiteren Faktoren ab.

Maren war ein grundsätzlich optimistischer Mensch. Sie wuchs in Düsseldorf auf, und obwohl ihre Kindheit recht typisch für ein deutsches Mädchen aus der Mittelschicht verlief, war schon früh klar, dass sie klug und begabt war, vor allem, was Sprachen anging. Nach dem Abitur wollte sie ebenso wie viele ihrer Freunde für ein Jahr ins Ausland gehen, bevor sie ein Studium aufnahm. Die englische Sprache beherrschte sie bereits recht gut, und als sich die Möglichkeit bot, das Jahr in London zu verbringen, ergriff sie die Gelegenheit. Als das Jahr zu Ende ging, beschloss sie, sich für ein Studium an der renommierten University of Cambridge zu bewerben. Zu ihrer Freude wurde sie angenommen. Sie war gerade 21 geworden, und ihre Zukunft hätte nicht rosiger aussehen können.

Während ihres zweiten Jahres in Cambridge lud ein Kommilitone Maren zu einem Wochenendtrip aufs Land ein. Er besaß ein Pferd in Wiltshire, einer Region, die für ihre archäologischen Stätten berühmt ist. Sie könnten in einem Bed & Breakfast übernachten, schlug er vor, die Umgebung erkunden und ein wenig ausreiten. Maren erinnerte sich, dass sie das alles total romantisch fand.

In Wiltshire herrscht ein relativ gemäßigtes Klima, verglichen mit anderen Regionen Englands, und der erste Tag ihres Ausflugs bot sich für einen Ausritt an. Sie entschieden, direkt zu den Ställen zu fahren, doch bei ihrer Ankunft mussten sie feststellen, dass nur ein Pferd verfügbar war.

Unverdrossen beschlossen die beiden, sich trotzdem einen schönen Tag zu machen und das eine Pferd abwechselnd zu reiten. Marens Begleiter stieg zuerst in den Sattel und wechselte dann, als Maren dran war, aufs Fahrrad und radelte nebenher.

Maren hatte Pferde schon immer geliebt. Als Kind hatte sie Reitunterricht genommen und sogar einige akrobatische Voltigiertechniken erlernt. Auch wenn sie sich nicht für eine erfahrene Reiterin hielt, dachte sie doch, sie würde ganz gut mit dem Pferd zurechtkommen.

Ein unbekanntes Pferd zum ersten Mal zu reiten, ist immer eine kleine Herausforderung. Hinzu kam, dass dieses spezielle Pferd unter einer schmerzhaften Knochenerkrankung gelitten hatte und eine Zeit lang nicht bewegt worden war. Von all dem wusste Maren nichts. Ihre Gedanken wurden von der Aussicht auf einen wunderschönen Tag beherrscht, den sie gemeinsam mit einem möglichen neuen Freund und auf dem Rücken eines Pferdes verbringen würde.

In gelöster Stimmung brachen sie auf.

Anfangs schlugen sie ein gemächliches Tempo an, Maren auf dem Pferd, ihr Freund auf dem Fahrrad, und genossen plaudernd das schöne Wetter. Schließlich erreichten sie ein offenes Feld, und Maren signalisierte dem Pferd, in Trab zu fallen. Der Grund für das, was als Nächstes geschah, ob das Pferd Schmerzen hatte oder ob ihm die unbekannte Reiterin missfiel, wurde nie geklärt. Das Pferd ging durch, bockte und warf Maren ab.

Es ging alles sehr schnell. Einen Moment lang spürte Maren, wie sie ins Rutschen geriet, im nächsten Moment lag sie bereits flach auf dem Rücken im Gras. Als sie aufstehen wollte, stellte sie fest, dass sie sich nicht bewegen konnte.

Das Rückenmark ist die Hauptleitung des zentralen Nervensystems, eine Autobahn für Sinnes- und Bewegungsinformationen, die vom Gehirn ausgehen oder zu ihm hinführen. Sein Netzwerk von Nervenfasern verbindet praktisch alle Teile unseres Körpers und spielt eine große Rolle bei vielem, was wir normalerweise tun, ohne überhaupt darüber nachzudenken: atmen, sich bewegen, verdauen, körperliche Empfindungen wahrnehmen oder sexuell reagieren. Die über das Rückenmark transportierten Informationen sind so entscheidend, dass es abgesehen vom Gehirn der einzige Teil des Nervensystems ist, der sein eigenes schützendes Knochengehäuse hat.

Verletzungen des Rückenmarks sind immer gefährlich. Das Beste, worauf man hoffen kann, ist, dass das Rückenmarkgewebe nur geprellt ist. Prellungen führen zu kleineren Nervenschäden und zu einem vorübergehenden Empfindungsverlust in einem begrenzten Teil des Körpers wie in der Hand oder im Fuß. Bei schwereren traumatischen Rückenmarksverletzungen können leider auch Wirbelkörper brechen, das Rückenmark kann einreißen oder sogar durchtrennt werden. Wenn das geschieht, ist die Schädigung häufig dauerhaft und führt zu unterschiedlichen Lähmungsgraden. Die *Paraplegie* bezieht sich auf den Verlust der sensorischen oder motorischen Funktionen in den unteren Extremitäten. Die *Tetraplegie* oder *Quadriplegie* ist eine Lähmung aller Gliedmaßen und des Rumpfes. Schwere Verletzungen des Rückenmarks lassen sich allerdings nicht immer so einfach einordnen, und Betroffene beschreiben ihren Zustand häufig in aufschlussreicheren Begriffen, die sie mit der Lokalisation der Verletzung, dem spezifischen Wirbel, in Verbindung bringen. Je weiter oben auf der Wirbelsäule die Verletzung angesiedelt ist, desto größer der Verlust an körperlichen Funktionen.

Maren lag starr auf dem Feld, auf dem sie nur wenige Minuten zuvor sorglos den herrlichen Tag genossen hatte. Was ist ihr in diesem Moment durch den Kopf gegangen? Ihrer Erinnerung zufolge war sie sich überhaupt nicht sicher, was eigentlich geschehen war.

»Mir war nicht klar, was los war. Ich habe es nicht wirklich verstanden. Ich wusste nur, dass ich mich festgehalten hatte, dann abgerutscht war, und im nächsten Moment lag ich auf dem Rücken und konnte nicht aufstehen und wusste nicht, warum.«

Zum Glück war sie nicht allein. Ein weiteres großes Glück war, dass sich ganz in der Nähe ein Krankenhaus befand, das auf die Behandlung von Rückenmarksverletzungen spezialisiert war. Dorthin wurde Maren mit einem Hubschrauber gebracht.

Sie versuchte, ruhig zu bleiben, aber als sie im Krankenhaus eintraf, begann die Angst sie zu überwältigen.

»Beängstigend war, dass es so schien, als würde ich ewig hin und her transportiert, durch all diese Krankenhauskorridore, um von allen Seiten geröntgt zu werden. Ich hatte starke Schmerzen. Die ganze Zeit dachte ich immer wieder: ›Gebt mir irgendwelche Medikamente. Ich will, dass das aufhört.‹«

Marens Familie befand sich in Deutschland. Als ihre Mutter von dem Unfall erfuhr, nahm sie das nächste Flugzeug und kam am folgenden Tag in England an. Maren fand es immer noch schwierig, ihre schlimme Situation wirklich zu begreifen.

»Ich hatte nicht erkannt, was mit mir passiert war. Es kam mir nicht in den Sinn, dass ich eine Rückenmarksverletzung hatte. Das Komische ist, dass ich in Gedanken immer noch mit wirklich albernen Sachen beschäftigt war. Ich dachte zum Beispiel immer noch darüber nach, dass der Typ, den ich kennengelernt hatte, romantische Gefühle in mir auslöste. Überlegte, was wohl in seinem Kopf vorging. Es war lächerlich. Ich lag da mit dieser wirklich schweren Verletzung, aber hatte keine Ahnung, was es wirklich bedeutete. In Bezug auf das, was mir passiert war, fehlte mir jedes Gefühl für Verhältnismäßigkeit.«

Das begann sich zu ändern, als Maren und ihre Mutter schließlich Gelegenheit zu einem Gespräch mit einem Arzt hatten.

Das deutsche Wort für Paraplegie aufgrund einer Rückenmarksverletzung ist Querschnittslähmung. Maren kannte den englischen und den deutschen Begriff dafür, aber der englische Ausdruck *spinal cord lesion* für »Läsion des Rückenmarks« klang für sie noch nicht so schwerwiegend. Als sie sich mit ihrer Mutter auf Deutsch unterhielt und das Wort »Querschnittslähmung« hörte, begriff sie schließlich, was los war.

Dieser Moment hat sich tief und unauslöschlich in ihr Gedächtnis eingeprägt.

»Ich dachte nur: ›Oh, mein Gott!‹«

Eine Rückenmarksverletzung verändert das Leben meist von Grund auf. Auch wenn Maren noch nicht genau wusste, wie ihre Welt sich ändern würde, konnte sie sich doch des Gedankens nicht erwehren, alles, was jetzt auf sie zukam, würde schlimm sein– unfassbar schlimm. Wahrscheinlich das Schlimmste, was sie je erlebt hatte.

Der Unfall hatte in vier Bereichen von Marens Brustwirbeln zu Frakturen geführt. Das war extrem besorgniserregend. Der Brustbereich befindet sich relativ weit oben an der Wirbelsäule. Zum Glück hatte die Verletzung das Rückenmark nicht durchtrennt. Das zumindest war eine gute Nachricht, denn ein durchtrenntes Rückenmark ist nicht heilbar. Dennoch schien eine schwere Schädigung vorzuliegen, und die Prognose war nicht gut.

Zu den gängigen Verfahren in einem Fall wie dem von Maren gehört das operative

Einsetzen von Metallplatten oder -stäben, um die geschwächte Rückenmarkstruktur zu stabilisieren. Dadurch kann die Wirbelsäule größerem Druck standhalten, und es wird zumindest eine gewisse Mobilität ermöglicht. Der Krankenhauschirurg, der diese Operationen normalerweise durchführte, befand sich im Osterurlaub. An seiner Stelle wurde Maren von einem älteren, konservativer eingestellten Arzt behandelt. Er entschied sich gegen die Operation. Ohne die stabilisierenden Metallteile würde Maren neun Wochen lang Tag und Nacht so reglos wie möglich im Bett liegen müssen. Bewegen würde sie sich nur, wenn die Pflegekräfte kamen, um ihren Körper zur Dekubitusvorbeugung zu drehen.

Während Maren hilflos und bewegungslos in ihrem Krankenhausbett lag, konnte sie kaum etwas anderes tun, als nachzudenken. Fast zwangsläufig beschwor sie Bilder einer deprimierenden Zukunft herauf. Was, wenn sie nie wieder laufen könnte? Sie konnte sich nicht vorstellen, ihr früheres Leben in Cambridge in einem Rollstuhl fortzusetzen. Der bloße Gedanke daran war »extrem beängstigend und deprimierend«.

Die meisten Menschen haben irgendwann in ihrem Leben einmal unter tiefer Traurigkeit gelitten. Eine schwere depressive Episode ist allerdings etwas völlig anderes und viel schlimmer. Schwere Depressionen sind heimtückisch. Sie tauchen nicht plötzlich auf wie eine Grippe oder ein Muskelkrampf. Sie gären. Die Symptome verstärken sich gegenseitig. Sie intensivieren sich und entwickeln sich nach und nach zu einem immer schlimmeren Leiden.

Eine voll ausgewachsene Depression hat zwei Hauptmerkmale. Das eine ist eine traurige oder niedergeschlagene Grundstimmung, die den größten Teil des Tages und über mehrere Wochen anhält. Das zweite ist ein Verlust des Interesses an den Dingen, die man normalerweise erfreulich oder spannend findet. Wenn die Depression außer Kontrolle gerät, werden diese beiden Symptome von weiteren Problemen begleitet: Denk- und Konzentrationsschwierigkeiten, Erschöpfung, Ein- und Durchschlafprobleme oder ein exzessives Schlafbedürfnis, Gefühle der Wertlosigkeit und auffällige Veränderungen des Appetits. Depressionen treten tendenziell auch gemeinsam mit Angstsymptomen auf – insbesondere mit übermäßiger Sorge und Beunruhigung.

Sogar wenn es Maren irgendwie gelang, bedrückende, angstvolle Gedanken in Schach zu halten, war da immer noch die Verletzung als solche. Nach praktisch jedem Maßstab waren der Sturz und seine Folgen traumatisch. Unerwartet, lebensbedrohlich und schmerzhaft – die perfekten Voraussetzungen für PTBS.[11]

Auf eine Rückenmarksverletzung folgt meist eine Phase, die als spinaler Schock bezeichnet wird und normalerweise einige Wochen anhält. Dabei kommt es zu einem vollständigen Ausfall aller oder bestimmter neurologischer, motorischer oder vegetativer Funktionen unterhalb der Läsionsstelle. Diese riskante Phase kann in extremen Fällen zum Herzstillstand oder anderen gefährlichen Ausfällen des vegetativen Nervensystems führen. Mitunter treten auch Kopfschmerzen, seltsame körperliche Empfindungen und exzessives Schwitzen auf.

Während dieser ersten Tage tat Maren ihr Bestes, um alle schrecklichen und verzweifelten Gedanken, die ihr im Krankenbett durch den Kopf gingen, zu vertreiben. Zur Schmerzlinderung erhielt sie starke Morphiumgaben, die sie ruhig stellten. Das war sicherlich hilfreich, doch obwohl Maren im Allgemeinen ein optimistischer Mensch war, konnte sie nicht davon ausgehen, dass alles von allein in Ordnung kommen würde. Eine Rückenmarksverletzung ist eine sehr ernste Sache, und zu diesem Zeitpunkt war Maren sich ihres Zustands durchaus bewusst. Sie tat alles, was sie konnte, um den Mut nicht sinken zu lassen. Alle Energie, die sie aufbringen konnte, nutzte sie, um ihre Gedanken bewusst und unablässig auf ein einziges Ziel zu konzentrieren – sie wollte wieder gesund werden. An diesem Ziel hielt sie hartnäckig fest. Sie würde nicht aufgeben.

»Ich wollte diese Geschichte einfach nicht glauben. Ich war nicht bereit zu akzeptieren, dass ich nie wieder laufen würde.«

Maren entdeckte, dass Musik eine große Hilfe war. Sie stellte fest, dass die Musik sie an andere Orte und Zeiten versetzte und dass sie sie nutzen konnte, um positive Vorstellungen von Gesundheit heraufzubeschwören.[12]

»Ich stellte mir vor, dass ich geheilt war und gehen konnte. Ich stellte mir vor, wie ich an einem Strand entlangging.«

Marens Mutter und ihre Brüder – die ebenfalls nach England geflogen waren – teilten ihre Überzeugung, Optimismus sei eine wertvolle Hilfe. Sie bestärkten ihn auf jede erdenkliche Weise. Das gab Maren enormen Auftrieb. Sie kauften ihr Musik. Sie massierten ihr die Beine. Sie waren bereit, alles auszuprobieren, was vielleicht funktionieren könnte.

Bei Marens Vater sah die Sache etwas anders aus. Er war ein Mann der Tat, er meinte es gut und stürzte sich, sobald er aus Deutschland angereist war, mit Verve auf Marens Situation. Doch für ihn ging es beim Helfen nicht um gute Stimmung, sondern um Details und Fakten. Er machte sich daran, so viele Informationen wie möglich über alle Details von Rückenmarksverletzungen und Marens Pflege zu sammeln.

Was immer zusätzliche Fakten an Vorteilen bieten mochten, Maren war zu diesem frühen Zeitpunkt nicht daran interessiert. »Ich versuchte, mich selbst nicht allzu vielen Informationen auszusetzen«, erinnerte sie sich. »Das gehörte nicht zu meinem

Plan. Ich versuchte, mich ausschließlich auf positive Gedanken an Heilung zu konzentrieren, nicht auf Einzelheiten meiner Verletzung.«

An den ersten Tagen nach einer Rückenmarksverletzung ist für gewöhnlich noch nicht klar, wie viele Funktionen wieder hergestellt werden können. Erst wenn der anfängliche spinale Schock abzuklingen beginnt, wird es möglich, den Schweregrad der Verletzung genauer zu bestimmen und einzuschätzen, wie gut oder wie schlecht der Patient oder die Patientin damit zurechtkommen wird.

Für Maren kam dieser Wendepunkt zehn Tage nach der Verletzung. Der spinale Schock schien nachzulassen.

Und dann geschah es.

»Ich bewegte meine Zehen ... Das Gefühl kam ganz langsam zurück.«

Sie war überglücklich.

Ihre Familienangehörigen und Freunde freuten sich mit ihr.

Sie hatte ihre Zehen nur ein kleines Bisschen bewegt, ein paar Millimeter. Aber diese wenigen Millimeter schienen riesig.

»Als ich meine Zehen bewegte, war das ein Riesending. Es hätte auch bedeutungslos sein können, aber ich hatte etwas, auf dem ich aufbauen konnte. Ich entwickelte die felsenfeste Überzeugung, dass ich wieder laufen würde.«

Nicht alle teilten diese Euphorie oder Marens Optimismus. Ihre Ärzte hatten so etwas schon früher beobachtet. Sie waren extrem vorsichtig, wenn nicht durchweg pessimistisch. Eine kleine Bewegung der Zehen, erklärten sie Maren, sei aufregend, aber nicht wirklich bedeutungsvoll. Sie hatten sich ihre Daten genauer angeschaut und hielten leider weiterhin an ihrer schlechten Prognose fest.

Ein Grund für ihren Pessimismus war, dass sie wussten, dass der spinale Schock nicht nur zum Ausfall körperlicher Empfindungen führt, sondern weitaus mehr anrichtet. Er kann beeinflussen, wie Patienten und Patientinnen die ersten Tage ihrer Verletzung erleben. Die Unterbrechung der Signale ans Gehirn kann Denkprozesse beeinträchtigen, Emotionen dämpfen oder es dem Patienten erschweren, seine Situation wirklich zu begreifen. Einige Mediziner haben darauf hingewiesen, dass die Patienten in späteren Stadien des spinalen Schocks mitunter erstaunlich kooperativ oder sogar heiter erscheinen und dass ihre Stimmung und ihre Interaktionen mit dem Krankenhauspersonal angemessen und normal wirken. Man dürfe diese Phase jedoch nicht zu ernst nehmen, warnen Ärzte und Ärztinnen, weil die scheinbar normale emotionale Anpassung, die diese Patienten zeigten, sehr wahrscheinlich täusche. Schon bald erlebten sie häufig eine Phase der Wut und dann, sobald sie die volle Tragweite ihrer Situation erkannt hätten, würden sie zweifellos anfangen, Anzeichen von Kummer und Depressionen erkennen zu lassen.[13]

Motivation

Als Maren die Zehen bewegte, fühlte sie sich »wie elektrisiert«. Mehr Beweise brauchte sie nicht. Sie hatte hart daran gearbeitet, eine optimistische Haltung zu bewahren. Jetzt spürte sie, wie ihr Optimismus sprunghaft anstieg.

Aber würde das etwas ändern? Die Prognose war immer noch schlecht. Konnte ihre positive Sicht der Zukunft wirklich etwas Gutes bewirken? Konnte Maren sie nutzen, um das von allen Seiten drohende Gefühl der Hoffnungslosigkeit und Verzweiflung zu vertreiben und sich weiter auf eine Genesung zu konzentrieren?

Zu den Vorteilen einer optimistischen, zukunftsorientierten Sichtweise gehört, dass sie in einer Hinsicht etwas außerordentlich Gutes bewirkt – sie fördert unsere Motivation. Die Anpassung an jede widrige Situation bedeutet harte Arbeit, und auf diese harte Arbeit konzentriert zu bleiben, erfordert Energie. Der Glaube an eine positive Zukunft liefert genau den richtigen Motivationsschub, um uns diese Energie zu verleihen. Als Forschungsprobanden gebeten wurden, sich positive Zukunftsereignisse vorzustellen, während sie in einer MRT-Röhre lagen, war eine stärkere Aktivierung in der Amygdala erkennbar, einer Hirnregion, die mit der Bewertung der emotionalen Bedeutung eines Ereignisses zusammenhängt, und im anterioren cingulären Cortex (ACC), einer Region, die unter anderem mit der emotionalen Entscheidungsfindung und der Antizipation künftiger Belohnungen verknüpft ist. Wenn wir uns positive Zukunftsereignisse ausmalen, teilen diese beiden Hirnregionen starke wechselseitige Nervenverbindungen. Sie scheinen zusammenzuarbeiten, um uns etwas Gutes, das die Zukunft bringt, besser vorhersehen zu lassen, und motivieren uns von daher, uns auf diese Zukunft einzulassen. Bei Menschen, die hohe Punktwerte bei Messungen des Optimismus erzielen, zeigen sich diese Hirnaktivierungsmuster, die mit einer lohnenden Zukunft verbunden sind, in noch stärkerem Ausmaß.[14]

Optimismus weckt die Bereitschaft in uns, die notwendige Arbeit zu tun, um diese positive Zukunft zu erreichen. So ziemlich alles, was wir tun, erfordert Energie und Anstrengung. Wenn wir uns körperlich betätigen, verbrennen wir Kalorien, und wie jeder weiß, der irgendeine Art von Fitnesstracker benutzt, verbrennen wir umso mehr Kalorien, je intensiver wir uns bewegen oder trainieren. Dasselbe gilt im Allgemeinen für unsere Hirnaktivität. Unser Gehirn ist immer aktiv, auch wenn wir uns ausruhen, und die Hirnaktivität erfordert einen überraschend hohen Anteil unserer verfügbaren Stoffwechselressourcen. Wie wir über die Welt denken, beeinflusst so ziemlich alles, was wir tun, und ist aufs Engste damit verknüpft, wie sehr wir uns anstrengen und wie viel Energie wir verbrauchen. Wer lange und angestrengt über emotional anspruchsvolle Themen nachdenkt, verbraucht sogar noch mehr Ressourcen, und der Effekt erstreckt sich häufig auf andere körperliche Funktionen wie die Ausschüttung von Stresshormonen und eine erhöhte Herzfrequenz. Obwohl wir noch nicht auf die Einzelheiten eingegangen sind, ist auch ein flexibles Denken nur mit Energie und Anstrengung möglich. Wenn Menschen optimistisch sind, besteht eine höhere Wahrscheinlichkeit, dass sie Energie und Anstrengung in die Arbeit an Problemen investieren; sie gehen davon aus, dass die Zukunft Gutes bringt und die Anstrengung sich lohnt.[15]

Auf die gleiche Weise hat die optimistische Vorwegnahme einer lohnenden Zukunft auch etwas von einer sich selbst erfüllenden Prophezeiung. Optimisten ergreifen die Initiative, um sich vorausschauend um sich selbst zu kümmern. Kein Wunder, dass sie tendenziell gesünder sind als andere Leute und länger leben.[16] Da Optimisten glauben, sie würden erfolgreich sein, neigen sie dazu, bei den Aufgaben, die sie in Angriff nehmen, beharrlicher zu sein. Damit hängt zumindest teilweise zusammen, dass sie tatsächlich erfolgreicher sind. Dasselbe gilt für die soziale Welt. Optimisten haben tendenziell bessere und engere Beziehungen als Nichtoptimisten, wahrscheinlich ebenfalls aus denselben sich selbst erfüllenden Gründen.[17]

Maren war begeistert, als sie ihre Zehen bewegen konnte. Doch vor ihr lag ein schwerer Weg. Sie musste mit den weiter anhaltenden körperlichen Schmerzen fertigwerden. Die erste Woche nach Abklingen des spinalen Schocks war besonders hart. Bei einer Rückenmarksverletzung wird die Verbindung zwischen dem Gehirn und den Motoneuronen unterbrochen, die unsere Muskelbewegungen steuern. In gewisser Weise fangen die Motoneuronen an, eigenständig zu arbeiten. Weil sie nicht mehr direkt mit dem Gehirn verbunden sind, feuern sie häufig spontan und lösen dadurch Wellen starker Muskelspasmen aus.[18] Maren hatte entsetzliche Schmerzen. Um die Spasmen abzuschwächen, musste sie sich selbst, so gut es ging, dazu zwingen, den Körper zu entspannen. Das war mitunter eine elende Schinderei, aber ihre Familie stand ihr zur Seite, und sie ertrug es, so gut sie konnte. Als die motorischen Bahnen des zentralen Nervensystems schließlich heilten, ließen die Spasmen allmählich nach. Die ganze Zeit über ließ Maren es nicht zu, dass ihr Optimismus schwand.

»Ich hatte mir ein bestimmtes Ziel gesetzt: Ich würde wieder laufen. Um dieses Ziel drehte sich in den folgenden zwei Jahren mein ganzes Leben.«

Angetrieben von ihrem Optimismus dachte sie sorgfältig darüber nach, wie sie ihr Ziel erreichen könnte. Dann richtete sie sich auf eine anhaltende Anstrengung ein und mobilisierte alle Kräfte für die anstehende Langstrecke.

Wie nicht anders zu erwarten, bedeutete ihre hartnäckige Überzeugung, wieder laufen zu lernen, manchmal auch, dass sie mit den Vertretern der Schulmedizin aneinandergeriet, die davon ausgingen, Maren verdränge entweder die Wahrheit oder sei einfach schlichtweg töricht.

Maren erinnerte sich an eine besonders belastende Situation dieser Art. Etwa sechs Wochen nach dem Unfall wurde entschieden, dass sie nach Deutschland zurückkehren sollte, damit sie in der Nähe ihrer Familie behandelt werden konnte. Das war kein leichtes Unterfangen, weil es einen Flug erforderte. Um eine Verschlimmerung ihres Zustands zu vermeiden, musste Maren während des Transports fixiert und völlig ruhig gestellt werden. Sie bereitete sich innerlich darauf vor und gab sich alle Mühe, den Mut nicht zu verlieren.

»Ich versuchte, mit den medizinischen Einsatzkräften, die mich auf dem Flug begleiteten, ein bisschen zu flirten und zu plaudern. Wir alberten herum und hatten eine lustige Unterhaltung. Aber dann schauten sie in meine Krankenakte und danach behandelten sie mich anders. Sie wurden ziemlich ernst.«

Maren fragte, ob sie auch einen Blick in die Unterlagen werfen dürfe. Bis dahin hatte sie ihre Krankenakte praktisch noch nie gelesen. Es war ein sehr schwieriger Moment.

»Die Akte bestand aus lauter negativen Bewertungen, sagte im Grunde voraus, dass ich an den Rollstuhl gefesselt sein würde. Die Sprache in dem Bericht war ... na ja ... schockierend. Ich versuchte doch immer, positiv zu bleiben, aber die Sprache in dem Bericht war so absolut negativ.«

Die Diskrepanz wurde noch schlimmer. Maren hatte die englischen Ärzte und Ärztinnen immer für übervorsichtig gehalten. Doch als sie in ein deutsches Krankenhaus verlegt wurde, stellte sie fest, dass die deutschen Ärzte sogar noch konservativer waren.

»Die deutschen Mediziner äußerten sich total negativ über meine Chancen, je wieder laufen zu können.«

Dennoch hielt Maren an ihrer optimistischen Überzeugung fest, zumindest teilweise ein normales Leben zurückzuerobern, und blieb auf diese Überzeugung fokussiert.

Das erste Krankenhaus, in dem Maren in Deutschland aufgenommen wurde, hatte einen herausragenden Ruf als Forschungseinrichtung, aber Maren fühlte sich dort von Anfang an nicht wohl. Sie entschied, dass sie in ein Krankenhaus wollte, das vielleicht empfänglicher für ihren positiven Ansatz war, und drängte darauf, in eine andere Einrichtung zu kommen.

Schließlich fand sie ein Krankenhaus, das besser geeignet schien, und schaffte es, sich dorthin verlegen zu lassen.

Nachteile?

Hatte Marens hartnäckiger Optimismus auch eine Kehrseite? Wie wir gesehen haben, ist Optimismus wie jeder Resilienz fördernde Faktor, nicht ausnahmslos hilfreich und kann in einigen Situationen sogar schädlich sein. Optimismus kann zum Beispiel übertrieben positive Erwartungen wecken, die letztlich in bitterer Enttäuschung enden. Optimismus kann auch zu unrealistischen Hoffnungen auf ein erwünschtes, aber vielleicht höchst unwahrscheinliches Ergebnis führen, wie es manchmal bei Krebsbehandlungen der Fall ist. Ärzte berichten, viele Patienten und Patientinnen würden eine Behandlung mit unrealistisch hohen Erwartungen beginnen. In einer Studie wurde zum Beispiel festgestellt, dass die Mehrheit der Krebspatienten, die eine Behandlung suchten, überzeugt war, ihre persönliche Chance auf einen Behandlungserfolg sei größer und ihr Risiko geringer als beim Durchschnittsmenschen.[19] Trotzdem – wenn wir die Wahrscheinlichkeit eines unerwünschten Ergebnisses von unseren Erwartungen darüber, wie gut wir tatsächlich mit seinen Folgen umgehen, trennen, kann Optimismus sogar unter schlimmen Bedingungen immer noch heilsam sein. Tatsächlich belegt die Forschung, dass Optimismus sogar angesichts der gewaltigen Bedrohung durch eine Krebsbehandlung den Menschen dabei hilft, den Stress dieser Behandlung erfolgreich zu bewältigen.[20]

Nachdem Maren sich in dem neuen sympathischeren Krankenhaus eingelebt hatte, richtete sie ihre Aufmerksamkeit sofort darauf, ihren Körper zu stärken.

»Ich habe mich wie eine Verrückte auf das Therapieprogramm gestürzt. Ich habe alles gemacht, was ich konnte. Ich habe alle Angebote des Krankenhauses voll genutzt und sogar noch mehr gemacht. Ich bin auch außerhalb der offiziellen Kurszeiten in die Sporthalle gegangen und habe allein mit den Gewichten trainiert.«

Zwar war sie immer noch auf einen Rollstuhl angewiesen, doch fing sie an, erste Gehversuche mittels einer Kombination aus Krücken und Knieschienen zu machen. Ihr Zustand verbesserte sich deutlich und dadurch auch ihre Fähigkeit, ihre optimistische Einstellung aufrechtzuerhalten. Sie hörte nie auf, sich auf eine positive Zukunft zu konzentrieren, hörte nie auf zu glauben, dass sie die Fähigkeit zu laufen zurückgewinnen und alles sich am Ende zum Guten für sie wenden würde. Angetrieben von ihrem wachsenden Optimismus entwickelte sie die fast grenzenlose Fähigkeit, neue Ansätze auszuprobieren. Sie war offen für praktisch jede Option, die ihre Genesung fördern könnte. Natürlich führte diese Offenheit sie gelegentlich auch in Sackgassen.

Bei der Erinnerung daran musste sie lachen.

»Nach einer Verletzung wie dieser will dich praktisch jeder heilen.«

Es gab jedoch auch Hoffnung auf neue Methoden. Während Maren noch in England war, hatte ihre Mutter ihr ein Buch des amerikanischen Psychiaters Gerald Jampolsky mitgebracht, das zahlreiche inspirierende Geschichten von Menschen enthält, denen es gelungen ist, schlimme Krankheiten und Verletzungen zu überstehen, indem sie ihre Überzeugungen änderten.[21] Maren fühlte sich durch die Lektüre so beflügelt, dass sie an Jampolsky schrieb, weil sie sich gern mit ihm treffen wollte. Nicht lange danach, zurück in Deutschland, erzählte der Hausarzt der Familie ihr von einem traditionellen hawaiianischen Heiler, einem *Kahuna*, der die sogenannte LomiLomi-Massage einsetzte, um Menschen zu helfen, schwere körperliche Beeinträchtigungen zu überwinden. Zu jener Zeit unternahm der Kahuna zufällig gerade eine Vortragsreise durch Deutschland, und der Hausarzt arrangierte ein Treffen zwischen Maren und ihm. Maren fand ihn herrlich »charismatisch« und glaubte, sein Ansatz könnte ihr helfen. Während eines zwanglosen Gesprächs schlug der Auszubildende des Kahuna vor, Maren solle die hawaiianische Insel Maui besuchen, wo er arbeitete. Maren erinnerte sich, dass es für sie klang wie ein echter Ort der Heilung.

Für eine Person mit eingeschränkter Mobilität ist es ein sehr langer Weg von Deutschland nach Maui. Die Reise würde kostspielig und schwierig werden. Sie würde eine Menge Vorabplanung erfordern. Und dabei war das Ganze nicht mehr als eine hoffnungsvolle Möglichkeit. Es gab keine Garantien.

Die meisten Menschen hätten den Plan vermutlich sofort wieder fallen gelassen. Doch Maren fühlte sich stark angezogen von der Option und blieb in Kontakt mit dem Team des Heilers. Sobald sie mehr Kraft in den Beinen hatte, traf sie schließlich alle notwendigen Vorkehrungen für die Reise. Zum Glück hatte auch Jampolsky etwa zur selben Zeit geantwortet. Wie sich herausstellte, verbrachte er gemeinsam mit seiner Frau und seiner Kollegin Dr. Diane Cirincione ebenfalls einige Zeit in Hawaii, auf einer der anderen Inseln, und schrieb, sie freuten sich sehr, Maren kennenzulernen.

Für Maren erwiesen sich die Erfahrung der Zusammenarbeit mit dem Kahuna und das Treffen mit Jerry und Diane von Anfang an als außerordentlich positiv, und zwar so sehr, dass sie letztendlich vier Monate in Hawaii blieb, obwohl sie ursprünglich nur sechs Wochen geplant hatte.

»Wenn ich gekonnt hätte, wäre ich auch noch länger geblieben«, erzählte sie lachend.

Auf Hawaii trainierte Maren so viel wie möglich. Sie schwamm täglich im Ozean, um ihre Muskeln weiter aufzubauen. Sie schloss auch viele Freundschaften während dieser Zeit und erinnerte sich an viele wunderbare und wertvolle Gespräche, die sie mit Jerry, Diane und anderen neuen Freunden führte.

Vor allem fand Maren eine perfekte Entsprechung für ihre eigene beharrlich optimistische Einstellung.

»Es war toll. Die Leute waren so positiv. Das liebe ich wirklich an den Amerikanern. Sie haben diese ganzen fantastischen Geschichten über Leute, die Widrigkeiten überwinden. Amerikaner lieben solche Geschichten. Und sie liebten meine Geschichte und machten mir Mut. Es war eine sehr positive Zeit in meinem Leben.«

Sie machte stetige Fortschritte. Und jeder Fortschritt bestärkte ihre Zuversicht.

Am Jahrestag des Unfalls unternahm Maren gemeinsam mit einem Freund einen Ausflug zum Gipfel des Haleakala-Kraters auf Maui, um den Sonnenaufgang zu beobachten. Am Nachmittag desselben Tages gingen sie an den Strand, und Maren versuchte zum ersten Mal völlig allein zu gehen.

Und sie schaffte es!

Es war ein hart erkämpfter Sieg, ein ganz besonderer Moment und ein wirklich erstaunlicher Erfolg.

Aber Maren war noch nicht fertig.

Sie arbeitete weiter daran, ihren Körper zu trainieren und zu stärken, und zwei Jahre nach dem Unfall kehrte sie an die Universität von Cambridge zurück, um ihr Studium wieder aufzunehmen. Für Maren war das der ultimative Triumph. Sie ging wieder auf den Campus, auf ihren eigenen zwei Beinen, ohne äußere Hilfsmittel. Maren genoss den Stolz auf ihre Leistung still für sich, aber sie hätte wahrlich den Jubel eines Stadionpublikums verdient.

KAPITEL 6

Synergie

Jahre später, als der Unfall längst Geschichte war, verstand Maren allmählich, warum ihre Ärzte und Ärztinnen so vorsichtig gewesen waren. Viele Menschen, die eine Rückenmarksverletzung erlitten haben, gewinnen ein gewisses Empfindungsvermögen zurück, aber mehr auch nicht. Bei vielen Betroffenen bleibt es ein Traum, je wieder laufen zu können.

Maren erkannte schließlich, wie ungewöhnlich ihre physische Genesung gewesen war. Unbestreitbar hat sie hart dafür gearbeitet, aber sie hatte ebenso Glück. Auch Optimismus kann ein unheilbar geschädigtes Rückenmark nicht heilen. Marens Verletzung gehörte offenbar zu den wenigen, bei denen die Chance auf Heilung bestand. Was wäre, wenn es diese Chance nicht gegeben hätte? Was, wenn die Schädigung dauerhaft geblieben wäre?

Maren hat oft über diese Möglichkeit nachgedacht. Sie fragte sich, wie gut sie die Situation bewältigt hätte, wenn sie nicht fähig gewesen wäre, so kurz nach dem Unfall die Zehen zu bewegen, oder wenn sie die Fähigkeit zu laufen nie zurückgewonnen hätte. Ob ihr Optimismus dann der Verzweiflung gewichen wäre?

Hier kommen die anderen beiden Überzeugungen, die zu einem flexiblen Selbstbild gehören, ins Spiel. Wenn Maren sich allein auf ihren Optimismus gestützt hätte, wäre sie vielleicht der Hoffnungslosigkeit erlegen. Optimismus allein ist einfach nicht genug. Die Konzentration auf eine positive Zukunft ist zweifellos eine starke Motivation, die uns hilft, flexible Lösungen anzustreben. Doch dieses Ziel zu erreichen, diese flexiblen Lösungen zu finden, wird erheblich schwieriger, wenn nicht unmöglich, solange wir uns allein auf den Optimismus verlassen, vor allem, wenn wir mit einer Hiobsbotschaft nach der anderen konfrontiert werden.

Wie an früherer Stelle erwähnt, basiert ein flexibles Selbstbild auf der Überzeugung, dass wir fähig sein werden, uns der gegebenen Herausforderung anzupassen, und dass wir tun werden, was immer nötig ist, um voranzukommen. Optimismus trägt zweifellos zu dieser Überzeugung bei. Doch es geschieht noch etwas anderes, wenn die anderen beiden Bestandteile dieses Mindsets – Vertrauen in die eigenen Bewältigungsfähigkeiten und die Ausrichtung auf Herausforderungen – hinzutreten.

Diese Elemente liefern die Extraschubkraft, die wir brauchen, um schwierige Aufgaben in Angriff zu nehmen, und sie leisten, wie ich an späterer Stelle darlegen werde, sogar noch mehr als das.

Selbstvertrauen und Herausforderung

Vor einigen Jahren nahm ich im Rahmen einer Tagung in Chicago an einem Symposium über Resilienz und schwere Schicksalsschläge teil.[1] Dort lernte ich den inzwischen leider verstorbenen Paul Kennedy von der Oxford University kennen, damals einer der weltweit führenden Experten für die psychische Rehabilitation nach Rückenmarksverletzungen. Nach dem Symposium setzte ich mich mit Paul auf einen Drink zusammen. Er erzählte mir, er freue sich über den Verlaufsmusteransatz, den ich entwickelt hatte, und nach einer ausführlichen Diskussion und nach einigen weiteren Drinks fassten wir einen Entschluss: Wir wollten ausprobieren, ob dieselben Reaktionsmuster, die ich bei meiner Traumaforschung beobachtet hatte, möglicherweise auch für die Daten galten, die Paul, seine Kollegen und Kolleginnen über Rückenmarksverletzungen gesammelt hatten. Das würde meine Ergebnisse einer harten Prüfung unterziehen. Die Patienten mit Rückenmarksläsionen, über die Paul seine Daten erhoben hatte, hatten alle genau das Schicksal erlitten, dem Maren so knapp entronnen war. Keiner der Patienten in Pauls Studien hatte seine Zehen bewegt oder wenn doch, hatte es nichts geändert. Sie waren alle immer noch gelähmt.

Als wir die Studie schließlich abschlossen, gelangten wir zu erstaunlichen Ergebnissen. Trotz der schweren Art der Verletzungen stellten wir ebenso wie in vielen früheren Studien fest, dass die Mehrheit der Patienten und Patientinnen mit Rückenmarksverletzungen eindeutig einen resilienten Verlauf zeigte.[2] Das war keine vorübergehende Phase, bevor die niederschmetternde Realität einsetzte. Die resiliente Gruppe wies kontinuierlich ein niedriges Symptomniveau auf, sogar schon kurz nach der Verletzung, im Krankenhaus, und bei allen Folgemessungen im Laufe der folgenden Jahre. Noch eindrucksvoller war, dass die Symptomgrade der resilienten Patienten in etwa genauso hoch waren wie bei der Durchschnittsbevölkerung. Mit anderen Worten: Obwohl sie eine schwere Verletzung erlitten hatten und gelähmt waren, waren die meisten Betroffenen nicht depressiver oder ängstlicher als der Durchschnittsmensch von der Straße. Das galt sogar in den ersten Wochen nach der Verletzung. Doch das war noch nicht alles. Die Ergebnisse dieser Studie und weiterer Folgestudien belegten, dass resiliente Patienten über alle Bestandteile eines flexiblen

Selbstbilds verfügten. Sie waren optimistisch, sie betrachteten sich selbst als erfolgreich im Bewältigen von Schwierigkeiten, und sie waren voll auf die vor ihnen liegenden Herausforderungen konzentriert.[3]

Vertrauen in die eigenen Bewältigungsfähigkeiten motiviert auf andere Weise als reiner Optimismus. Es verleiht uns den kleinen Extraschubs, den wir brauchen, um ein bisschen wagemutiger zu sein. Wenn wir darauf vertrauen, uns selbst erfolgreich steuern zu können, ist die Wahrscheinlichkeit größer, dass wir ein breiteres Spektrum an Verhaltensweisen ausprobieren. Wir versuchen uns vielleicht sogar an Handlungsweisen, bei denen wir uns nicht ganz sicher sind, ob wir sie beherrschen, einfach weil wir von uns selbst annehmen, wir würden erfolgreich sein. Und wie Optimismus wird diese Art von Zuversicht zu einer sich selbst erfüllenden Prophezeiung. Menschen, die von sich selbst denken, sie könnten widrige Situationen erfolgreich bewältigen, glauben nicht einfach nur, Herausforderungen besser zu meistern, sondern sind tatsächlich erfolgreicher dabei, bestehende Stresssituationen zu überwinden und später auftretende Probleme zu lösen. Darüber hinaus sind sie besonders erfolgreich, wenn es darum geht, auf die Herausforderungen nach potenziell traumatischen Ereignissen zu reagieren.[4] Eine Studie, die wir bei stationär behandelten Patienten und Patientinnen mit traumatischen Verletzungen durchführten, ergab, dass diejenigen, die sich zum Zeitpunkt ihres Krankenhausaufenthalts selbst für effektiv im Umgang mit Widrigkeiten hielten, eher dazu neigten, im Verlauf der folgenden sechs Monate einen resilienten Reaktionsverlauf zu zeigen.[5]

Eine Ausrichtung auf Herausforderungen fügt der Gesamtmischung eine spezielle Note hinzu. Die beste Möglichkeit, das Wesen dieser Überzeugung zu verstehen, besteht wahrscheinlich darin, sie mit ihrem Gegenteil, nämlich einer Ausrichtung auf Bedrohungen, zu vergleichen. Wenn Menschen mit gravierenden Widrigkeiten konfrontiert sind, ist es nur natürlich, dass sie sich bedroht fühlen und sich zumindest anfangs darauf konzentrieren, wie schlimm das Ganze noch werden könnte. Wie Psychologen und Psychologinnen sagen, nehmen wir Bedrohungseinschätzungen vor, »wenn die wahrgenommene Gefahr größer ist als die wahrgenommenen Möglichkeiten oder Fähigkeiten zur Bewältigung des Stressfaktors«.[6] Mit anderen Worten: Wir erwarten, dass die Gefahr uns überwältigt oder dass wir durch den Stressfaktor schlechter dran sein werden als vorher. Im Wesentlichen sagen wir uns selbst: »Diese Situation wird übel ausgehen und sich wahrscheinlich sogar noch verschlimmern. Ich glaube nicht, dass ich damit umgehen kann.« Je mehr wir auf diese Bedrohung fokussiert bleiben, desto wahrscheinlicher ist es, dass wir mit Stress und Angst reagieren. Stress und Angst wiederum beeinträchtigen häufig unsere Fähigkeit zum effektiven Handeln. Eine anhaltende Orientierung an Bedrohungen fördert passive Reaktionsweisen. Wir lassen es zu, dass das Ereignis uns widerfährt, anstatt ihm aktiv entgegenzutreten oder etwas dagegen zu unternehmen. Und wenn das der Fall ist, sind wir weniger in der Lage, unsere Situation zu verbessern.

Verlagern wir unseren Fokus hingegen auf die Herausforderung, kommt etwas in Bewegung. Zunächst einmal nehmen wir eine aktivere Haltung ein, und wir fangen an, anders über den Stressfaktor zu denken. Wir betrachten ihn weniger als eine Bedrohung, die wir erdulden müssen, sondern eher als Herausforderung, die wir meistern können. Mit anderen Worten: Wenn wir eine Herausforderung annehmen, verändern wir unsere Haltung – wir sagen uns nicht mehr, wie schlimm alles werden wird, sondern konzentrieren uns darauf, was wir tun müssen, um die Gefahr zu überwinden.

Ein schönes Beispiel für die Art, wie die Orientierung an Herausforderungen unsere Flexibilität fördert, erschien kürzlich in einer Nachrichtenmeldung über den Komponisten und Freigeist John Zorn. Zorn hatte seit Monaten an einer großen Retrospektive seiner Kompositionen gearbeitet. Er überwachte jeden Aspekt des Projekts, ließ zum Beispiel jede Menge Musiker und Musikerinnen antreten, nahm sie in unterschiedlichen Zusammensetzungen für verschiedene Stücke auf und mischte die Tonaufnahmen der Sessions, um die endgültigen musikalischen Versionen zu produzieren. Dann, kurz bevor das gesamte Projekt sich seinem Abschluss näherte, scheiterte die Finanzierung. Es war ein ungeheuer kostspieliges Projekt, und jetzt stand kein Geld mehr zur Verfügung, um irgendetwas davon zu bezahlen. Nachdem Zorn zunächst diese Bedrohung, diesen »ersten Schock«, verarbeitet hatte, kam er zu dem Schluss, dass er keine andere Wahl hatte, als die Strategie zu ändern. »Ich verfiel in meinen Bringen-wir-das-in-Ordnung-Modus«, berichtete er. »Ich habe immer einen Plan B. Ich versuche, eine Möglichkeit zu finden, das Problem auf kreative Art zu lösen.«[7]

Zu den adaptiven Veränderungen, die durch eine Orientierung an Herausforderungen entstehen, kommt es zum Teil automatisch durch die Art und Weise, wie unser Körper reagiert. Eine eindrucksvolle Reihe von Laborstudien legt dar, wie das funktioniert. In einigen Studien wurden die Teilnehmenden gefragt, wie sie ihrer Ansicht nach auf eine drohende Stresssituation reagieren würden, zum Beispiel auf einen leichten elektrischen Schlag. In einer anderen Studienanordnung wurden sie instruiert, über den Stressfaktor nachzudenken, und zwar entweder im Sinne einer Bedrohung oder im Sinne einer Herausforderung. Unabhängig davon, ob sie es von allein taten oder dazu instruiert wurden, zeigten diejenigen Teilnehmenden, die den Stressfaktor als Herausforderung und nicht als Bedrohung betrachteten, durchweg körperliche Reaktionen, die deutlicher auf Handeln und Anpassung ausgerichtet waren.[8]

Diese Anpassungsreaktion läuft etwa folgendermaßen ab: Als Erstes stimuliert das vegetative Nervensystem unsere Herzkreislaufreaktion. Die Kontraktion des Herzmuskels verstärkt sich, und die Herzleistung steigt. Einfach ausgedrückt: Unser Herz pumpt mehr Blut. Gleichzeitig schüttet der Körper das Hormon Epinephrin – besser bekannt als Adrenalin – in den Blutstrom aus. Adrenalin fördert die Gefäßerweiterung in der Skelettmuskulatur und in der Lunge, was wiederum dazu beiträgt, den Blutdruck niedrig zu halten, und uns darauf vorbereitet, mit größerer Energie zu reagieren und unsere Kraftreserven zu mobilisieren. Ein länger wirkendes und stärkeres Stresshormon, Cortisol, wird möglicherweise ebenfalls freigesetzt, aber diese Reaktion ist reguliert, und wir passen uns schnell daran an. Diese Abfolge körperlicher Reaktionen gleicht derjenigen, die während sportlicher Aktivitäten auftritt, wenn wir voll darin aufgehen und unsere körperliche Leitungsfähigkeit ausschöpfen.

Wenn wir uns hingegen ausschließlich auf die Bedrohung konzentrieren, kommt es zwar auch zu einem Anstieg der Herzleistung, aber ohne die damit einhergehende Gefäßerweiterung. Ohne diesen hormonellen Bremsmechanismus führt eine erhöhte Herzleistung tendenziell zu einem extrem hohen Blutdruck und einer lang anhaltenden allgemeinen Stressreaktion.[9] Es kommt auch nicht zur Auslösung der körperlichen Reaktionsbereitschaft, die bei der Wahrnehmung von Herausforderungen zu beobachten ist. Tatsächlich hat man nachgewiesen, dass die physiologischen Reaktionen auf eine Bedrohungsorientierung der Art von passiver Stressreaktion gleichen, die auftritt, wenn Leute eine Hand oder einen Fuß in eiskaltes Wasser tauchen.[10] Mit anderen Worten: Man erträgt die Situation passiv, und wenn der Schmerz sich verschlimmert, ist Rückzug die einzige Option.

Noch größere Bedeutung gewinnt die Ausrichtung auf Herausforderungen, wenn Stressfaktoren über längere Zeit bestehen bleiben. So hat man zum Beispiel festgestellt, dass Kinder, die in der Schule gemobbt werden, diese Situation jedoch als Herausforderung deuten, tendenziell eher Hilfe suchen und diese Erfahrungen deshalb eher überwinden. Soldaten im Kampfeinsatz, die ein generell gutes Gesundheitsprofil zeigen, betrachten ihre Erfahrungen eher als Herausforderungen, und Soldaten mit dieser Ausrichtung leiden weniger unter Depressionen, haben weniger körperliche Beschwerden und weniger negative Gefühle und mehr positive Gefühle als andere Soldaten.[11]

Eine Orientierung an Herausforderungen fördert die Anpassung insbesondere bei der Art von ausgedehnter Tortur, die Opfer von Rückenmarksverletzungen ertragen müssen. Paul Kennedy erzählte gern eine Geschichte über einen seiner Patienten mit einer Rückenmarksverletzung, einen Maurer, der mit Ende zwanzig nach einem Arbeitsunfall gelähmt war. Anstatt vor Selbstmitleid zu zerfließen, interpretierte der Maurer sein Unglück zu einer Herausforderung um. Er sah es als Chance, seinem Leben eine neue Richtung zu geben, und fing an, Kurse an der örtlichen Universität zu belegen. Dabei entdeckte er seine Leidenschaft für Statistik und begann letztlich eine aufregende neue Berufslaufbahn als angesehener Computerforscher. Auch wenn diese Entwicklung bereits zu einem Happy End für eine ansonsten traurige Geschichte führte, ging unser zum Computerforscher gewandelter Maurer sogar noch einen Schritt weiter: Er behauptete, seine Rückenmarksverletzung sei das Beste gewesen, was ihm je passiert sei. Wenn Paul diese Geschichte erzählte, fügte er mit seinem breiten irischen Akzent immer eilig hinzu, dass »ein bisschen Berufsberatung die Sache vereinfacht hätte.«[12]

Die Verbindungen zwischen einer Ausrichtung auf Herausforderungen und psychischer Gesundheit sind auch in Pauls Studien über große Gruppen von Patienten und Patientinnen mit Rückenmarksverletzungen deutlich zu erkennen. Zum Beispiel waren in einer Studie diejenigen Betroffenen, die sich an Herausforderungen orientierten, weniger depressiv und weniger ängstlich als andere Betroffene.[13] Auch in unserer gemeinsamen Studie über Verlaufsmuster bestand bei denjenigen Patienten, die eine Rückenmarksverletzung erlitten hatten und an Herausforderungen orientiert waren, eine höhere Wahrscheinlichkeit, dass sie ein resilientes Reaktionsmuster zeigten als bei anderen.[14] In derselben Studie erzielten die resilienten Teilnehmenden auch höhere Werte bei der Messung eines damit zusammenhängenden Merkmals, des sogenannten »Kampfgeists« (*fighting spirit*).[15] Die Fragen, die zur Bewertung dieses Merkmals genutzt wurden, waren speziell auf Menschen mit Rückenmarksverletzungen zugeschnitten und ergaben eine offenkundige Affinität zu einem flexiblen Selbstbild – zum Beispiel wurden die Teilnehmenden gefragt, ob sie gewissen Behauptungen zustimmten, wie zum Beispiel: »Ich versuche, trotz der Verletzung das Beste aus meinem Leben zu machen«, »Ich weigere mich, mein Leben von der Krankheit beherrschen zu lassen« oder »Ich versuche immer, ein paar Tricks und Kniffe zu finden, um meine Situation zu vereinfachen«.

Mehr als die Summe der Teile

Die drei Überzeugungen, die in ein flexibles Selbstbild einfließen, ähneln sich in vielerlei Hinsicht. Dennoch bringt jede etwas Einzigartiges in die Mischung mit ein. Optimismus motiviert uns, an einer positiven Zukunft zu arbeiten. Eine Orientierung an Herausforderungen bringt uns dazu, darüber nachzudenken, was wir tun müssen, und Vertrauen in die eigenen Bewältigungsfähigkeiten hilft uns, diese Pläne in die Tat umzusetzen. Obwohl das unbestreitbare Vorteile sind, gibt es auch potenzielle Nachteile, genauso wie bei praktisch jeder Eigenschaft oder Verhaltensweise. Wir haben bereits die mögliche Kehrseite eines übertriebenen Optimismus erörtert. Auch das Vertrauen in die eigenen Bewältigungsfähigkeiten und die Orientierung an Herausforderungen haben mögliche Schwächen. Wer sehr stark auf sein eigenes Können vertraut, könnte zum Beispiel gelegentlich ignorieren, dass Beweise für gescheiterte Bemühungen vorliegen, und sein Verhalten von daher nicht erfolgreich anpassen. Bei einer Ausrichtung auf Herausforderungen setzen wir uns mit den Stressfaktoren auseinander, doch wenn diese Neigung unablässig anhält, kann sie auch zu physiologischer Erschöpfung führen.[16]

Das Entscheidende ist jedoch, dass diese Überzeugungen, wenn sie zusammenwirken und zu einem flexiblen Selbstbild verschmelzen, einen Synergieeffekt haben, der ihren jeweiligen potenziellen Nachteilen entgegenwirkt. Jeder Bestandteil des Selbstbilds fördert den Einfluss der anderen beiden auf eine Weise, die ihre gemeinsame Kraft zur erfolgreichen und angemessenen Auseinandersetzung mit der anstehenden Aufgabe steigert.

Optimismus ist trotzdem ein herausragender Faktor und fungiert häufig als Antreiber dieser Synergie. Richtet uns Optimismus auf eine positive Zukunft aus, können wir uns leichter vorstellen, die Herausforderungen bereits gemeistert zu haben. Das lässt jede schwierige Situation, mit der wir gegenwärtig vielleicht zu kämpfen haben, handhabbarer erscheinen, als es sonst der Fall wäre. Die Vorstellung von uns selbst in einer besseren Zukunft bestärkt unser Vertrauen, dass wir bereits über die Fähigkeit verfügen, Schwierigkeiten zu bewältigen, und diese Vorstellung kann unsere Zuversicht fördern, dass wir erfolgreich mit den Herausforderungen, denen wir im gegenwärtigen Moment ausgesetzt sind, umgehen können. Gleichsam kann Optimismus auch unsere Bereitschaft fördern, Bedrohungen im Sinne der konkreten Herausforderungen zu betrachten, die sie darstellen. Wenn die Zukunft gut wird, ist es besser, dass wir aufhören, uns Sorgen darüber zu machen, wie bedroht wir uns gerade fühlen, und stattdessen lieber aktiv mit dem weitermachen, was getan werden muss, um die konkrete Herausforderung zu meistern und hinter uns zu lassen.

Das Zusammenspiel dieser Einflüsse erscheint nicht nur logisch und folgerichtig, sondern wurde auch wissenschaftlich bestätigt, und zwar unter Verwendung einer Methode namens »Pfadanalyse«. In einer Studie hat man zum Beispiel die Beziehungen zwischen unterschiedlichen Einflusswerten bei Katastrophenopfern untersucht und festgestellt, dass die beste Erklärung für stabile psychische Gesundheit ein »Pfad« war, der mit Optimismus begann und zu höherem Vertrauen in eigene Bewältigungsfähigkeiten und dann zu verringertem Stress und weniger Traumasymptomen führte. Eine weitere Pfadanalyse, diesmal die Bewertung von Depressionen bei Brustkrebspatientinnen, die bereits eine Chemotherapie durchlaufen hatten, offenbarte einen Pfad, der von Optimismus zu stärkerer Ausrichtung auf Herausforderungen und dann zu weniger Depressionen führte.[17]

Synergetische Pfade kommen auch aus der anderen Richtung. Vertrauen in das eigene Bewältigungsvermögen kann zum Beispiel unsere Fähigkeit stärken, uns an Herausforderungen zu orientieren. Auch das hat wieder eine Logik, die dem gesunden Menschenverstand spontan einleuchtet – je mehr wir auf unsere eigenen Fähigkeiten vertrauen, desto wahrscheinlicher wird es, dass wir uns auf die anstehenden Herausforderungen konzentrieren –, was auch empirisch nachgewiesen wurde.[18] Außerdem wurde dieser Pfad in einer experimentellen Studie beobachtet, bei der den Teilnehmenden extrem schwierige Aufgaben gestellt wurden. Viele Probanden betrachteten die Aufgaben zunächst als Herausforderung. Einer Untergruppe wurden allerdings bestimmte Aufgaben zugewiesen, die man bewusst so gestaltet hatte, dass sie nicht zu lösen waren. Die Teilnehmenden, die mit dem unlösbaren Problem konfrontiert waren, hörten erwartungsgemäß nach und nach auf, die Aufgaben als Herausforderung zu sehen, und fingen an, sich darauf zu konzentrieren, wie bedrohlich sie waren. Das Vertrauen in die eigenen Bewältigungsfähigkeiten pufferte diesen Effekt jedoch ab. Die Leute, die zu Beginn des Experiments auf ihr eigenes Bewältigungsvermögen vertrauten, neigten eher dazu, die Aufgabe weiterhin als Herausforderung zu sehen, auch wenn sie wiederholt an der Lösung scheiterten. Entscheidend war, dass diese Teilnehmenden im Vergleich mit anderen Probanden auch weniger dazu tendierten, sich durch ihr Scheitern niedergeschlagen und entmutigt zu fühlen.[19]

Eine weitere experimentelle Studie wies den umgekehrten Pfad nach: In diesem Fall erhöhte die Ausrichtung auf Herausforderungen das Vertrauen in die eigene Bewältigungskompetenz. In dieser Studie wurde der sogenannte Kaltwassertest eingesetzt. Bei diesem schmerzhaften Verfahren werden die Teilnehmenden angewiesen, ihre Hände so lange wie möglich in eiskaltes Wasser zu tauchen. Diejenigen, die den Kaltwassertest als Herausforderung betrachteten, sogar während ihre Hände im Eiswasser lagen, zeigten später einen Anstieg ihres Gefühls von Selbstwirksamkeit, was ihnen half, die Hände noch länger im Wasser zu lassen. Eine weitere Studie ergab, dass Optimismus zwar häufig zu mehr Vertrauen in die eigenen Bewältigungsfähigkeiten führt, dass der Einflussweg sich aber auch umkehren kann und mehr Vertrauen in das eigene Bewältigungsvermögen zu einem weiteren Anstieg des Optimismus führt. Auch das erscheint plausibel. Je mehr wir uns in der Lage fühlen, uns selbst im Griff zu behalten, desto besser sieht die Zukunft aus.[20]

Auch wenn es vielleicht ein bisschen wie ein Klischee klingt, verdeutlichen diese Studienergebnisse, dass ein flexibles Mindset oder Selbstbild mehr ist als die Summe seiner Teile. Die einzelnen Überzeugungen, die zu einem flexiblen Selbstbild beitragen, unterstützen sich wechselseitig und erweitern und verstärken dadurch synergetisch die eher allgemeine Überzeugung, wir würden fähig sein, uns an die anstehenden Herausforderungen anzupassen und alles zu tun, was nötig ist, um voranzukommen. Die Stärke dieser allgemeinen Überzeugung ist von wesentlicher Bedeutung für ein flexibles Reagieren. Dieser Effekt wird nicht nur durch Studien belegt, sondern findet sich auch in persönlichen Erfahrungsberichten von Menschen, die mit extremen Widrigkeiten konfrontiert wurden, wie zum Beispiel in der faszinierenden Lebensgeschichte der mexikanischen Künstlerin Frida Kahlo.

Frida

Frida Kahlo ist eine weltweit verehrte Ikone. Obwohl sie auch schon zu Lebzeiten bekannt war – für ihre Kunst ebenso wie für ihre radikale politische Haltung und ihre turbulente Ehe mit dem berühmten Wandmaler Diego Rivera –, entwickelte sich ihr sofort erkennbares, unverwechselbares Image erst später. Sie war eine einzigartige Persönlichkeit und eine begnadete Künstlerin, die zu Recht zu Weltruhm gelangte. In ihren Bildern fand sie neue Wege, um ihre inneren Kämpfe und Fantasien und vor allem ein Leben voller Schmerz und Widrigkeiten zum Ausdruck zu bringen.

Kahlos Leidensweg begann früh. Im Alter von sechs Jahren erkrankte sie an Kinderlähmung. Obwohl sie sich davon erholte, hinterließ die Krankheit ihre Spuren. Als sie achtzehn Jahre alt war, schlug das Schicksal zu.

Gemeinsam mit ihrem damaligen Freund Alejandro fuhr sie in einem rappelvollen hölzernen Bus durch die Straßen von Mexico City. Es war das Jahr 1925. Busse waren etwas relativ Neues in Mexiko City, und sie transportierten Horden von Passagieren. Die Busfahrer konnten der Versuchung zum Prahlen nicht widerstehen. Sie neigten dazu, ihre neuen Prachtkutschen mit draufgängerischer Torero-Bravour durch die Stadt zu lenken.[21]

Der Bus, in dem Frida und Alejandro saßen, näherte sich einer entgegenkommenden elektrischen Straßenbahn. Der Fahrer beschleunigte und versuchte, vor der Straßenbahn vorbeizukommen. Er schätzte die Situation völlig falsch ein, und die Straßenbahn rammte den Bus.

Alejandro beschrieb, was als Nächstes geschah: »Der elektrische Zug bestand aus zwei Wagen und kam ganz langsam auf unseren Bus zu, traf ihn in der Mitte und drückte ihn wie eine Schachtel zusammen. Der Bus hatte eine eigentümliche Elastizität, bog sich mehr und mehr, ohne gleich auseinanderzubrechen. Der Bus hatte lange hölzerne Bänke zu beiden Seiten. Ich weiß noch, wie in einem bestimmten Moment meine Knie gegen die der gegenübersitzenden Person stießen. Frida saß neben mir. Als der Bus seine höchste Biegsamkeit erreicht hatte, zersplitterte er in tausend Stücke, und noch immer kam die Trambahn nicht zum Stillstand, sondern begrub Leute und Trümmer unter sich.«[22]

Eine der eisernen Haltestangen des Busses brach entzwei und bohrte sich mit voller Wucht in Fridas Körper, durchstieß ihr Becken und trat auf der anderen Seite wieder aus. Blutüberströmt und bewegungslos lag sie in den Wrackteilen.

»Ich wollte sie hochheben – damals war ich noch ein kräftiger Junge –, aber da sah ich mit Entsetzen, dass eine Eisenstange in ihren Körper gedrungen war. Ein Mann neben mir sagte: ›Wir müssen das rausziehen.‹ Er stemmte sein Knie gegen Frida und wiederholte: ›Es muss raus!‹ Als er das Eisen herauszog, schrie Frida so laut, dass sie sogar noch die Sirene der Ambulanz übertönte.«[23]

Der Krankenwagen brachte Frida in das nahe gelegene Rotkreuzkrankenhaus. Ihre Wirbelsäule war an drei Stellen gebrochen. Die Schädigung lag in der Lendengegend, im unteren Rückenbereich, direkt über der Hüfte. Die Lendenwirbel tragen einen Großteil des Körpergewichts. In dieser Region endet auch das Rückenmark und geht in die beiden Ischiasnerven über, die über das gesamte Bein bis zum Fuß verlaufen. Zusammengenommen sind die Lendenwirbelregion und die Ischiasnerven entscheidend für die Steuerung der Mobilität. Leider sind sie auch dafür berüchtigt, Schmerzen im unteren Rücken und in den Beinen auszulösen. Zu allem Übel erlitt Kahlo auch noch mehrere Frakturen in Fuß und Becken sowie Verletzungen der inneren Organe.

Die Ärzte im Krankenhaus waren sich nicht sicher, ob Kahlo je wieder laufen oder überhaupt überleben würde. Sie entschieden, dass der Versuch, die Schädigung operativ zu beheben, die einzige Hoffnung bot. Als Kahlo das Bewusstsein wiedererlangte, fand sie sich umschlossen von einem Ganzkörpergips wieder – einer der vielen, die sie im Laufe ihres Lebens tragen würde.

Überraschenderweise erholte Kahlo sich trotz der Schmerzen und des Ausmaßes ihrer Verletzungen relativ schnell, und nur einen Monat nach dem Unfall wurde sie in das Haus ihrer Eltern, kurz vor den Toren der Stadt, verlegt. Sie war immer noch in ihren Ganzkörpergips eingehüllt und hatte immer noch starke Schmerzen, aber ihre Ärzte meinten, die häusliche Umgebung und frische Luft würden ihre Genesung beschleunigen.

»Mein Fuß tut so weh ... Außerdem habe ich furchtbar stechende Schmerzen im ganzen Bein, und wie Du Dir wohl denken kannst, bin ich sehr besorgt, aber sie sagen, dass der Knochen bald verheilt, wenn ich mich ruhig verhalte, und dass ich mit der Zeit wieder werde gehen können«, schrieb sie in einem Brief.[24]

Es schien das richtige Rezept zu sein. Nur drei Monate nach dem Unfall konnte Kahlo wieder laufen. Sie machte sogar allein einen kurzen Ausflug ins Zentrum der Stadt.

Leider erwies sich das Wunder als trügerisch, und schon bald verschlechterte sich Kahlos Zustand. Was das betrifft, ist es wichtig zu verstehen, dass im Jahr 1925 wenig über Rückenmarksverletzungen oder ihre Behandlung bekannt war. Die Ärzte machten keine Röntgenaufnahmen von der Wirbelsäule, größtenteils weil das damals exorbitant teuer war, was zur Folge hatte, dass die Schädigung der Wirbelsäule nie angemessen beurteilt wurde. Erst später stellte man fest, dass die gebrochenen Wirbel nie richtig verheilt waren.[25]

Im Laufe der Zeit begann Kahlo, unter Fatigue und nahezu lähmenden Schmerzen zu leiden. Sie wurde häufig von Übelkeit gequält und durchlebte beunruhigende Phasen, in denen sie das Gefühl in den Beinen verlor. Die Wirbelsäule war im Zerfall begriffen. Ein Jahr nach dem Unfall steckte sie erneut in einem Ganzkörpergips.[26]

Obwohl sich ihr Zustand letzten Endes verbesserte und sie wieder laufen konnte, erholte sich der Körper nie vollständig von dem Unfall. Sie litt ihr Leben lang unter schweren Folgeschäden und einer scheinbar endlosen Reihe von medizinischen Eingriffen. Nach einer Wirbelsäulenversteifung fehlte ihr der schützende Knorpel zwischen den Wirbeln, der Stöße und Bewegungen normalerweise abpuffert. Ihr bei dem Unfall mehrfach gebrochener rechter Fuß verheilte ebenfalls schlecht und wurde eine weitere Quelle chronischer Schmerzen. Zahlreiche Operationen brachten keine Besserung. Als sie älter wurde, war sie durch die ständigen Schmerzen nicht nur erschöpft, sondern auch anfällig für eine Vielzahl weiterer Leiden. Letztendlich führte eine Entzündung im rechten Bein dazu, dass es amputiert werden musste. Ein Jahr später starb die Künstlerin im Alter von nur 47 Jahren.

War Frida Kahlo resilient? Diese Frage lässt sich nicht so präzise beantworten, wie wir es aus unserer Forschung gewohnt sind. Wir können uns nicht auf dieselbe Art von Daten stützen. Doch die Fülle des biografischen Materials, das uns vorliegt –

Gemälde, Fotos, Briefe, Tagebucheinträge, Zeitungsausschnitte, Erinnerungen von Freunden –, spiegelt eindeutig Kahlos Lebenskraft und Widerstandsfähigkeit wider. Trotz der Schmerzen, die sie erdulden musste, taucht in ihren Briefen oder Tagebüchern nichts auf, das auch nur im Entferntesten an Traumasymptome erinnert. Kein Zeichen einer anhaltenden Depression und keine offenkundige Angst. Als ihre Biografin Hayden Herrera Kahlos Unterlagen durchsah, war sie »betroffen« von »der Stärke ihres Lebenshungers, von ihrem Willen, das Leben nicht bloß zu ertragen, sondern auch Freude daran zu haben.«[27] Ja, Kahlo hatte einen beispiellosen Lebenswillen, aber sie verkörperte auch bis ins kleinste brillante Detail jede der Überzeugungen, die ein flexibles Selbstbild kennzeichnen. Ihr ganzes leidgeprüftes Leben hindurch, sogar schon im Schulalter, war es möglich, ihren wachsenden Optimismus zu erkennen, ihr zunehmendes Vertrauen in die eigene Fähigkeit, Widrigkeiten zu überwinden, und ihre fortgesetzte Bereitschaft, sich auf die gerade anstehenden Herausforderungen zu konzentrieren.[28] Erkennbar war auch, wie diese Überzeugungen sich gegenseitig beeinflussten und verstärkten, um in ihr die angemessene und dauerhafte Gewissheit zu erzeugen, dass es ihr immer gelingen würde, sich erfolgreich an alle Schicksalsschläge, die das Leben für sie bereithielt, anzupassen.

Als Kahlo im Alter von sechs Jahren an Kinderlähmung erkrankte, gab es keine bekannte Heilmethode. Häufig verlief die Krankheit tödlich. Kahlo war neun Monate lang ans Bett gefesselt, doch letztendlich erholte sie sich, auch wenn ihr rechtes Bein dauerhaft geschwächt blieb. Es war dünner und ein bisschen kürzer als ihr linkes Bein, was ein leichtes Hinken verursachte. Um das Problem zu korrigieren, musste sie Spezialschuhe tragen.

Das dünnere rechte Bein war ihr peinlich. Sie erinnerte sich: »Ich entwickelte einen furchtbaren Komplex und trug dicke Wollsocken bis zum Knie mit Bandagen darunter, um mein Bein zu verstecken.«[29]

Doch trotz oder vielleicht wegen ihrer Verlegenheit hielt Kahlo eisern an der Überzeugung fest, dass sie einen Weg finden würde, damit umzugehen. Angetrieben von diesem Vertrauen richtete sie sich darauf aus, das Problem zu lösen. Als ihr Arzt und ihr Vater sie ermutigten, mehr Sport zu treiben, um kräftiger zu werden, zögerte sie keinen Augenblick und befolgte den Rat. Sie spielte Fußball. Sie schwamm. Sie übte sich im Ringen. Sie fing sogar an zu boxen. Dass derartige Aktivitäten, vor allem Ringen und Boxen, damals als unpassend für ein Mädchen aus gutem Hause galten, erhöhte für Kahlo nur den Reiz der Herausforderung.[30]

Etwa zur selben Zeit entdeckte sie zu ihrer großen Freude, dass sie über eine ausgeprägte Vorstellungskraft verfügte und diese Fähigkeit nutzen konnte, um mit ihren Leiden umzugehen.

»Das war zu der Zeit, als ich meine erfundene Freundin hatte«, berichtete sie später in einem Interview. »Ich schaute durch die Fensterscheiben und hauchte sie an. Dann malte ich ein kleines Fenster darauf und träumte mich hinaus. Unserem Haus gegenüber gab es einen Milchladen mit Namen Pinzon, und ich reiste von dem kleinen Fenster durch das ›o‹ in Pinzon und von dort ins Zentrum der Erde, wo ich meine Freundin hatte, und wir tanzten und spielten. Wenn ich in diesem Moment gerufen wurde, versteckte ich mich hinter einem Baum und lachte sehr fröhlich ... Ein anderes Mal saß ich auf der kleinen Treppe gegenüber dem gepflasterten Hof. Vor der Küche gab es einen Ofen zum Brotbacken, und ich stellte mir vor, es kämen rosa gekleidete kleine Jungen und Mädchen aus dem Ofen. Sie kamen gruppenweise heraus und verschwanden. Das machte mir so viel Freude.«[31]

Jahre später, als sie erstmals nach der Rückenmarksverletzung einen Rückfall erlitt, war Kahlo für wesentlich längere Zeiträume ans Bett gefesselt, ohne sich bewegen zu können. Das war nicht leicht für einen so rastlosen und wissbegierigen Geist. Anders als bei der Kinderlähmung, bei der die Genesung durch körperliche Aktivität gefördert wurde, erforderte die Rekonvaleszenz nach der Rückenmarksverletzung eine absolute Ruhigstellung. Viele Menschen hätten sich vielleicht von der Passivität überwältigen lassen und wären in eine tiefe Depression verfallen. Doch Kahlos Optimismus und ihr Vertrauen in sich selbst halfen ihr, sich auf diese neue Herausforderung auszurichten, und diese Mischung führte sie wiederum zu einer unglaublich flexiblen Lösung, auf die sie für den Rest ihres Lebens zurückgreifen sollte. Sie fing an zu malen.

»Als ich mit Gipsverbänden im Bett lag, war mir wahnsinnig langweilig zumute, und ich wollte irgendetwas tun. Von meinem Vater stibitzte ich mir einige Ölfarben, und meine Mutter ließ mir eine Spezialstaffelei machen, damit ich im Liegen malen konnte.«[32]

Sie malte alles, was sie sehen konnte. Ihren Fuß. Ihren Ganzkörpergips. Freunde, die zu Besuch kamen. Und schließlich, nachdem ihre Familie einen Spiegel über dem Bett angebracht hatte, sodass sie ihr eigenes Spiegelbild sehen konnte, malte sie sich selbst.

Eine so perfekte Lösung für ihr Problem zu finden, gab Kahlos Gefühl der Selbstwirksamkeit enormen Auftrieb und verstärkte ihren bereits unerschütterlichen Optimismus, sehr zum Verdruss ihrer Ärzte, die auf eine ruhige und entspannte Lebensweise drängten, was Kahlo regelmäßig ignorierte.[33]

Als ihre Verletzungen schließlich heilten, nahm Kahlo ihren früheren energiegeladenen Lebensstil schnell wieder auf. Obwohl sie nicht an die Schule zurückkehrte, erneuerte sie ihre Kontakte zu vielen Leuten aus dem alten Freundeskreis. Sie besuchte Partys, politische Kundgebungen und kulturelle Veranstaltungen.

Etwa zu dieser Zeit wurde Diego Rivera eine feste Größe in ihrem Leben. Rivera, der als Maler bereits weltweit bekannt war, hatte in Paris gelebt und war erst vor Kurzem zurückgekehrt, um Wandbilder in Mexico City zu malen. Tatsächlich war es schon einige Jahre zuvor zu einer kurzen Begegnung zwischen den beiden gekommen, als Frida, noch als Schulmädchen, um die Erlaubnis gebeten hatte, ihm beim Malen zuschauen zu dürfen. Wie Rivera sich erinnerte, »strahlte sie schon da eine ungewöhnliche Würde und Selbstsicherheit aus, und in ihren Augen brannte ein seltsames Feuer«. Später, nachdem sie ernsthaft mit der Malerei begonnen hatte, trat sie mutig an ihn heran, um ihm drei ihrer eigenen Bilder zu zeigen. Ihr forsches Auftreten beeindruckte Rivera. Gerührt und voller Bewunderung für sie besuchte er sie eine Woche später in ihrem Zuhause, um sich ihr übriges Werk anzuschauen. In seiner Autobiografie erzählt er von dem Augenblick: »Damals wusste ich es noch nicht, aber Frida war bereits die wichtigste Wahrheit in meinem Leben geworden. Und das sollte sie weiter bleiben, bis zum Augenblick ihres Todes, 27 Jahre später.«[34]

Rivera und Kahlo fingen bald an, viel Zeit zusammen zu verbringen. Eines Tages nahm Kahlos Vater ihn beiseite, wie Rivera in seiner Autobiografie berichtet:

> »Ich sehe, Sie interessieren sich für meine Tochter, ja?«, sagte er.
> »Ja«, antwortete ich, »andernfalls würde ich nicht den ganzen Weg nach Coyocan auf mich nehmen, um sie zu sehen.«
> »Sie ist eine Teufelin«, meinte er.
> »Ich weiß.«
> »Also, ich habe sie gewarnt«, sagte er, drehte sich auf dem Absatz um und ging.[35]

Doch Kahlos mutige und schelmische Art war genau das, was Rivera am meisten zu ihr hinzog. Nach sehr kurzer Zeit heirateten die beiden. Da lag die Rückenmarksverletzung gerade erst vier Jahre zurück.

Sie waren ein aufsehenerregendes Paar. Rivera war ein hochgewachsener, massiger Mann, über einen Meter achtzig groß. Kahlo war klein und zierlich, mit markanten Zügen. Zusammen bildeten sie das Zentrum eines kulturellen und politischen Wirbelsturms und wurden schnell zu den Lieblingen der Medien, die ihnen den Spitznamen »der Elefant und die Taube« gaben. Häufig wurden sie zusammen mit ihren berühmten Freunden, einschließlich Schriftstellern, Künstlern und Politikern fotografiert.[36]

Kahlo und Rivera führten ein reiches, von Aktivitäten erfülltes Leben. Sie protestierten auf der Straße. Sie reisten. Sie empfingen Gäste. Sie gingen zärtlich miteinander um. Sie waren leidenschaftlich, und manchmal war ihre Beziehung turbulent.

Sie stritten und waren beide häufig untreu. Vor allem Rivera war berüchtigt für seine Seitensprünge, aber auch Kahlo hatte Liebschaften. Zu den wohl bekanntesten gehörten ihre Affären mit dem im Exil lebenden russischen Revolutionär Leo Trotzki und dem Bildhauer Isamu Noguchi.

Später im Leben fand Kahlo Wege, diese widersprüchlichen Elemente ihres Lebens miteinander in Einklang zu bringen. Der Körper ließ sie allerdings immer häufiger im Stich, und ihr Leben entwickelte sich allmählich zu einem ständigen Kampf gegen Schmerzen und Erschöpfung.

Im Jahr 1950, im Alter von 43 Jahren, schrieb sie in ihr Tagebuch: »Ich war ein Jahr lang krank. Sieben Operationen an der Wirbelsäule ... ich weiß nicht, ob ich bald wieder gehen kann. Ich habe das Gipskorsett, das, obwohl es eine schreckliche Qual ist, mir hilft, dass es meiner Wirbelsäule besser geht. Ich habe keine Schmerzen. Nur eine tödliche Müdigkeit und natürlich oft Verzweiflung.«[37]

An mehreren Punkten in ihrem Leben dachte Kahlo an Selbstmord, nicht aufgrund von Depressionen, sondern eher »aus Verzweiflung« über die unablässigen körperlichen Schmerzen.[38]

»Wenn ich mich besser fühlte, was die Gesundheit angeht, könnte man sagen, dass ich glücklich bin«, räumte sie ein.[39] »Ich bin nicht krank. Ich bin kaputt, aber froh, am Leben zu sein, solange ich malen kann.«[40]

Die roten Stiefel

Sogar als ihr Körper sie im Stich ließ, brachte Kahlos flexibles Selbstbild immer wieder die Fähigkeit hervor, die Herausforderungen zu bewältigen. Sie erfand zuversichtlich neue Methoden, um sich auszudrücken, was ihr und anderen große Freude bereitete. Diese kreativen Methoden dienten auch als flexible Lösungen, um ihre ständigen Probleme auszuhalten und manchmal zu vertuschen.

Der Schriftsteller Carlos Fuentes erinnerte sich an eine eindrucksvolle Begegnung mit Kahlo in der Oper:

> Ich war im Palast der Schönen Künste in Mexiko, und an dem Abend stand eine Wagner-Oper auf dem Programm. Die Ouvertüre wurde gespielt, als die Kahlo ihre Loge betrat. Das Klimpern von üppigem Schmuck übertönte die Klänge aus dem Orchestergraben, und etwas, stärker noch als das Geräusch, zwang uns alle, nach oben zu schauen und die Erscheinung zu sehen, die sich mit diesem unglaublichen metallischen Klimpern ankündigte. Diese ganzen Juwelen. Die

> Halsketten. Die Ringe. Die Armreifen. Die Schmuckstücke im Haar. Alles klimperte wie eine verrückt gewordene Kathedrale, in der alle Glocken gleichzeitig läuten, um abzulenken von der Schwäche ihres Körpers, der Tatsache, dass es ein kaputter, ein sterbender Körper war, immer. Sie machte ihn lebendig durch die Juwelen und die Kleider und die ganze ... durch ihre eigene Oper! Da war Wagner auf der Bühne, aber Frida Kahlo in der Loge, und zumindest an diesem Abend war sie eindeutig stärker als Wagner.[41]

Ihr Talent zur Annahme von Herausforderungen verstärkte ihren Optimismus oder diente jedenfalls, wie man vielleicht eher sagen muss, der Abwehr des sich abzeichnenden Pessimismus. Die Schmerzen zu ertragen, wurde mit der Zeit immer schwieriger, dennoch sah Kahlo darin nur die ultimative Herausforderung. Sie liebte es, sich Erwartungen bezüglich ihrer Behinderung zu widersetzen.

»Ich war über einen Zeitraum von acht Monaten gut mit Frida bekannt«, schrieb Noguchi. »Wir gingen immerfort zum Tanzen. Frida war eine begeisterte Tänzerin. Das war ihre Leidenschaft, alles, zu dem sie nicht in der Lage war, tat sie leidenschaftlich gern. Es machte sie fuchsteufelswild, irgendetwas nicht tun zu können.«[42]

Eine der schwierigsten Phasen in Fridas Leben trat ein, als sie erfuhr, dass ihr Bein amputiert werden musste. Direkt vor der Operation kam eine Gruppe von Freunden zu Besuch. Frida bemerkte, wie betroffen ihre Besucher waren, und »versuchte, sie durch Anekdoten und Witze aufzumuntern«. Ein Freund, der Kunsthistoriker Antonio Rodriguez, erklärte: »Wir waren den Tränen nahe, als wir diese schöne, lebensfrohe Frau vor uns liegen sahen und daran dachten, dass ihr Bein amputiert werden musste.«[43]

Die Amputation traf sie hart. Das Leben ist nicht leicht für Menschen mit Behinderungen, und zu Kahlos Zeiten war die Welt noch nicht annähernd so behindertenfreundlich wie heute. Für jemanden, der Aufregung und Aktivität so sehr brauchte wie Kahlo, war der Verlust eines Beines quasi ein persönlicher Affront. Und für eine kurze Zeit nach der Operation versank sie im Kummer. Sie verlor den Mut und war deprimiert. Sie sprach von Selbstmord. Aber die Phase dauerte nicht lange an.

Was Kahlo besonders aus der Fassung brachte, war die hölzerne Beinprothese, die man ihr gegeben hatte. Sie beleidigte ihr ästhetisches Empfinden. Sie fand sie hässlich und hatte Schwierigkeiten, damit zu gehen. Doch an diesem Punkt auf ihrer langen Reise war ihr Optimismus nahezu unverwüstlich und kehrte schon bald mit voller Kraft zurück. Als das geschah, wechselte Kahlo den Fokus und richtete sich abermals auf eine neue Herausforderung aus. Ihr anhaltendes Vertrauen in die eigenen Fähigkeiten kam hinzu, und sie wusste, dass sie eine Lösung finden würde. Und tatsächlich wartete sie mit einer wunderbar kreativen Idee auf. Sie besaß ein besonderes Paar hochhackiger Stiefel, gefertigt aus auffälligem rotem Leder und verziert mit goldenen Seidenstickereien und kleinen Glöckchen. Die Stiefel verbargen nicht nur die Prothese, sondern passten auch hervorragend zu den leuchtend bunten Farben ihrer übrigen Garderobe. Gleichzeitig ermöglichten sie ihr die ersehnte größere Mobilität. Als sie die Stiefel das erste Mal ausprobierte, war sie so davon angetan, dass sie vor Freude tanzen wollte, »und sie drehte sich tatsächlich in einigen Tanzschritten vor ihren Freundinnen, um ihnen ihre neue Beweglichkeit zu zeigen«. Die Schriftstellerin Carlota Tibon erinnerte sich einige Zeit später daran, dass Kahlo einen fast turnerischen *Jarabe Tapatio* (mexikanischer Huttanz) für sie aufführte. Voller Stolz hatte sie gerufen: »Was für wunderbare Beine! Und wie gut sie ihren Dienst tun!«[44]

Der Erfolg verstärkte erneut Kahlos Vertrauen darin, immer fähig zu sein, die Herausforderungen ihres anspruchsvollen Lebens direkt anzugehen und sich weiterhin erfolgreich zu behaupten. Ihre Zufriedenheit war durchaus gerechtfertigt. Die roten Stiefel waren wirklich ein eigenständiges Kunstwerk. Sie haben bis heute überlebt und können im Museo Frida Kahlo in Mexico City betrachtet werden.[45] Sogar auf Fotografien lösen die Stiefel eine gewisse Ehrfurcht aus. Erschaffen vor über siebzig Jahren waren sie ihrer Zeit voraus und haben nichts von dem Zauber verloren, den sie an jenem Tag gehabt haben müssen, als Kahlo sie zum ersten Mal trug.

Neuerfindung

Kahlos flexibles Selbstbild hat ihr vor allem ermöglicht, ihre Kämpfe in ihre Kunst zu kanalisieren. In ihrer außergewöhnlichen Arbeit fand sie die ultimative Lösung für die ultimative Herausforderung.

Obwohl sie erst spät im Leben Anerkennung als ernsthafte Künstlerin fand, wurden ihre Bilder zu ihrem bleibenden Vermächtnis. Ihre faszinierenden Gemälde erstrahlen in leuchtenden, kontrastreichen Farben, sind in ihrem neuen, ganz eigenen Stil geschaffen, einem traumartigen Realismus, der Elemente narrativer Volkskunst, allegorische Figuren, Symbole, Tiere und sogar medizinische Geräte mischt. Die Bilder wirken mitunter schelmisch, manchmal auch bemerkenswert makaber. Doch für Kahlo wurden sie eine unverzichtbare Lösung, eine Möglichkeit, mit den Leiden und Qualen, die sie wahllos ertragen musste, zu leben.

Kahlo selbst sagte einmal: »So kam es, dass, nachdem der Unfall meinen Lebensweg abgeknickt hatte, zuvor ungekannte Probleme mich an der Erfüllung der selbstverständlichsten Wünsche hinderten. Und was wäre natürlicher, als gerade das zu malen, was nicht mehr in Erfüllung gehen würde.«[46]

Flexibilität ist im Grunde ein Prozess der Transformation und der Neuerfindung. Kahlos Gemälde ermöglichten ihr, sich jedes Mal, wenn ihr Körper sie im Stich ließ, neu zu erfinden. In dieser Hinsicht liefern sie ein eindrucksvolles Beispiel für die Funktion der Flexibilität, wenn wir darum kämpfen, Widrigkeiten in unserem Leben zu überwinden. Wie Lola Alvarez Bravo, eine der engsten Freundinnen von Frida Kahlo, anmerkte: »Frida ist die einzige Malerin, die sich selbst geboren hat.«[47] Und tatsächlich tauchen mehrere von Kahlos Bildern tief in die Geburtssymbolik ein.

Während eines Besuchs in den USA, wo Rivera damit beauftragt war, mehrere Wandgemälde zu fertigen, wurde Kahlo schwanger. Trotz ihrer körperlichen Einschränkungen wünschte sie sich sehnlich ein Kind. Die Ärzte hatten ihr Hoffnung gemacht, dass eine erfolgreiche Geburt per Kaiserschnitt möglich sein könnte. Eines Nachts, als sie auf Besuch in Detroit waren, wo Diego an einem Wandbild arbeitete, hatte Kahlo eine starke Blutung. Sie wurde sofort ins Krankenhaus gebracht. Das Baby konnte nicht gerettet werden, und auch Kahlo wäre fast gestorben. Sie hatte sehr viel Blut verloren und musste dreizehn Tage im Krankenhaus bleiben, um wieder zu Kräften zu kommen. Anfangs war sie verzweifelt und tief bekümmert.

Wieder einmal orientierte sie sich an der Herausforderung. Und wieder einmal half das Malen ihr dabei, die rettende Lösung für sich selbst zu finden.

Ihre Biografin Hayden Herrera beschrieb das so: »Trotz alledem konnte Frida bereits fünf Tage nach ihrer Fehlgeburt einen Bleistift zur Hand nehmen. Sie zeichnete ein *Selbstbildnis* als Halbfigur. Darauf trägt sie einen Kimono und ein Haarnetz, und ihr Gesicht ist tränenverschwollen. Aber selbst im größten Elend gab es Dinge für sie, die sie zum Lachen reizen konnten.«[48]

Kahlo wollte unbedingt ihr verlorenes Kind malen. Sie bat den Arzt um medizinische Fachbücher mit Illustrationen, aber der wollte nichts davon wissen, angeblich, weil Patienten und Patientinnen durch Abbildungen aus medizinischen Büchern unnötig aufgeregt würden.

»Frida war wütend über diese Bevormundung«, schrieb Herrera, »und Diego versuchte den Arzt umzustimmen: ›Sie haben es doch nicht mit einer gewöhnlichen Patientin zu tun! Frida wird etwas daraus machen. Es soll ein Kunstwerk werden‹«[49]

Schließlich besorgte Rivera die Bücher selbst und brachte sie zu Kahlo. Sie fertigte Bleistiftskizzen von einem Embryo und mehrere weitere Zeichnungen an, die mit der Fehlgeburt zusammenhingen. Später im selben Jahr schuf sie zwei sorgfältig ausgearbeitete Gemälde mit demselben Thema. Auf dem Bild *Henry Ford Hospital* malte sie sich selbst nackt und blutend auf einem Krankenhausbett mit der Stadt Detroit im Hintergrund. Darauf ist sie an sechs blutrote Schläuche angeschlossen, die alle mit je einem symbolischen Objekt verbunden sind – einem Fötus, einem Schoß, einer Schnecke, einer Orchidee (die sie von Rivera erhalten hatte), einem Becken und einem medizinischen Gerät. Das andere Gemälde mit dem Titel *Meine Geburt* stellt Kahlos eigene Geburt dar. Das Bild zeigt einen weiblichen Körper auf einem Bett mit Kahlos Kopf, der im Schoß auftaucht.

Obwohl Kahlo auch konventionellere Porträts von Freunden und Familienangehörigen zeichnete und malte, gehören ihre außergewöhnlichen und innovativen Selbstporträts zweifellos zu ihren gelungensten Arbeiten. Auf diesen Bildern sieht sie dem Betrachter mit durchdringendem Blick direkt in die Augen. Ihr Mund ist geschlossen, aber die Intensität ihres prüfenden Blickes scheint eine tiefgründige Geschichte zu erzählen. Viele der Selbstporträts sind von atemberaubender Schönheit. Einige wirken mystisch, einige zutiefst verstörend. Häufig finden sich darin viele symbolische Objekte – manchmal Affen oder Vögel, häufig auch Elemente ihrer Gebrechen. Eines ihrer berühmtesten Selbstbildnisse, *Die gebrochene Säule*, ist von schonungsloser Härte und wirkt surreal, fast mittelalterlich. Kahlo malt sich selbst halb nackt und eingeschnürt in das gebänderte medizinische Stützkorsett, das sie zu jener Zeit tragen musste und das fast wie ein Folterinstrument anmutet. Sie steht in einer kargen Landschaft. Nägel bohren sich in ihren Körper. Aus ihren Augen fließen Tränen. Ihr Oberkörper ist vom Kinn bis zum Bauch in der Mitte gespalten, und an Stelle der Wirbelsäule sieht man einen starren Stahlschaft. Ihr Gesichtsausdruck ist traurig und leidenschaftslos.

Die Intensität der Selbstporträts täuscht über die Tatsache hinweg, dass sie für Kahlo ein Mittel der Selbsterneuerung und Selbststärkung waren. Jedes Porträt drückt einen anderen Aspekt ihres Kampfes aus. In ihren Bildern bringt sie ihren Schmerz, ihr Leiden, ihre Liebe, ihre Affären, ihre Neugier und ihre Konflikte zum Ausdruck, was ihr die Möglichkeit eröffnete, mit gestärktem Selbstvertrauen und Optimismus zu leben. Jedes dieser Gemälde scheint mutig zu sagen: »Das ist mein Leben. Das ist die Herausforderung. Seht, wie ich damit umgehe.«

Man kann sich diesen Bildern schwer entziehen. Wie die Idee der Resilienz selbst ist ihre Bedeutung offenkundig und schwer fassbar zugleich. Gegen Ende ihres Lebens, als sie sich der drohenden Amputation ihres rechten Beines stellen musste, zeichnete Kahlo in ihr Tagebuch ein Bild von zwei vom Körper abgetrennten Füßen. Die Füße stehen frei, wie Fragmente einer römischen Statue, aber mit abgerissenen Adern, die wie dornige Ranken oben herausragen. Die Seite ist mit einem Schwall blutroter Tinte getönt. Merkwürdigerweise ist der Gesamteindruck nicht gruselig, sondern hat eher etwas Schelmisches. Auch hier erkennt man wieder Kahlos Optimismus, ihr unauslöschliches Selbstvertrauen und ihre Bereitschaft, die Herausforderungen ihres Lebens anzunehmen, alles eingebunden in die geballte synergetische Überzeugung, dass, was auch immer ihr widerfuhr, sie einen Weg finden würde, um sich erfolgreich zu behaupten. Unten auf der Tagebuchseite findet sich der verschmitzte Kommentar: »Füße, wozu brauche ich sie, wenn ich Flügel habe zu fliegen.«[50]

Mehr als ein Selbstbild

Frida Kahlo war unbestreitbar eine faszinierende Persönlichkeit. Auch Maren ist auf ihre Weise gleichermaßen faszinierend. Ich habe die Geschichten dieser beiden Frauen für das Buch ausgewählt, weil sie so perfekt veranschaulichen, wie das Überzeugungssystem, das einem flexiblen Selbstbild zugrunde liegt – Optimismus, Vertrauen in die eigenen Bewältigungsfähigkeiten und eine Ausrichtung auf Herausforderungen –, uns in die richtige Verfassung versetzt, um adaptive Lösungen zu finden. Es ist jedoch auch riskant, die Geschichten von so bemerkenswerten Frauen zu verwenden: Man könnte denken, ein flexibles Selbstbild sei nur etwas für ganz außergewöhnliche Menschen, denen dieses Mindset irgendwie vorherbestimmt ist, dass es jedoch weit außerhalb der Reichweite der meisten »Normalsterblichen« liegt. Glücklicherweise ist das nicht der Fall. Die meisten Menschen sind resilient, und die meisten Menschen sind einigermaßen flexibel. Obwohl es bei manchen wahrscheinlicher ist als bei anderen, dass sie sich zu dieser Mentalität hingezogen fühlen, lassen sich die Überzeugungen, die ein flexibles Selbstbild ausmachen, kultivieren und jederzeit von jedem, der es ausprobieren möchte, nutzbar machen.

Es gibt allerdings ein weiteres Risiko, wenn man sich auf die Erfahrungen von derart faszinierenden Persönlichkeiten stützt. Ihre eindrucksvollen Leistungen können leicht zu der falschen Annahme verleiten, ein flexibles Selbstbild sei alles, was wir brauchen – dass die Arbeit sozusagen zum größten Teil erledigt ist, sobald wir von unserer eigenen Anpassungsfähigkeit überzeugt sind. Sowohl Erfahrungsgeschichten als auch wissenschaftliche Studien belegen eindeutig, wie unverzichtbar diese Überzeugung sein kann. Dennoch müssen wir auch noch den nächsten Schritt tun. Wir brauchen trotzdem noch eine konkrete Methode, um uns an die aktuellen Herausforderungen, vor denen wir stehen, anzupassen und sie zu bewältigen. Wir haben eine Fülle von Beispielen für flexible Lösungen gesehen – insbesondere bei Maren und Frida Kahlo –, aber wir haben noch nicht genau in den Blick genommen, wie sie zu diesen Lösungen gelangt sind. Dafür müssen wir uns die zweite Zutat, oder genauer gesagt, die Liste der Zutaten anschauen, die den Flexibilitätsprozess ausmachen.

TEIL IV

Die praktischen Grundlagen

KAPITEL 7

Die Flexibilitätssequenz

Sie haben den Refrain jetzt schon wiederholt gehört: Sobald wir engagiert und motiviert sind, müssen wir als Nächstes irgendwie entscheiden, was das richtige Verhalten für die richtige Situation zur richtigen Zeit ist. Angenommen, das alles ergibt einen Sinn (und ich werde die folgenden Kapitel darauf verwenden, Sie davon zu überzeugen, dass dem so ist), dann ist bestimmt schon irgendjemand vor uns auf diese Idee gekommen. Wie sich herausstellt, kannten sich die alten Griechen recht gut mit dem Thema Flexibilität aus, jedenfalls soweit ich das beurteilen kann. Ich bin zwar kein Altphilologe, aber die folgende Passage aus Aristoteles' bahnbrechendem Werk *Die Nikomachische Ethik* scheint gut zu passen: »Ein jeder [kann] leicht in Zorn geraten ... Das Wem, Wieviel, Wann, Wozu und Wie zu bestimmen ... ist aber nicht leicht.«[1]

Aristoteles hatte recht. Flexibilität ist nicht leicht, vor allem nicht, wenn wir mit dem Chaos und der Stärke von traumatischem Stress konfrontiert werden. Natürlich gibt es immer die Option, gar nichts zu tun. Das Ganze passiv auszusitzen. Die Situation einfach, so gut wir können, aushalten, ohne etwas zu unternehmen. Der alte Spruch »Zeit heilt alle Wunden« enthält ein Körnchen Wahrheit. Doch die Zeit hat es für gewöhnlich nicht eilig, und einfach darauf zu warten, dass das Leiden vergeht, kann erschöpfend, wenn nicht lähmend sein. Weit weniger beängstigend und weit effektiver ist es, sich den eigenen unguten Gefühlen direkt zu stellen und zu tun, was immer nötig ist, um wieder voranzuschreiten.

Auch das ist keine brandneue Erkenntnis. Diesmal ist es der römische Philosoph Seneca, der sich mit dem Thema befasste und riet: »Auch wir müssen uns als anpassungsfähig erweisen, damit wir nicht allzu sklavisch einmal gefaßten Entschlüssen anhängen, und den Weg finden zur Bewältigung der Lage, in die uns der Zufall gebracht hat, ferner sollten wir nicht zurückschrecken vor Änderung einer Absicht oder eines Zustandes, freilich vorausgesetzt, daß nicht Leichtfertigkeit, der der Ausgeglichenheit am meisten feindliche Fehler, uns bestimmt. Denn Hartnäckigkeit, der das Schicksal oft etwas entwindet, muß oft mit bangem Sorgen und Unglück verbunden, und andererseits Leichtfertigkeit, die sich auf kein Ziel beschränkt, viel schwerere Belastung sein.«[2]

Glücklicherweise ist der Prozess, durch den wir dieses Ziel erreichen, durch den wir uns als flexibel und »anpassungsfähig erweisen«, keine Unternehmung, bei der wir nicht genau wissen, was es damit auf sich hat. Es ist ein geordneter Prozess, und tatsächlich liegen immer mehr Forschungsergebnisse vor, die das Wesen dieses geordneten Vorgangs erhellen. Auf diese Studien habe ich bei der Erörterung der Flexibilitätssequenz bereits hingewiesen. Jetzt können wir einen genaueren Blick darauf werfen, was diese Sequenz beinhaltet.

Der erste Schritt in dieser Abfolge ist die *Sensibilität für den Kontext*. Wir können nicht erfolgreich auf eine Situation reagieren, wenn wir nicht wissen, worauf wir reagieren. Wenn wir empfänglicher für den situationsbezogenen Kontext sind, können wir die Hinweise richtig deuten, erkennen, was uns geschieht, und herausfinden, was wir dagegen unternehmen können. Sobald wir diese Antwort gefunden haben – sobald wir wissen, was wir tun müssen –, gelangen wir automatisch zum nächsten Schritt, dem sogenannten *Repertoire*. Hier arbeiten wir nicht nur heraus, was wir tun müssen, sondern auch, was wir tun *können*, und dieses Können hängt davon ab, welche Art von Werkzeugen uns zur Verfügung steht, also wie sich unser *Repertoire* gestaltet. Damit kommen wir zum dritten und letzten Schritt, der *Feedbackkontrolle*. An diesem Punkt lassen wir uns auf einen unterschätzten, aber absolut entscheidenden Korrekturprozess ein. Sogar die versierteste Person macht Fehler. Es ist tatsächlich nichts Ungewöhnliches, dass man eine Situation falsch beurteilt und eine ineffektive Strategie wählt, die nicht so gut funktioniert, wie erhofft. Der Schritt der Feedbacküberwachung gibt uns Gelegenheit, diese Reaktion anzupassen oder abzuwandeln.

Die beiden allgemeinen Bestandteile des Flexibilitätsprozesses, das flexible Selbstbild und die Flexibilitätssequenz, wirken so eng zusammen, dass die Grenze zwischen ihnen mitunter verschwimmt. Um die unverwechselbaren Schritte der Flexibilitätssequenz klarer herauszuarbeiten und zu zeigen, wie sie sowohl mit dem Selbstbild zusammenhängen als auch darüber hinausreichen, wollen wir die Gesamtheit des Flexibilitätsprozesses etwas genauer erforschen, und zwar am Beispiel einer unangenehmen Situation, in die ein Mann namens Paul geriet.

Paul

Paul war bester Laune. Er hatte einen langen, aber erfolgreichen Arbeitstag hinter sich, und auf dem Nachhauseweg beschloss er, noch kurz bei zwei alten Freunden, Mark und Laura, vorbeizuschauen. Paul kannte Mark und Laura seit Jahren. Sie wussten nicht, dass er kommen wollte, und Paul war klar, dass es vermutlich nicht die beste Zeit für einen Besuch war. Mark und Laura hatten zwei kleine Kinder, und sehr wahrscheinlich waren sie gerade damit beschäftigt, das Abendessen vorzubereiten. Doch Paul wollte ja auch nicht lange bleiben. Nur kurz Hallo sagen.

Glücklicherweise übernachteten die Kinder von Mark und Laura an diesem Tag bei Lauras Mutter. Die beiden hatten also einen freien Abend und freuten sich sehr, Paul zu sehen. Sie nahmen ein paar Drinks und gingen dann zu einem schönen, ausgedehnten Dinner über.

Es war spät, als Paul sich schließlich auf den Heimweg machte. Zuerst wollte er sich ein Taxi nehmen, doch nach dem gemütlichen Abend fühlte er sich so beschwingt, dass er beschloss, zu Fuß zu gehen. Etwas früher am Abend hatte es geregnet. Nach einem Regen empfand er Chicago immer als viel angenehmer. »Frischer und sauberer«, dachte Paul. »Es war total schön, wie die Lichter sich auf dem nassen Asphalt spiegelten.«

Beim Gehen wanderten seine Gedanken zurück zu dem Gespräch, das er mit seinen Freunden geführt hatte. Laura hatte eine lustige, aber auch traurige Geschichte über ihren Sohn erzählt, die Paul sehr berührt hatte. Er hätte gern eigene Kinder gehabt. Dass der Wunsch in Erfüllung gehen würde, war allerdings unwahrscheinlich, wie er wusste. Er hatte schon einige Beziehungen hinter sich, nur hatte es aus dem einen oder anderen Grund nie auf Dauer funktioniert. Im Moment hatte er zwar eine Freundin, und es lief ganz gut, aber über das gebärfähige Alter war sie hinaus und hatte sowieso klargestellt, kein Interesse an eigenen Kindern zu haben.

Paul grübelte immer noch über all das nach, während er in eine Straße abbog, die an einen Park grenzte. Er war erst ein paar Häuserblocks entlanggegangen, als er spürte, wie sein Handy in der Hosentasche vibrierte. Mark hatte ihm eine Textnachricht geschickt: »Danke für deinen Besuch. Soooo toll, dich zu sehen!« Dann noch eine Nachricht: »Aber du hast deine Tasche vergessen.« Paul blieb wie angewurzelt stehen. Sollte er zurückgehen? In der Tasche waren wichtige Papiere, die er am nächsten Tag bei der Arbeit brauchte. Nach dem gelungenen Abend war das eine unglückliche Wendung der Ereignisse. Er überlegte einen Moment und setzte seinen Weg dann fort. »Ich komme morgen früh vorbei?«, antwortete er. »Wann steht ihr auf???« Nach kurzem Nachdenken fügte er hinzu: »Oh, Moment, sorry. Kinder sind ja weg.«

Paul wartete auf Marks Antwort, während das Display seines Handys im Dunkeln leuchtete. Dann wandte er sich um und betrat den Park.

»Ich wollte eine Abkürzung durch den Park nehmen. Es war zwar dunkel, aber keine große Sache«, rief sich Paul in Erinnerung. »Als ich damals hierherzog, das ist jetzt eine Weile her, da wäre es noch viel zu gefährlich gewesen. Aber das ist heute anders. Heute ist es ziemlich sicher. Ich bin nicht der Typ, der denkt, dass ihm grundsätzlich nichts passiert. Ich weiß, dass üble Dinge geschehen. Aber im Allgemeinen ist es sicher.«

Paul erinnerte sich, dass er in einiger Entfernung andere Leute durch den Park gehen sah. Für ihn bedeutete das, dass es ungefährlich war. Da waren Menschen unterwegs.

Er schickte Mark eine weitere Textnachricht: »Ist es okay, wenn ich morgen früh vorbeikomme??«

Mark schrieb zurück: »Klar, komm morgen früh. Ich bin zu Hause.«

»Danke«, textete Paul zurück. »Und Pfoten weg von meinen Sachen. Das ist nur was für große Jungs.«

Prompt kam die Antwort: »Ach, was?! Danke für den Tipp.«

»Hah!«, rief Paul grinsend. Er fing an, eine Antwort zu tippen, »Du bi ...«

Etwas Hartes, Scharfes traf ihn am Kopf. Verwirrt stolperte er nach vorn. Als er sich umdrehen wollte, um einen Blick nach hinten zu werfen, traf ihn ein weiterer Schlag von der Seite.

»Mir blieb die Luft weg. Oh Mann, ich ging schnurstracks zu Boden.«

Er krümmte sich auf dem Pflaster zusammen und sah mehrere Gestalten, die sich um ihn drängten.

»Es war dunkel. Ich konnte eigentlich nichts sehen, aber ich sah genug, um zu wissen, dass es schlimm war.«

Er versuchte zu sprechen.

Es folgte ein brutaler Tritt in die Seite.

»Ich konnte nicht atmen. Ich versuchte, irgendwas zu sagen, damit sie aufhören, wie: ›Wartet, bitte. Tut mir nicht weh. Ich gebe euch alles, was ihr wollt.‹ Ich kann mich nicht wirklich erinnern, aber ausgehend von dem, was passiert ist, muss ich das wohl gesagt haben.«

»Ich glaube nicht, dass ich die Worte wirklich verständlich rausbekommen hab. Ich kriegte keine Luft. Es ging alles so schnell.«

Ein weiterer Schlag streckte ihn nieder.

Paul spürte, wie der raue Untergrund der Straße sein Gesicht zerschrammte. Erneut versuchte er zu sprechen.

»Ich erinnere mich an diese Stimme. Jemand sprach mit hoher, mit absichtlich ganz hoher Fistelstimme, verhöhnte mich, ahmte mich nach: ›Bitteeee, tut mir nicht weh‹. Mir wird immer noch ganz schlecht, wenn ich daran denke. Wissen Sie, es war wie ein Folterinstrument.«

Ein weiterer Tritt in die Seite. Sein Körper schrie vor Schmerz.

Pauls Gedanken rasten.

Dann traf ihn etwas Hartes seitlich im Gesicht.

»Viel mehr weiß ich nicht. Ich wollte mich in Luft auflösen. Ich wollte einfach nicht mehr dort sein, in diesem Moment, nicht mehr existieren. Aber ich erinnere mich an das Dröhnen. Mein Kopf fühlte sich an wie aus Stein, wie ein festes Stück Beton oder sowas, und in meinen Ohren dröhnte es. Dann, ich weiß nicht, wurde es plötzlich still. Ich glaube, ich verlor das Bewusstsein.«

Paul kämpfte darum, die Augen zu öffnen. Er war sich nicht sicher, wo er war oder wie lange er dort gelegen hatte. Aus der Ferne hörte er Stimmen.

Er versuchte auszumachen, woher sie kamen. Sie wurden leiser und verklangen dann wieder. Er driftete weg.

Als er erneut die Augen öffnete, dachte er, es müsse einige Zeit verstrichen sein.

»Das konnte ich irgendwie erkennen. Das Licht war anders.«

Er versuchte, laut zu rufen, aber er war zu schwach.

»Ich öffnete den Mund, aber es kam nichts heraus. Kein Ton. Ich war stumm. Es kam kein Ton heraus.«

Etwas später – er wusste nicht, wie viel später – hörte er einen Hund. Seine Sinne wurden schärfer, er war sich bewusst, dass er am Boden lag.

Er rollte sich herum.

»Mein Hemd war klitschnass. Ich wusste nicht, ob ich in einer Pfütze lag, vielleicht in einer Blutpfütze. Ich weiß, dass ich in diesem Moment Angst hatte. Furchtbare Angst.«

Er rief laut, vernahm aber keine Reaktion.

Als er sich mühsam hochzog, zuckte ein heftiger Schmerz durch seine Schulter und Seite. In seinem Kopf pochte es. Ihm war übel.

Schließlich gelang es ihm aufzustehen. Er berührte sein Gesicht und stöhnte auf. Er fühlte getrocknetes Blut.

Er taumelte auf die Lichter zu, mehrere Häuserblocks entfernt, und wühlte in seinen Taschen. Sein Handy und seine Brieftasche waren weg.

»Es war immer noch dunkel. Ich hatte keine Ahnung, wie spät es war. Aber ich konnte mehr oder weniger ausmachen, wo ich mich befand. Ich wusste, dass ein Krankenhaus in der Nähe war. Ich wusste, wo es war. Ich konnte gehen.«

Besorgt schaute er sich um. Niemand zu sehen.

Blutig und verängstigt ging er los.

»Jede Bewegung tat höllisch weh. Ich bewegte mich voran wie ein Typ aus einem Zombiefilm. Aber ich hatte das schreckliche Gefühl, dass diese Typen vielleicht immer noch da waren, mich beobachteten und irgendwo auf mich warteten. Dass sie mich noch einmal erwischen würden. Dieselben Typen.

»Ich gelangte zum Ausgang des Parks. Nichts passierte. Niemand da. Jedenfalls sah ich niemanden. Ich überquerte die Straße, drehte mich beim Gehen immer wieder um, ging quasi in Kreisen, um zu sehen, ob jemand auf mich zukam.«

Er konnte niemanden entdecken.

Er ging weiter, etwas sicherer jetzt. Einen Häuserblock vom Park entfernt wurde er innerlich ein bisschen ruhiger. Er fasste sich an den Kopf und ins Gesicht. Eindeutig geschwollen und blutverkrustet, aber vielleicht gar nicht so schlimm. Das Krankenhaus war nicht mehr weit. Sobald er es erreicht hatte, wäre er in Sicherheit. Dort konnte er sich wieder zusammenflicken lassen.

Die höhnischen Bemerkungen seiner Angreifer kamen ihm wieder in den Sinn.

»Ich hörte immer wieder den Klang dieser Stimme in meinem Kopf, diese Fistelstimme.«

Paul verzog das Gesicht und ahmte die Stimme nach: »»Bitteee, tut mir nicht weh. Bitteee. Oh, bitteee, tut mir nichts.««

Er schauderte.

»Ich erinnere mich ganz genau daran. Der Klang geht mir immer noch durch und durch.

In jener Nacht habe ich mich so schlecht gefühlt wie niemals zuvor. Klein, richtig klein, jämmerlich. Total beschämt. Ich gab mir selbst die Schuld. Weil ich durch den Park gegangen war. Ich dachte, es wäre meine Schuld, dass ich mich so verhalten habe, dass ich, na ja, so ein Feigling war.«

Pauls Verletzungen waren nicht so schwerwiegend, wie er befürchtet hatte. Die Wunde an der Stirn, über dem rechten Auge, musste genäht werden. Sein Gesicht war zerkratzt, und er hatte schlimme Blutergüsse. Aber es war nichts gebrochen. Keine Gehirnerschütterung. Der Neurologe nannte ihm eine Reihe möglicher Symptome, auf die er achten sollte, stellte aber ansonsten eine gute Prognose.

Als Paul schließlich in seiner Wohnung ankam, ging die Sonne auf. Er war erschöpft. Doch bevor er versuchen konnte, etwas Schlaf zu finden, musste er einige dringende Angelegenheiten erledigen. Zuerst ging er online, benachrichtigte seine Bank und ließ seine Kreditkarten sperren. Dann recherchierte er, was er tun musste, um seinen Führerschein zu ersetzen. Diese Aufgaben waren lästig, lenkten ihn aber auch ab und hatten eine seltsam beruhigende Wirkung. Seine Konten waren nicht belastet worden. Das war schon mal gut. Er hatte das Gefühl, zumindest eine gewisse Kontrolle zurückgewonnen zu haben.

Dann suchte er online nach seinem Handy. Nichts. Seine Angreifer hatten wahrscheinlich bereits erkannt, dass es nutzlos war, und es zerstört. Das hatte auch etwas Gutes, aber der Gedanke an sein Handy brachte die schmerzlichen Erinnerungen zurück. Paul stellte sich vor, wie seine Angreifer das Handy lachend auf einen Stein schmetterten.

»Ich versuchte, den Kopf frei zu bekommen. Ich wusste, dass ich jemandem mitteilen sollte, was passiert war. Aber na ja, ... ich genierte mich, allein bei der Vorstellung wäre ich am liebsten im Erdboden versunken.«

Das Einzige, wozu er sich aufraffen konnte, war, sich per E-Mail bei der Arbeit für einen Tag krank zu melden. Dann schickte er eine E-Mail an Mark, um ihn wissen zu lassen, dass er an diesem Morgen doch nicht vorbeikommen würde, sagte aber nicht warum. Auch seiner Freundin Carrie schickte er eine Mail, um sich dafür zu entschuldigen, dass er vielleicht nicht erreichbar gewesen war, erwähnte aber auch ihr gegenüber nichts von dem Überfall. Er teilte ihr nur mit, er habe sein Handy verloren.

»Mir drehte sich alles im Kopf, und irgendwie war mir übel.«

»Ich kriegte es einfach nicht aus dem Kopf, ließ es vor meinem inneren Auge immer wieder ablaufen. Sah alles wieder vor mir. Ich dachte unentwegt über diese Typen nach und darüber, wie ich mich verhalten hatte. Ich sah mich selbst so, wie sie mich gesehen haben müssen. Mit den Augen dieser Typen, die mich angegriffen hatten. Ich lag auf dem Boden. Verängstigt. Bettelnd. Ich muss jämmerlich ausgesehen haben, winselnd und flehend. ›Tut mir nicht weh.‹«

Er wollte das alles nur noch vergessen. Aber wie?

Sensibilität für den Kontext

Der erste Schritt in der Flexibilitätssequenz – die *Kontextsensibilität* – ist eine wichtige, wenn nicht die allerwichtigste Fähigkeit in der Sequenz, weil sie uns bei der Erkenntnis hilft, was in einem bestimmten Augenblick gerade geschieht und wie wir am besten darauf reagieren können. Wir haben bereits einen Eindruck von diesem Schritt gewonnen, als wir die Bestandteile des flexiblen Selbstbilds erörtert haben, also Optimismus, Vertrauen in die eigenen Bewältigungsfähigkeiten und die Orientierung an Herausforderungen: Sie wirken zusammen, um uns zu motivieren, und tragen dazu bei, dass wir uns auf die Anforderungen der gegebenen Situation einlassen. Sensibilität für den Kontext baut auf diesem Prozess auf, indem sie den Fokus viel genauer auf die Einzelheiten der konkreten Kontextnuancen richtet. Im Wesentlichen stellen wir uns bei diesem Schritt selbst die Fragen: »Was passiert mir?«, »Was ist das Problem?« und »Was muss ich tun, um die Situation zu bewältigen?«

Obwohl die meisten Menschen einigermaßen sensibel für den Kontext sind, gibt es wie bei jeder Fähigkeit Unterschiede. Seltsamerweise sind viele Leute, auch wenn sie zu dieser Art von Kontexteinschätzungen fähig sind, nicht in der Lage, gründlich darüber nachzudenken. So sind sie vielleicht beunruhigt, nervös oder ängstlich, wissen aber nicht genau warum. Manchmal trägt schon die simple Frage »Was stört mich?« dazu bei, dass man sich besser darauf konzentrieren kann, was eigentlich genau geschieht. Doch sogar wenn man sich diese Art von Frage stellt, muss man immer noch fähig sein, die Signale richtig zu deuten. Was diese Fähigkeit betrifft, haben einige Leute ganz klare Defizite. Mit anderen Worten: Einige Menschen sind relativ unsensibel für den Kontext.

Studien haben gezeigt, dass Personen, die unempfänglich für den Kontext sind, tendenziell psychisch mehr zu kämpfen haben und dass ihr allgemeiner psychischer Gesundheitszustand schlechter ist.[3] Ich bin dieser Thematik in meiner eigenen Forschung nachgegangen, indem ich Leute aufforderte, Beschreibungen unterschiedlicher hypothetischer Situationen zu lesen – zum Beispiel dass man im Fahrstuhl feststeckt oder nach einer Impfung nach Hause kommt und feststellt, dass eingebrochen wurde. Anschließend wurden die Teilnehmenden gebeten, jede Situation nach unterschiedlichen Arten von Kontexthinweisen zu bewerten (zum Beispiel welchen Grad an Bedrohung die Situation darstellte, wie schnell man reagieren musste und inwieweit man das Geschehen unter Kontrolle hatte).[4] Wir stellten fest, dass sich die Leute darin unterschieden, wie gut sie kontextbezogene Signale einschätzen konnten. Beispielsweise fiel es Personen, die deprimiert oder ängstlich waren, tendenziell schwerer, den Bedrohungsgrad einer Situation zu bestimmen und von daher richtig einzuschätzen, wann eine schnelle Reaktion erforderlich war. Diese Korrelationen sind nicht leicht zu deuten. Es gibt unzählige Gründe, aus denen eine Person psychische Probleme entwickeln kann, und sogar depressive Menschen sind mitunter in der Lage, Kontexthinweise richtig auszulegen. Tatsächlich kamen wir in einer Studie zu dem Ergebnis, dass bei depressiven Personen mit intakter Kontextsensibilität eine höhere Wahrscheinlichkeit bestand, dass sich ihr Zustand im Laufe der Zeit verbesserte, als bei depressiven Personen mit minimal ausgeprägter Kontextsensibilität. Bei Ersteren war es wahrscheinlicher, dass sie einen Reaktionsverlauf der Erholung erkennen ließen, während Letztere eher für einen ausgedehnten Zeitraum unter Depressionen litten.[5]

Ein Hauptmerkmal der Kontextsensibilität ist die Fähigkeit, Veränderungen in kontextbezogenen Hinweisen zu entdecken.[6] Ein Team unter Leitung meiner Kollegin Einat Levy-Gigi hat diese Fähigkeit durch die Verwendung eines simplen Computerspiels eindrucksvoll nachgewiesen.[7] Bei dem Spiel wurde den Teilnehmenden eine Reihe von Kästchen präsentiert, und zwar jeweils eins nach dem anderen. Jedes Kästchen hatte eine andere Farbe und zeigte das Bild eines alltäglichen Objekts. So erschienen vielleicht das Bild eines Fernsehers auf einer grünen Box und das Bild eines Hutes auf einer gelben Box usw. Jedes Mal, wenn die Spieler ein Kästchen sahen, mussten sie entscheiden, ob sie es öffnen wollten oder nicht. Öffneten sie es und stießen dabei auf Geld im Inneren, erhielten sie Punkte. Wenn sie es öffneten und auf eine Bombe stießen, verloren sie Punkte. Nach und nach lernten die Spieler, welche Kombinationen von Kästchenfarben und Objekten man öffnen sollte und welche Kombinationen lieber nicht. Entscheidend war, dass neue Varianten eingeführt wurden, sobald die Teilnehmenden das Spiel gut beherrschten. Ohne Vorwarnung fing das Spiel an, neben den ursprünglichen Paarungen von Farbkästchen und Objekten auch neue Paarungen zu präsentieren. So hatte man vielleicht für den Fernseher auf der grünen Box Punkte geerntet, aber jetzt führte ein Fernseher, der auf einer roten Box erschien, zum Punkteverlust. Die einzige Möglichkeit, weiterhin vorn zu bleiben, bestand darin, sensibel auf diese subtilen Veränderungen in den Kontexthinweisen zu achten.

Einige der interessantesten Resultate zeichneten sich ab, wenn eine Kästchenfarbe, die ursprünglich ein negatives Ergebnis erbracht hatte, später auch zu einem positiven Ergebnis führen konnte. Ein Hut auf einem blauen Kästchen zum Beispiel bedeutete ursprünglich, dass sich eine Bombe in dem Kästchen befand, während später im Spiel ein Auto auf einem blauen Kästchen signalisierte, dass Geld im Inneren wartete. Die Studie zeigte, dass die Fähigkeit, sich zu merken, ob eine Box, die ursprünglich negativ war, später auch positiv sein konnte, mit der Hippocampusgröße der Teilnehmenden zusammenhing. Das war ein eindrucksvolles Ergebnis. Der Hippocampus ist eine wichtige Hirnregion, die an der Wahrnehmung, dem Erinnern und dem Verständnis von Zusammenhängen beteiligt ist. Außerdem wiesen Einat, ihre Kollegen und Kolleginnen nach, dass Menschen mit chronischen PTBS-Symptomen besonders große Probleme damit hatten, ebendiese Kontextveränderung von negativ zu positiv zu erkennen. Das scheint einleuchtend, weil eines der Kennzeichen chronischer PTBS-Symptome darin besteht, dass Betroffene tendenziell das Gefühl haben, die ursprüngliche traumatische Situation finde immer noch statt, sogar in Kontexten, die im Allgemeinen sicher oder freundlich sind.

Wie wir auf Situationen reagieren, hängt auch von unseren größeren Lebenszusammenhängen und Zielen ab.[8] Diese Art von Wechselbeziehung ließ sich bei Frida Kahlo erkennen, als sie nach der Amputation ihres Beines mit der neuen Prothese zu kämpfen hatte. Sie verabscheute diese Prothese. Sie fühlte sich damit beim Gehen behindert und fand sie furchtbar hässlich. Das frustrierte sie und stimmte sie traurig. Wenn das alles gewesen wäre, was sie gestört hätte, hätte sie vermutlich nach Möglichkeiten gesucht, ihr seelisches Leid zu verringern. Aber die Prothese ging über eine unmittelbare Bedrohung hinaus, weil sie auch ihre größeren Lebensziele beeinträchtigte: Frida wollte beweglich bleiben, sich farbenfroh und ausdrucksstark kleiden und vor allem tanzen. Indem sie sich selbst fragte, was die Situation im Hinblick auf diesen größeren, zielorientierten Kontext erforderte, konnte sie eine kreative Methode finden, um sowohl die unmittelbaren als auch die langfristigen Herausforderungen zu meistern.

Paul dachte selten über seine langfristigen Ziele nach. Wenn man hartnäckig nachfragte, erklärte er, dass ihm seine Arbeit gefiel und dass er beruflich gern vorankommen wollte. Außerdem sah er sich selbst als geselligen Menschen, der Freundschaften pflegte und wertschätzte. In letzter Zeit hatte er oft Überstunden gemacht, aber er hatte sich bemüht, seine Freunde öfter zu treffen. Zudem hoffte er auf eine stabile, langfristige Partnerschaft. Obwohl er bis jetzt in diesem Bereich nicht besonders erfolgreich gewesen war, schien er nun mit der Beziehung zu Carrie auf einem guten Weg zu sein. Sie beharrte darauf, keine Kinder haben zu wollen, was für ihn ein wunder Punkt war, aber sie kamen gut miteinander aus, und Paul hoffte, dass die Beziehung halten würde.

Durch die unmittelbare Bedrohung eines potenziell traumatischen Ereignisses werden häufig alle anderen Ziele in den Hintergrund gedrängt. An den ersten Tagen nach dem Überfall ging alles, was Paul vielleicht über seine langfristigen Ziele gedacht hatte, im Nebel der traumatischen Stressbelastung verloren. Er wusste, er sollte Kontakt zu seinen Freunden und Kollegen aufnehmen, um sie über den Angriff zu informieren. Aber er konnte es nicht über sich bringen, irgendjemandem davon zu erzählen: weder seinen Arbeitskollegen noch seinen Freunden und nicht einmal Carrie. Die augenfälligen Verletzungen und die genähte Wunde im Gesicht bedeuteten, dass er auch niemanden treffen konnte. Er schaffte es, sich ein neues Handy in die Wohnung liefern zu lassen, aber konnte sich nicht dazu durchringen, es einzurichten. Daraufhin schickte Carrie ihm einige E-Mails: »Ein Technikfreak wie du hat sein neues Handy noch nicht eingerichtet? Was hat das zu bedeuten?« Sie versuchte, einen Termin für ein Treffen zu vereinbaren. Paul hielt sie mit immer neuen Ausreden hin, aber ihm war klar, dass die Taktik sich abnutzte.

»Das Problem war, dass ich mich grauenhaft fühlte.«

Paul hatte Angst, und er schämte sich. Er schlief schlecht. Manchmal döste er ein, nur um kurz darauf in Panik aus seltsamen Träumen hochzuschrecken. Er wusste, er sollte seine Wohnung verlassen, aber schon bei dem bloßen Gedanken, nach draußen zu gehen, fühlte er sich ungeschützt und verletzlich. Was, wenn er auf seine Angreifer traf? Er wusste eigentlich nicht genau, wie sie aussahen, oder zumindest hatte er keine klare Erinnerung an ihr Aussehen. Doch er machte sich Sorgen, dass sie ihn ihrerseits erkennen könnten. Vielleicht beobachteten sie ihn ohne sein Wissen und verhöhnten ihn insgeheim oder, schlimmer noch, warteten darauf, ihn zu ergreifen und erneut zu attackieren.

In der dritten Nacht nach dem Überfall schaute Paul eine Weile aus dem Fenster. Trotz der Dunkelheit waren draußen wie immer viele Leute unterwegs. Einige eilten hektisch durch die Straßen, andere schlenderten gemütlich vor sich hin. Die Erinnerung daran, dass er früher einer von diesen ganz normalen Menschen gewesen war, die einfach ihren Geschäften nachgingen, schmerzte Paul.

Als er sich selbst da draußen vorstellte, sicher und unbekümmert, ging eine Veränderung mit ihm vor. Er fing an, über seine Situation nachzudenken. Ihm kam in den Sinn, dieses Gefühl würde, wenn er es vorher gehabt hatte, irgendwann zurückkehren. Es würde alles wieder in Ordnung kommen. Zum ersten Mal seit Tagen sah er Licht am Horizont. Er verspürte tatsächlich einen gewissen Optimismus.

Hätte ich Paul in diesem Augenblick fragen können, ob er ein flexibles Selbstbild habe, hätte er mich vermutlich verständnislos angestarrt. Doch ob er es wusste oder nicht – als er aus dem Fenster schaute und über sein Leben nachdachte, konnte er eine hinreichend flexible Geisteshaltung aufbringen, um sich selbst zu motivieren und sich auf seine Probleme einzulassen.

Das Gefühl war flüchtig. Paul versuchte, daran festzuhalten und sich selbst zu überzeugen.

»Komm schon, Paul«, sagte er laut zu sich selbst. »Reiß dich zusammen. Du kannst das überwinden. Du bist ein schlaues Kerlchen. Du kriegst das hin.«

Paul pushte sein Selbstvertrauen und richtete sich selbst an der Herausforderung aus.

Es war nur eine subtile Änderung der Einstellung, aber sie reichte aus, um Paul vollends zu der Überzeugung zu bringen, dass es ihm gelingen würde, eine Lösung zu finden.

Als er die Worte laut aussprach – »Du kriegst das hin« –, schien sich der Nebel in seinem Kopf zu lichten. Die Welt um ihn herum schien buchstäblich schärfere Konturen anzunehmen, und er reagierte mit wachsender Sensibilität auf kontextbezogene Signale.

»Na ja, als ich da so aus dem Fenster schaute, habe ich gedacht, was für eine tolle

Gegend. Es ist ein wirklich großartiges Viertel. So lebendig. Aktiv. Ich meine, klar, Shit happens. Überall geschehen auch solche schlimmen Dinge wie Verbrechen. Es ist eine große Stadt. Doch im Großen und Ganzen ist es eine gute Gegend. Ziemlich sicher, seitdem ich hier wohne. Ich habe mich immer sicher gefühlt. Warum sollte ich nicht in der Lage sein, dieses Gefühl zurückzubekommen?«

Es war eine schlichte Wahrheit, aber für Paul wurde sie zur Offenbarung, die eine Flut neuer Erkenntnisse auslöste.

»Ich schaute einfach nur so aus dem Fenster, und da ist es mir plötzlich klar geworden. Diese Typen, die mich angegriffen hatten, ich hatte keine Ahnung, wer sie waren. Sie kannten mich nicht. Sie wohnten wahrscheinlich nicht mal in diesem Viertel. Und wenn sie mir begegneten, würden sie mich vermutlich nicht mal wiedererkennen. Ich meine, es war dunkel. Ich könnte auf der Straße an ihnen vorbeigehen, und sie würden nicht mal wissen, dass ich es bin. Und wahrscheinlich wäre es ihnen ohnehin völlig egal. Sie waren einfach unterwegs, um irgendjemanden auszurauben. Ich kam zufällig vorbei, starrte auf mein Handy. Ich war am falschen Ort. Zur falschen Zeit am falschen Ort.«

»In diesem Moment vereinfachte sich die ganze Situation. Ich hatte diese ganze Geschichte hochgekocht: Diese Typen würden zurückkommen, nach mir suchen, mich erneut attackieren. Aber sie hatten schon bekommen, was sie wollten. Ich hatte keine Ahnung, was sie nach dem Überfall als Nächstes getan hatten. Was auch immer. Wahrscheinlich nichts. Sie haben wahrscheinlich keinen Gedanken mehr an mich verschwendet.«

Paul fing an, eine Lösung auszuarbeiten. Zunächst konzentrierte er sich darauf, eine gewisse Kontrolle über die schrecklichen Gedanken und Gefühle zu gewinnen, die ihn quälten. Vom Verstand her wusste er, dass sein Viertel sicher war. Er wollte diese Sicherheit auch wieder fühlen, aber er glaubte noch nicht wirklich daran. Er wurde immer noch von nagenden Zweifeln geplagt. Er würde einen Weg finden müssen, um diese Zweifel zu zerstreuen, zumindest lange genug, um einen Schritt nach vorn zu machen. Sobald er dazu in der Lage war, würde er sich dazu durchringen, wieder nach draußen zu gehen. Er würde in die Welt zurückkehren. Er wusste, es würde nicht leicht werden, und ihm war noch nicht ganz klar, wie er das im Einzelnen anstellen wollte. Aber zumindest wusste er, was er tun musste.

Repertoire

Die Fähigkeit, die Kontextsignale einer schwierigen Situation richtig zu deuten, ist ein wichtiges Element der Flexibilitätssequenz. Sobald dieses Teil integriert ist, kommt der nächste Schritt in der Sequenz, das *Repertoire*. Dabei machen wir eine Bestandsaufnahme der Mittel, die uns in unserer Werkzeugkiste, unserem Reaktionsrepertoire, zur Verfügung stehen. Die Frage verändert sich von »Was muss ich tun?« zu »Was *kann* ich tun?«

Wie wir gesehen haben, besitzen die meisten Menschen gewisse Grundkompetenzen, was die Deutung situationsbezogener Hinweise angeht, auch wenn einige Leute sensibler auf den Kontext reagieren als andere. Dasselbe gilt für das Reaktionsrepertoire. Nehmen wir zum Beispiel Bewältigungsstrategien und emotionale Regulationsstrategien. Die meisten Leute verfügen in dieser Hinsicht über die erforderlichen Grundfähigkeiten. Doch manche Menschen sind einfach kompetenter darin als andere und verfügen über mehr Bewältigungs- und Regulationswerkzeuge. Mit anderen Worten: Sie haben ein größeres Strategie-*Repertoire*.

Es ist jedoch wichtig, darauf hinzuweisen, dass eine erfolgreiche Reaktion mehr erfordert als den simplen Einsatz zahlreicher Strategien. Tatsächlich ist die Anzahl der möglichen Strategien praktisch unbegrenzt.[9] Zu einigen der häufigsten gehören, dass wir Gefühle zum Ausdruck bringen oder unterdrücken, dass wir uns selbst ablenken, die Bedeutung eines Ereignisses neu bewerten oder abwandeln, Strategien und Pläne zur Lösung des Problems entwickeln und versuchen, die Situation als solche zu ändern. Studien haben allerdings gezeigt, dass die am häufigsten angewendeten Strategien nicht immer die erfolgreichsten sind.[10] Je nach den Besonderheiten einer konkreten Herausforderung erweisen sich auch unzählige andere Strategien als hilfreich: So könnten wir uns auf Wunschdenken oder passive Akzeptanz einlassen, gar nichts tun, uns selbst belügen, die Flucht ergreifen, mehr Informationen sammeln, Drogen nehmen, jammern, die Gesellschaft anderer suchen, in Selbstmitleid versinken, uns mit Essen oder Sex trösten, Kontakte meiden, um Hilfe bitten, einen Sündenbock suchen, uns beim Sport austoben, uns durch Humor oder Amüsements ablenken oder fast jede beliebige andere Methode einsetzen, die wir uns ausdenken und ausprobieren möchten. Einige dieser Verhaltensweisen sind zweifellos gesund, während das für andere weniger gilt, und einige würden, wie Ihnen wahrscheinlich aufgefallen ist, in die Kategorie der »hässlichen Bewältigung« fallen. Der springende Punkt ist folgender: Je mehr Strategien wir erfolgreich anwenden können, auch wenn wir sie nur sparsam nutzen, desto mehr Optionen haben wir, um den Anforderungen einer spezifischen Situation gerecht zu werden.

Als ich ursprünglich damit anfing, das Strategierepertoire zu erforschen, entwickelte ich ein Experiment zur Messung der Fähigkeit, zwei gegensätzliche Strategien, nämlich den Ausdruck von Gefühlen und die Unterdrückung von Gefühlen, erfolgreich anzuwenden. Teilnehmende an dieser Studie betrachteten Fotos auf einem Computer – einige davon zutiefst verstörend, andere angenehm – und sollten ihre Gefühlsreaktionen auf die Bilder bewerten. Sobald sie sich an den Vorgang gewöhnt hatten, wurden sie gebeten, die Bilder weiterhin anzuschauen und zu bewerten, nur dass ihnen jetzt gesagt wurde, ein weiterer Teilnehmer würde sie dabei über einen Monitor in einem angrenzenden Raum beobachten und versuchen, ihre emotionale Reaktion einzuschätzen. Außerdem wurde ihnen mitgeteilt, dass von Zeit zu Zeit unterschiedliche Anweisungen bezüglich der Gefühlsäußerungen auf dem Computerbildschirm erscheinen würden. Manchmal lautete die Instruktion, sie sollten jedes Gefühl so vollständig wie möglich zum Ausdruck bringen, damit der Beobachter im Nebenraum leichter einschätzen könne, was sie empfanden. Das war die *Ausdrucksbedingung* des Experiments. Bei anderer Gelegenheit wurden sie aufgefordert, jedes Gefühl, das in ihnen aufstieg, zu unterdrücken, damit die Person im Nebenraum *nicht* einschätzen konnte, was sie empfanden. Das war die *Unterdrückungsbedingung*. Außerdem gab es noch eine *Kontrollbedingung*, bei der den Teilnehmenden gesagt wurde, die Kamera sei vorübergehend ausgeschaltet und der Beobachter könne sie in diesem Zeitraum nicht sehen. In diesem Fall sollten sie die Fotos einfach so betrachten, wie sie es normalerweise tun würden. Diese Kontrollbedingung bezog ich mit ein, weil Menschen sich darin unterscheiden, wie ausdrucksstark sie von Natur aus sind, und durch die Kontrollbedingung konnte ich ermitteln, wie gut die Probanden in der Lage waren, verglichen mit ihrem normalen Ausdrucksniveau, mehr oder weniger Gefühle erkennen zu geben.

Das Experiment funktionierte, wie ich es vorhergesagt hatte. Wir hatten die Teilnehmenden nicht gebeten, unterschiedliche Gefühle beim Betrachten der Bilder zu zeigen und, wie erwartet, berichteten sie unter allen Versuchsbedingungen von etwa demselben Gefühlsniveau. Wir baten sie allerdings zu variieren, wie viel Gefühl sie wiedergaben, und wir stellten fest, dass sie im Durchschnitt dazu imstande waren. Diese Fähigkeit nannte ich *Ausdrucksflexibilität*. Wie erwartet, machten wir Unterschiede bei dieser Fähigkeit aus. Manche Leute waren besser darin, Gefühle auszudrücken und zu unterdrücken als andere.[11]

Ist es also hilfreich, wenn man diese Ausdrucksflexibilität in seinem Repertoire hat? Trägt sie dazu bei, erfolgreich mit traumatischem Stress umzugehen? Während ich über die Antwort auf diese Fragen nachsann, ereigneten sich die schicksalhaften Anschläge vom 11. September. Ich hatte das Experiment zur Ausdrucksflexibilität ursprünglich im Sommer 2001 konzipiert. Mein Plan war es, dieses Experiment in eine Langzeitstudie über die psychische Gesundheit von Studierenden zu integrieren. Wir hatten die Studie gerade gestartet, als sie aufgrund der Anschläge ausgesetzt werden musste. Als wir die Arbeit daran Wochen später wieder aufnahmen, wurde uns klar, dass wir jetzt eine Traumastudie durchführten. Die Ergebnisse deuteten klar darauf hin, dass die Ausdrucksflexibilität, gemessen nach 9/11, den Studierenden tatsächlich half, mit traumatischem Stress umzugehen. Diejenigen, die flexibler im Gefühlsausdruck waren, befanden sich in besserer psychischer Verfassung, als wir sie zwei Jahre später erneut bewerteten. Diese Ergebnisse zeigten außerdem, dass Kompetenz bei nur einer der beiden Strategien, entweder beim Ausdruck oder bei der Unterdrückung von Gefühlen, keine Schutzwirkung hatte. Mit anderen Worten: Im Einklang mit dem Repertoirekonzept waren die Strategien an sich weniger bedeutsam als die Fähigkeit, sich gegebenenfalls entweder der einen oder der anderen Strategie bedienen zu können.[12]

Diesen Befunden zufolge trägt Ausdrucksflexibilität also dazu bei, traumatischen Stress zu bewältigen. Das warf die interessante Frage auf, ob Menschen wissen, dass sie über diese Fähigkeit verfügen. Vielleicht erinnern Sie sich an die an früherer Stelle erwähnte Forschung, die verdeutlichte, dass die meisten Menschen sich eigentlich nicht sonderlich bewusst waren, welche Bewältigungsstrategien sie anwendeten. Gab es einen Grund zu der Annahme, es würde anders aussehen, wenn man Leute nach den Strategien fragte, in denen sie gut waren? Ich vermutete, die Antwort würde ja lauten. Zu wissen, in welchen Verhaltensweisen wir gut sind, ist eine andere Art von Selbsterkenntnis, als zu wissen, wie häufig wir diese Verhaltensweisen einsetzen. Wenn wir versuchen, uns daran zu erinnern, wie oft wir etwas tun, müssen wir uns an konkrete Ereignisse erinnern und dann die Häufigkeit einschätzen. Doch um zu erkennen, ob wir ein Verhalten gut beherrschen oder nicht, müssen wir nur wissen, dass wir es erfolgreich angewendet haben. Als wir diese Idee direkt überprüften, stellten wir fest, dass die Bewertungen, die die Leute über ihre Fähigkeit zum erfolgreichen Verstärken oder Abschwächen des eigenen Gefühlsausdrucks abgaben, mit der tatsächlichen Fähigkeit, die sie im Experiment zeigten, übereinstimmten.[13]

Andere Studien, einschließlich weiterer Untersuchungen meines Teams, erweiterten diesen Ansatz auf andere Arten von Bewältigungsstrategien und emotionalen Regulationsstrategien. Einige dieser Studien habe ich weiter oben bereits erwähnt, als wir das Flexibilitätsparadox erörterten. In all diesen Forschungsarbeiten zeichnete sich allerdings konsequent dieselbe Grundlektion ab. Die konkrete Strategie war nicht so wichtig wie das Ausmaß, in dem die Strategie den spezifischen Anforderungen der Situation gerecht wurde.[14] Dennoch darf man nicht vergessen, dass es bei einem guten Repertoire nicht nur um Bewältigungsstrategien und Strategien der Gefühlsregulation geht. Jede Verhaltensweise, jede Ressource, die uns zur Verfügung steht, ist angemessen und geeignet, wenn wir sie erfolgreich nutzen können und wenn sie uns hilft, die Anforderungen einer bestimmten Situation zu erfüllen.

Paul war gut darin, sich selbst abzulenken. Daran hatte er keinerlei Zweifel. Er konnte auch in den einfachsten Aktivitäten vollständig aufgehen.

»Ich beschloss, dass ich mich selbst beschäftigen wollte. Ich würde dafür sorgen, dass ich den Kopf voll hatte. So voll, dass ich nicht mehr an den verdammten Überfall denken konnte.«

Mit diesem festen Vorsatz mixte er sich einen Drink und machte es sich gemütlich, um einen lustigen Film zu schauen. Es war kein wirklich detaillierter Plan, aber die Tatsache, dass er überhaupt einen Plan hatte, erfüllte ihn mit freudiger Aufregung.

Wie Paul sich erinnerte: »Der Film war nicht gerade umwerfend, aber gut genug. Ich habe ordentlich getrunken. Das hat geholfen.«

Hat es funktioniert?

»Ja, tatsächlich, für eine Weile. Der Film hat mich zum Lachen gebracht. Das war gut. Für kurze Zeit habe ich das Ganze tatsächlich vergessen. Aber, Mann, am nächsten Tag, puh, da ging's mir echt dreckig. Trotzdem, ich weiß nicht genau, wie ich es formulieren soll. Ich hatte zumindest irgendwas getan. Ich fühlte mich nicht besser, aber anders. Es klingt komisch, aber obwohl ich mich ziemlich mies fühlte, hatte ich irgendwie die Kontrolle. Ich war selbst schuld, dass es mir mies ging, aber es war meine eigene Entscheidung gewesen. Und ich schaffte es, die Bilder in meinem Kopf zu verändern, zumindest ein bisschen. Wenigstens tat ich irgendwas. Ich machte einen Schritt nach vorn, und ich würde weitermachen. Ich war fest entschlossen, fast wütend. Quasi mit geballter Faust.«

Aus diesen Worten sprachen Pauls Selbstvertrauen und seine Ausrichtung auf die Herausforderung. Im Laufe des Tages nutzte er dieses entschlossene Selbstvertrauen, um seine Motivation lebendig zu halten. Er machte sportliche Übungen, absolvierte so viele Liegestütze, Hampelmänner und Sit-ups, wie er schaffte, und sprang dann zu lauter Musik in seiner Wohnung herum, bis er schweißgebadet war.

»Ja, das hat geholfen. Die Bewegung. Das fühlte sich gut an. Ich dachte, ich werde das schaffen.«

Er ging online und versuchte, sich durch Surfen im Internet ein bisschen abzulenken. Auch das half für eine Weile, bis er auf einen Bericht über Kriminalität stieß, der ihn abrupt innehalten ließ.

»Ich spürte es bis ins Mark. Schlagartig war ich total verkrampft. Aber nur anfangs. Ich wusste nicht viel über Kriminalität. Ich dachte darüber nach. Was geschieht mit Menschen wie mir? Menschen, die so was durchgemacht haben? Ich hatte keine Ahnung. Wie reagieren Leute normalerweise? Fühlen sich alle so wie ich? Ich fing an, mir Fragen zu stellen.«

Das Recherchieren gehörte zu den Dingen, in denen Paul gut war, und so setzte er sich schnell das Ziel, Antworten auf seine Fragen zu finden. Zumindest bot dieses Unterfangen eine weitere Ablenkung. Wie er allerdings schnell feststellen musste, gab es im Internet leider nicht viele Informationen über Männer, die einem Angriff zum Opfer gefallen waren. Es herrscht kein Mangel an Material über von Männern begangene Gewalttaten, aber dabei geht es fast immer um Gewalt gegen Frauen. Das liegt nicht daran, dass Männer nicht überfallen würden. Kriminalitätsstatistiken, national wie international, deuten darauf hin, dass tatsächlich mehr Männer als Frauen zu Opfern von Gewaltverbrechen werden, und zwar bei jeder Art von Gewaltverbrechen außer bei sexueller Gewalt. Doch Informationen darüber, wie männliche Opfer psychisch auf Gewaltverbrechen reagieren, sind kaum verfügbar. Es gibt zahllose mögliche Ursachen für diesen Informationsmangel, der wahrscheinlichste ist wohl, dass man Gewalt unter Männern häufig für etwas Normales hält, sie einfach abtut oder gar nicht erst darüber berichtet.[15]

Die wenigen vorhandenen Studien, die sich damit befassen, wie Männer auf gewalttätige Angriffe reagieren, ergeben allerdings ein Bild, das erstaunliche Übereinstimmungen mit Pauls Erfahrung aufweist. Die häufigsten Reaktionen bei männlichen Opfern sind Selbstvorwürfe, Scham und das Gefühl, schwach und unmännlich zu sein. Die Opfer zögern im Allgemeinen, die Erfahrung einzugestehen oder davon zu erzählen, sogar wenn ihr Leben schwer beeinträchtigt wird. Sie haben häufig Probleme, ihre Wohnung zu verlassen, und leiden oft unter einer Form von Paranoia, die sich um das Misstrauen gegenüber anderen Menschen und die Angst erneuter Verfolgung dreht.[16]

Leider stieß Paul bei seinen Recherchen nicht auf diese Studien, aber er fand glücklicherweise einige Websites mit persönlichen Erfahrungsberichten, die mehr oder weniger mit seiner eigenen Geschichte übereinstimmten.

»Ich habe diese Geschichten regelrecht verschlungen. Ich konnte gar nicht schnell genug lesen. Es war, als hätte ich einen Club gefunden – Menschen, die wussten und selbst durchgemacht hatten, was ich durchmachte.«

»Es hört sich vielleicht nach wenig an, aber zu erkennen, dass meine Reaktionen normal waren, bedeutete mir zu diesem Zeitpunkt ungeheuer viel. Wie sich herausstellte, [Paul schmunzelt] war ich gar nicht so jämmerlich, wie ich gedacht hatte. Im

Ernst, ich kann gar nicht sagen, wie viel es mir bedeutete. Es war echt der Hammer. Ich konnte es kaum fassen, und finde es immer noch unglaublich. Ich habe mir die Geschichten runtergeladen. Sobald ich sie auf dem Computer gespeichert hatte, las ich sie immer wieder. Ließ sie auf mich wirken und mich überzeugen.«

Paul fühlte sich immer optimistischer. Sein Selbstvertrauen wuchs. Die Stunden, die er an seinem Computer verbracht hatte, waren eine willkommene Ablenkung. Außerdem verschafften sie ihm unschätzbare Einsichten und dringend benötigte Erleichterung. Die Recherche war allerdings emotional sehr aufwühlend gewesen, und Paul entschied, eine Belohnung verdient zu haben. Er versuchte, bei einem weiteren Film abzuschalten, doch diesmal funktionierte es nicht. Ihm schwirrten so viele neue Informationen im Kopf herum, und er stellte fest, dass er die Tatsache nicht ignorieren konnte, immer noch in seiner Wohnung zu sitzen. Er war noch immer nicht nach draußen gegangen.

»Ich holte tief Luft, und dann stand ich auf. ›Schluss jetzt! Hör auf mit dem Gefühlsquatsch!‹« Paul lachte. »Ich weiß nicht, ob ich das wirklich laut gesagt habe, aber so habe ich mich gefühlt. So nach dem Motto: ›Verdammt, ich geh jetzt raus.‹«

Er war nervös, als er die Tür seiner Wohnung öffnete, aber entschlossen, seine Ängste zu besiegen. Und so ging er auf den Flur, die Treppen hinunter und nach draußen auf die Straße.

Feedbacküberwachung

Von Pauls Aha-Erlebnis über die Sicherheit in seinem Viertel bis hin zu seinem abrupten, aber festen Entschluss, sich nach draußen auf die Straße zu begeben, waren volle 24 Stunden verstrichen. Während dieser Zeit wechselte Paul zwischen verschiedenen Mitteln aus seinem Repertoire hin und her. Er lenkte sich wiederholt und auf unterschiedliche Weise ab; er konzentrierte sich auf das Problem und dachte darüber nach; er plante sein weiteres Vorgehen; er betrank sich; er deutete die Situation um und bewertete sie neu; er trieb Sport, und er unterdrückte bewusst seine Sorgen und Ängste. Diese Strategien erwiesen sich zwar nicht ausnahmslos, aber überwiegend als effektiv. Paul konnte Fortschritte machen, weil er mehr tat, als einfach nur die Werkzeuge aus seinem Repertoire anzuwenden. Während der gesamten 24-Stunden-Phase überprüfte er immer wieder die Effektivität seines Verhaltens und wandelte es nötigenfalls ab, aktualisierte oder veränderte es.

Dadurch ließ sich Paul auf den dritten Schritt der Flexibilitätssequenz – die Feedbacküberwachung – ein. Die ersten beiden Schritte der Sequenz, Kontextsensibilität und Repertoire, richten unsere Aufmerksamkeit darauf aus, diejenigen Mittel aus unserem Repertoire zu wählen, mit denen wir die Herausforderung wahrscheinlich am besten bewältigen können. Wenn wir uns auf den Schritt der Feedbacküberwachung einlassen, schließen wir den Kreis. Die Fragestellung verändert sich erneut. Wir sind nicht mehr darauf konzentriert, was wir tun müssen oder können, sondern darauf, ob das, was wir versucht haben, funktioniert. Mit anderen Worten: Wir fragen uns selbst: »Habe ich die Herausforderung bewältigt?«, »Funktioniert mein Ansatz?«, »Muss ich meine Reaktion abwandeln?« und »Sollte ich eine andere Strategie ausprobieren?« Wenn man eine andere Strategie anwendet und trotzdem nicht ans Ziel gelangt, hat sich wahrscheinlich der Kontext geändert. Dann ist es erforderlich, zu Schritt eins der Sequenz zurückzukehren und den situativen Kontext neu zu bewerten.

Diese Bewertungen nehmen wir anhand der wie auch immer gearteten Hinweise vor, die uns zur Verfügung stehen. Eine der besten Quellen für ein Feedback begleitet uns die ganze Zeit: unser eigener Körper und unsere eigene mentale Verfassung. In den meisten Fällen und insbesondere nach einem potenziell traumatischen Ereignis besteht das Ziel darin, dass wir uns besser fühlen wollen, weniger angespannt, weniger ängstlich oder traurig. Theoretisch sollte diese Art der Einschätzung kein Problem darstellen. Wir entscheiden, ob wir uns besser fühlen, indem wir uns selbst fragen, wie es uns geht, und die Aufmerksamkeit auf unsere Gefühlszustände richten. Leider verläuft diese Einschätzung nicht immer so einfach und problemlos, wie wir denken.

Viele Reaktionen auf unsere Umwelt erfolgen, ohne dass wir sie bemerken. Ein perfektes, wenn auch banales Beispiel ist die Art, wie unser Körper die innere Temperatur reguliert. Darauf versteht sich der menschliche Körper richtig gut. Das liegt zum Teil daran, dass jeder Mensch buchstäblich über Millionen von temperatursensiblen Zellen verfügt, die sogenannten *Thermorezeptoren*, die über den gesamten Körper verteilt sind. Die Informationen von diesen Rezeptoren laufen an einer wichtigen Region am oberen Ende des Hirnstamms, dem Hypothalamus, zusammen. Wenn der Hypothalamus entscheidet, dass unsere Körpertemperatur niedriger ist, als sie sein sollte, gibt er das Signal zu bestimmten physiologischen Reaktionen, die uns aufwärmen sollen, zum Beispiel zum Zittern oder zur Verengung der Gefäße. Wenn unsere Körpertemperatur zu hoch ist, signalisiert der Hypothalamus, dass wir heruntergekühlt werden müssen, was dazu führt, dass wir beispielsweise schwitzen oder unsere Gefäße sich erweitern. Diese internen physiologischen Ereignisse vollziehen sich größtenteils ohne unsere bewusste Wahrnehmung, was natürlich ausgesprochen praktisch ist, weil es uns ermöglicht, uns auf andere wichtige Belange zu konzentrieren, zum Beispiel nicht von Raubtieren gefressen zu werden oder von einem U-Bahnsteig zu fallen.

Gleichzeitig ist jedoch die Regulation der inneren Temperatur allein durch physiologische Mittel aus einer Stoffwechselperspektive betrachtet sehr aufwendig. Einfach ausgedrückt, erfordern physiologische Prozesse sehr viel Energie, und diese Energie ist teuer. Um diese Kosten zu senken und den Prozess noch effektiver zu machen, haben Säugetiere irgendwann im Laufe der Evolution eine zusätzliche Methode der Temperaturregulation entwickelt, nämlich dass sie selbst spüren, ob sie schwitzen oder frieren. Diese Empfindungen sind nicht notwendig, aber unglaublich nützlich, weil sie Säugetieren, einschließlich des Menschen, ermöglichen, ihre Körpertemperatur einfach und effizient durch gezielte Verhaltensweisen zu verändern. Wenn uns zu heiß ist, können wir einen Pullover ausziehen, ein Fenster öffnen und einen Ventilator oder die Klimaanlage anschalten.

Dasselbe Effizienzprinzip trieb vermutlich auch die Entwicklung unserer Reaktionen auf Bedrohung und Furcht an. Ähnlich wie bei der Temperaturregulation vollzieht sich das physiologische Geschehen in unserem Inneren größtenteils, ohne dass wir es bewusst wahrnehmen. Wenn wir auf eine potenzielle Bedrohung stoßen, aktiviert unser Gehirn sehr schnell einen subkortikalen Kreislauf, der eine Kaskade physiologischer Aktivitäten auslöst, die wir im Allgemeinen als Kampf-oder-Flucht-Reaktion bezeichnen. Das alles geschieht, bevor uns richtig bewusst wird, was eigentlich los ist. Der Bedrohungskreislauf ist nicht auf unser bewusstes Furchtgefühl angewiesen, um in Gang zu kommen. Furcht ist optional. Und tatsächlich können wir dieses Gefühl von Furcht erst etwas später in der Reaktionskette überhaupt erleben, nachdem der Bedrohungskreislauf aktiviert und sein Ergebnis mit Informationen von höheren kortikalen Regionen wie dem dorsolateralen präfrontalen Cortex und der Insula verbunden worden ist.[17] Doch Furcht ist hilfreich, wenn nicht unerlässlich. Ähnlich wie das Gefühl zu schwitzen uns dazu veranlasst, das Sweatshirt auszuziehen, treibt das Gefühl von Furcht uns dazu an, auf eine Bedrohung zu reagieren. Es lenkt unsere Aufmerksamkeit auf die Quelle der Furcht und fokussiert unsere Gedanken auf die Überlebensmöglichkeiten, die uns zur Verfügung stehen.

Da liegt allerdings auch der Haken. Jede Emotion, einschließlich Furcht, dient nur dann der Anpassung, wenn sie ihre Aufgabe schnell erfüllt. Dauert die Furcht hingegen länger an, löst sie sich von ihrem ursprünglichen Zweck. Sie wird zu einer diffusen düsteren Vorahnung, einer allgemeinen Besorgnis über das, was noch bevorsteht. Und wenn sie extrem lange anhält, verwandelt sie sich in noch schädlichere Zustände, wie Angst oder PTBS. Wenn das geschieht, wird die Entscheidungsfindung ernsthaft beeinträchtigt, und es wird immer schwieriger, wenn nicht unmöglich, herauszufinden, wann unsere Aktivitäten effektiv sind und wann nicht.[18]

Paul wurde an den ersten Tagen nach dem Überfall von traumatischem Stress, Furcht und ängstlicher Besorgnis geplagt. Das führte dazu, dass er sich selbst und seine Umwelt verzerrt wahrnahm. Doch weil es immer noch früh war, hatte er noch keine ausgewachsene Angst oder PTBS entwickelt, und er war immer noch fähig, einen Weg zu finden, um das Feedback seiner eigenen inneren Zustände zu nutzen und sich davon bei seinen Entscheidungen über einen Strategiewechsel leiten zu lassen.

Um besser zu verstehen, wie verbreitet diese Fähigkeit ist, haben wir ein Experiment konzipiert, bei dem wir den Teilnehmenden eine Reihe von zum Teil angenehmen, zum Teil verstörenden Fotos auf einem Computermonitor zeigten und sie anwiesen, jede negative Emotion, die die Fotos bei ihnen auslösten, zu unterdrücken, und zwar durch die Anwendung einer Umdeutungsstrategie, ähnlich der kognitiven Neubewertung. So sagten wir zum Beispiel, sie könnten überlegen, inwiefern die auf dem Foto dargestellte Situation vielleicht gar nicht so schlimm war, wie es auf den ersten Blick schien, oder sich Möglichkeiten ausmalen, wie sich die Situation zum Besseren wenden würde. Während sie diesen Anweisungen folgten, überwachten wir ihren inneren Zustand, indem wir physiologische Reaktionen wie Herzschlag und Mimikmuster beobachteten, die laut früheren Studien nachweislich mit negativen Emotionen korrelieren. Die kognitive Neubewertung kann eine effektive Strategie sein, aber bei extremen oder intensiven Emotionen funktioniert sie nicht so gut wie in weniger gefühlsstarken Kontexten und wird seltener bevorzugt. Andere Strategien wie Ablenkung sind tendenziell erfolgreicher, wenn es darum geht, starke Gefühle abzuschwächen, zumindest kurzfristig. Um zu überprüfen, wie gut die Leute diese Art von Wechsel bewerkstelligen, wiederholten wir das Experiment, erzählten den Teilnehmenden diesmal jedoch, sie würden vier Sekunden nach dem Anzeigen des Fotos einen Ton hören und könnten dann entweder weiterhin die Neubewertungsstrategie anwenden oder zur Ablenkungsstrategie wechseln. Wie erwartet, bestand bei denjenigen Teilnehmenden, die stärkeren Stress bei den physiologischen Messungen zeigten, eine höhere Wahrscheinlichkeit, dass sie den Wechsel vollzogen. Das bedeutete, dass sie sich auf ein inneres Feedback stützten, das diesen Wechsel anleitete. Ebenfalls erwartungsgemäß war es bei einigen Probanden wahrscheinlicher als bei anderen, dass sie auf diese Weise vorgingen – das heißt, sie nutzten das innere Feedback effektiver –, und diese Fähigkeit stand zudem in Zusammenhang mit einer besseren psychischen Verfassung.[19]

In einer späteren Studie erweiterten wir dieselbe Aufgabe, indem wir eine äußere

Feedbackquelle zur Verfügung stellten: Wir informierten die Teilnehmenden, wir würden ihnen direkt mitteilen, wann sie bei der Regulation ihrer Emotionen gut oder schlecht abschnitten, basierend auf den Auswertungen der physiologischen Messungsgeräte. Ohne Wissen der Probanden war dieses äußere Feedback, das wir lieferten, in Wahrheit ein Schwindel. Es war vollkommen willkürlich und hatte nichts mit der tatsächlichen Leistung der Teilnehmenden zu tun. Das bedeutete, dass sie jetzt vor einer in gewisser Weise schwierigeren Aufgabe standen. Sie mussten für sich selbst entscheiden, ob sie unserem – falschen – Feedback oder ihrem eigenen inneren und tatsächlich verlässlichen Feedback vertrauen wollten. Wie sich herausstellte, nutzten die Probanden gelegentlich das äußere Feedback, aber insgesamt neigten sie immer noch dazu, sich auf die eigenen inneren und zuverlässigeren Informationen zu stützen. Entscheidend war, dass die Testpersonen, die sich am stärksten auf dieses zuverlässige innere Feedback verließen, am erfolgreichsten darin waren, ihre emotionalen Reaktionen zu kontrollieren.[20]

Obwohl das äußere Feedback, das wir in dem Experiment zur Verfügung stellten, eine Täuschung war, gibt es durchaus wirklich hilfreiche äußere Feedbackquellen, die uns bei der Korrektur unseres Strategiegebrauchs helfen können. Die wohl bedeutungsvollste Quelle ergibt sich aus unseren Wahrnehmungen anderer Menschen. Versuchen wir, neue Verhaltensweisen zu erlernen, einschließlich grundlegender Fähigkeiten zur Selbstregulation, lernen wir erfolgreicher, wenn wir soziales Feedback miteinbeziehen. Personen, die nicht fähig sind, von dieser Art Rückmeldung zu profitieren, haben es bekanntlich schwerer, sich in sozialen Situationen angemessen zu verhalten. Menschen mit Autismus zum Beispiel, die nachweislich Schwierigkeiten haben, soziales Feedback wahrzunehmen, sind häufig nicht fähig, ihr Verhalten je nach Situation zu verändern. Neuropsychologische Patienten und Patientinnen mit Schädigungen des orbitofrontalen Cortex haben ähnliche Defizite bei der Nutzbarmachung von sozialem Feedback und auch dabei, ihr Verhalten an den situativen Kontext anzupassen. Die andere Seite des Extrems bilden depressive Menschen, die dazu neigen, übermäßig auf soziales Feedback zu reagieren, was wiederum dazu führt, dass sie sich sozial zurückziehen.[21]

Draußen zu sein, machte Paul nervös, aber er war auch entschlossen. Es fühlte sich gut an, dort zu sein. Er spazierte eine Weile durch sein Viertel, landete dann an einer leeren Bank und ließ sich eine Weile nieder. Nichts geschah. Es fühlte sich fast normal an. Er blieb noch etwas länger sitzen. Dann beschloss er, zu einer nahe gelegenen Bodega zu gehen und sich für später einen kleinen Imbiss zu holen.

»Hinterm Tresen ist immer derselbe Typ. Er kennt mich. Ich gehe da ziemlich regelmäßig hin. Ich merkte, dass er mich ansah, als ich hereinkam. Da fiel mir mein Gesicht wieder ein, die Nähte und alles. Er sagte irgendwas. Ich erinnere mich nicht mehr, was es war, irgendwas Simples wie ›Was ist dir denn passiert?‹ Das reichte, um mich aus dem Gleichgewicht zu bringen. Schlagartig hatte ich furchtbare Angst. Ich weiß nicht mehr genau, was ich antwortete, ich murmelte irgendwas von Tollpatsch und hingefallen. Was auch immer ich gesagt habe, er schien es zu akzeptieren. Er lachte ein bisschen, und ich lachte ein bisschen, und es war okay. Ich fühlte mich ziemlich zittrig, aber ich hab's durchgestanden.«

Zufrieden mit seiner Leistung verließ Paul den Laden. Als er abbog, um nach Hause zu gehen, entdeckte er direkt vor sich eine Gruppe junger Männer, die an der Straßenecke zusammenstanden. Sie hatten große Ähnlichkeiten mit den Typen, die ihn überfallen hatten, oder zumindest bildete er sich das ein.

»›Oh, Mist‹, dachte ich. ›Jetzt geht's los.‹ Sie hingen da einfach nur rum, aber ich war mir sicher, in meiner Vorstellung war ich mir sicher, dass sie mich beobachteten.«

Paul spürte eine Welle der Panik in sich aufsteigen.

»Ich wusste nicht, was ich tun sollte. Ich zögerte, nur für eine Sekunde. Ich konnte nicht einfach stehen bleiben. Das hätte komisch ausgesehen. Ich sagte mir selbst: ›Geh einfach weiter. Geh. Los.‹«

Paul tat sein Bestes, um seine Angst zu verbergen, aber gerade als er sich den Männern näherte, kam eine ältere Frau gemächlich aus einem Geschäft geschlendert und stolperte ihm praktisch direkt vor die Füße. Er musste ihr ausweichen, geriet dadurch jedoch unangenehm nah an einen der Männer. Zu Pauls Überraschung machte die gesamte Gruppe höflich den Weg frei, damit er vorbeigehen konnte, und nahm dann ihr Gespräch wieder auf, als wäre nichts geschehen. Paul warf einen kurzen Blick über die Schulter zurück. Sie schienen ihm keinerlei Beachtung zu schenken.

»So eine Erleichterung. Ich war einfach erleichtert und wohl auch stolz. Es war keine große Sache. Ich hatte das Gefühl: ›Okay, ich bin wieder draußen. Das ist wieder mein Viertel.‹«

Paul beschloss, noch etwas länger draußen zu bleiben. Er spazierte umher, kehrte schließlich noch einmal zu derselben Bank zurück und setzte sich.

Während er sich noch im Glanz der Veränderung sonnte, kam ihm in den Sinn, dass der Überfall vier Tage zurücklag und dass er immer noch keinen Kontakt zu seinen Freunden aufgenommen hatte, um ihnen davon zu erzählen. Und seine Freundin Carrie hatte er auch noch nicht angerufen.

»Yeah, das würde der schwierigste Teil sein. Sie würde sauer sein. Da war ich mir sicher. Sie dachte, dass ich nichts mehr mit ihr zu tun haben wollte. Verständlicherweise. Schließlich hatte ich ihr nichts erzählt.«

Paul nahm zunächst die einfachste Herausforderung in Angriff. Er meldete sich bei seinem Chef und berichtete ihm von dem Überfall. Er tat es per E-Mail. Das fühlte sich am sichersten an. Genauso verfuhr er bei einigen Freunden, einschließlich Mark und Laura. Er verschickte immer noch E-Mails, als das Telefon klingelte. Es war sein Chef. Paul zögerte, ging dann aber ran. Er war überrascht, wie offenkundig besorgt und unterstützend sein Chef war und wie unkompliziert das Gespräch verlief. Auch einige seiner Freunde meldeten sich schon bald per E-Mail oder Telefon.

»Es ging alles sehr schnell. Bevor ich es überhaupt richtig mitbekam. Es war wie eine Flut. Ich redete mit Leuten und schrieb Mails, mindestens eine Stunde lang. Ich kann es kaum beschreiben. Es fühlte sich so gut an. Alle waren schrecklich besorgt, und ich hatte das Gefühl, von dieser ganzen Sache befreit zu werden. Es fällt mir schwer, mich genau zu erinnern. Meine Gefühle gerieten durcheinander, aber ich glaube, das war der Moment, in dem ich zum ersten Mal nicht mehr das Gefühl hatte, es sei alles meine Schuld, so als wäre irgendwas mit *mir* verkehrt. Niemand schien zu denken, dass es mein Fehler war. Alle waren so nett, so teilnahmsvoll. Und ich dachte: ›Genau! Es ist nicht meine Schuld. Warum habe ich das überhaupt gedacht?«

Schließlich hatte Paul sich so weit beruhigt, dass er sich der schwierigsten Aufgabe stellte und bei Carrie anrief.

»Sie war ungehalten, wie ich es erwartet hatte. Zuerst auch wütend, weil ich sie nicht angerufen hatte. Aber sie war lieb. Sie ist lieb. Sie ist ein liebenswerter Mensch. Sie weinte. Ich konnte ihre Liebe durch das Telefon spüren. Das zu spüren, war wirklich das Allerbeste.«

Nachdem er seine Telefonate und E-Mails beendet hatte, blieb Paul eine Zeit lang ganz still sitzen.

»Ich stieß einen tiefen Seufzer aus und entspannte mich einfach. ›Hey, ich sitze hier schon eine ganze Weile‹, sagte ich mir selbst. ›Im Grunde ist alles in Ordnung.‹ Ich vergaß irgendwie, mir Sorgen zu machen. Ja, ich fühlte mich tatsächlich sicher.«

Erinnern und neu erfinden

Paul hatte den Stress, der ihn geplagt hatte, transformiert. Er erfand seine Erinnerung an den Überfall neu, verwandelte sie in etwas, mit dem er leben konnte.

Wir halten Erinnerungen gern für feststehende Tatsachen, unveränderliche Schnappschüsse, die dauerhafte Beweise unserer Erfahrungen bilden. Tatsächlich sind Erinnerungen jedoch etwas Veränderliches. Wenn wir eine Erinnerung zum ersten Mal erschaffen, werden die verschiedenen Elemente unserer Erfahrung, die Bilder, Töne und Gedanken, aus denen sie sich zusammensetzt, zu einer Nervenbahn im Gehirn vereinigt. Rufen wir diese Erinnerung ab, werden dieselben neuronalen Elemente reaktiviert. Allerdings besteht dieser Prozess nicht einfach nur darin, dass man quasi eine Erinnerung aus dem Speicher zieht. Es ist etwas komplizierter. Genau genommen erschafft unser Gehirn die Erinnerung jedes Mal, wenn wir sie abrufen, ganz neu. Dieser physiologische Prozess wird durch eine Vielzahl von Faktoren beeinflusst, zum Beispiel davon, wie stark oder zugänglich die einzelnen Elemente sind, unter welchen Bedingungen die Erinnerung ausgelöst wurde und was wir zur Zeit des Abrufs gedacht oder getan haben. Diese Faktoren beeinflussen ihrerseits wiederum nicht nur, was wir erinnern, sondern auch, welche Veränderungen die Erinnerung erfährt, wenn sie erneut zu einer bleibenden Nervenbahn verbunden wird.[22]

Paul behielt eine ziemlich klare Erinnerung an die grundlegenden Details des Überfalls. Doch seine Flexibilität bei der Anwendung unterschiedlicher Bewältigungsstrategien für das Ereignis half ihm, sich selbst in einer differenzierteren Geschichte zu positionieren. Er sah sich selbst nicht mehr als jämmerlichen Feigling, der den Angriff durch seine eigene Dummheit herbeigeführt hatte. Er überarbeitete und aktualisierte diese Erinnerung und betrachtete sich selbst als unschuldige Person, die ein schlimmes Erlebnis gehabt hatte, auf das sie auf normale und zu erwartende Weise reagiert hatte. Er erkannte, dass die meisten Menschen in seiner Situation auf die gleiche Weise reagiert hätten.

Wir haben Nachweise für eine ähnliche Art von Erinnerungsentwicklung in unseren Studien zum 11. September gefunden. Überlebende, die sich während der Angriffe innerhalb oder in der Nähe der Türme aufgehalten hatten, hatten lebhafte Erinnerungen an ihre Erfahrungen. Bei Personen, die letztendlich ein Reaktionsmuster von chronischen PTBS-Symptomen aufwiesen, blieben die Erinnerungen über die Zeit relativ gleichbleibend. Dagegen zeigte sich bei Menschen, die resilient reagierten oder das Reaktionsmuster allmählicher Erholung erkennen ließen, dass sie sich später an weniger bedrohliche Einzelheiten erinnerten und mit der Zeit anfingen, den Tag als weniger beängstigend zu erinnern, als sie ursprünglich gedacht hatten.[23]

Die Abwandlung einer potenziell traumatischen Erinnerung ist auch experimentell nachgewiesen worden. In einer Studie zum Beispiel wurden die Probanden aufgefordert, sich einen grausamen Film anzuschauen. Am folgenden Tag wurden sie an den Film erinnert und gebeten, ihn sich so lebendig wie möglich in Erinnerung zu rufen. Anschließend instruierten die Studienleiter und Studienleiterinnen einen Teil der Probanden, sich vorzustellen, dass sie sich durch die Anwesenheit einer wichtigen Bindungsperson sicher und geschützt fühlten: »Jemand aus Ihrem Leben, der Sie umfassend unterstützt. Die Person, an die Sie sich wenden würden, wenn Sie

Hilfe benötigen. Jemand, der Ihnen sehr nahesteht und für Sie da ist, wenn Sie ihn brauchen.« Durch die Vorstellung, mit dieser sicheren Bindungsperson zusammen zu sein, speicherten die Probanden eine neue, harmlosere Erinnerung an den aufwühlenden Film ab. Im Laufe der folgenden Woche hatten sie weniger lebhafte und weniger belastende Erinnerungen an den Film, verglichen mit einer Kontrollgruppe, die die Instruktionen zur Bindungsperson nicht erhalten hatte.[24]

Pauls Triumph über den traumatischen Stress erwies sich als dauerhaft. Doch seine Schwierigkeiten waren noch nicht ganz vorbei. Als er sich wieder für die Menschen in seinem Leben öffnete, veränderte sich alles sehr schnell. Carrie kam etwas später am Tag bei ihm vorbei, und obwohl sie einen netten Abend miteinander verbrachten, gab es einige Höhen und Tiefen. Pauls Chef hatte ihm zum Glück gesagt, er solle sich wegen der Arbeit keine Gedanken machen und sich genügend Zeit lassen, deshalb blieb er noch ein paar Tage zu Hause. Wie Paul es ausdrückte: »Ich übte das Rausgehen.«

Als er dann tatsächlich an seinen Arbeitsplatz zurückkehrte und die Routine wieder einsetzte, entdeckte Paul, dass seine aktualisierte Erinnerung an den Überfall nur eine Teillösung darstellte. Es dauerte lange, bis er sich wieder wohlfühlte, wenn er nachts allein unterwegs war. Häufig ertappte er sich dabei, wie er ängstliche Blicke über die Schulter warf. Es dauerte auch sehr lange, bis Erinnerungen an den Überfall keine schmerzlichen Bilder oder sehr unwillkommene Schamgefühle mehr wachriefen. Paul tat sein Bestes, um diese Reaktionen abzuwehren. Mit der Zeit wurden sie schwächer, auch wenn sie nicht völlig verschwanden.

Während dieser ganzen Zeit durchlief Paul die Flexibilitätssequenz vermutlich unzählige Male. War er sich dessen bewusst? Schwer zu sagen. An die ersten Tage nach dem Überfall konnte er sich zwar sehr lebhaft und detailliert erinnern, doch sobald er sein normales Leben wieder aufnahm, war er genauso beschäftigt wie vor dem Überfall, wenn nicht noch mehr. Seine Erinnerung an diese Phase war bestenfalls verschwommen.

Das wirft einige faszinierende Fragen auf. War Paul sich seiner eigenen Flexibilität bewusst? Wenn er damals mehr über Flexibilität gewusst hätte, hätte ihm dieses Wissen geholfen, seine Erfahrung des Überfalls vollständiger umzuformen? Hätte es seinen Kampf abgekürzt oder den ganzen Prozess zumindest weniger belastend gemacht? Ist es für irgendjemanden in einer solchen Situation hilfreich, wenn er über mehr Wissen verfügt?

Seit ich mich mit dem Thema Flexibilität befasse, gehe ich davon aus, dass es praktisch für jedermann hilfreich wäre, diese Fähigkeiten zu erlernen. Menschen beizubringen, wie sie mehr *Resilienz* entwickeln, erschien mir immer als etwas Unerreichbares. Resilienz ist kompliziert und lässt sich nur schwer präzise vorhersagen. Wir können viel Mühe darauf verwenden, die Resilienz fördernden Eigenschaften von allen erdenklichen Listen, auf die wir zufälligerweise stoßen, zu kultivieren, nur um dann festzustellen, dass wir kaum eine nennenswerte Wirkung erzielen. *Flexibilität* dagegen gibt uns etwas an die Hand, womit wir arbeiten können. Auch wenn es keine Garantie dafür gibt, dass wir durch die Entwicklung größerer Flexibilität resilient werden, erhöht es doch die Wahrscheinlichkeit, weil es uns eine Methode bietet, alle Resilienz fördernden Merkmale und Verhaltensweisen bestmöglich auf die jeweilige Situation anzuwenden – eine Methode, die nicht nur dazu beiträgt, dass wir herausfinden, welche Eigenschaften und Verhaltensweisen wahrscheinlich in einem gegebenen Moment am besten funktionieren, sondern die uns auch ermöglicht, im weiteren Verlauf die erforderlichen Feinabstimmungen und Korrekturen vorzunehmen.

Unsere Forschung hat gezeigt, dass die meisten Menschen die Bestandteile eines flexiblen Selbstbilds oder Mindsets aufweisen oder zumindest fähig sind, sie zu kultivieren: Optimismus, Vertrauen in die eigenen Bewältigungsfähigkeiten und eine Orientierung an Herausforderungen. Wie unsere Forschung außerdem deutlich gemacht hat, verfügen die meisten Menschen ebenso über einen zumindest moderaten Grad an Kompetenz für jeden Schritt der Flexibilitätssequenz: Sensibilität für den Kontext, ein Repertoire an hilfreichen Verhaltensweisen und Feedbacküberwachung. Diese Bestandteile – das flexible Selbstbild und die Flexibilitätssequenz – treten tendenziell zusammen auf, das heißt, wer kompetent in einem Bereich ist, ist es in der Regel auch im anderen.[25] Seltsamerweise scheint es jedoch zudem der Fall zu sein, zumindest wenn man sich einzelne Erfahrungsberichte anschaut, dass die meisten Menschen kaum oder gar nicht wissen, dass sie diese Kompetenzen in irgendeiner systematischen Weise nutzen. Zugestandenermaßen bestehen das Selbstbild und die Sequenz jeweils aus vielen beweglichen Teilen. Aber diese Komponenten sind fassbar. Tatsächlich gehört die potenzielle *Erlernbarkeit* dieser Konzepte zu den Hauptgründen, die mich überhaupt zu ihrer Erforschung angeregt haben und die mich dazu motivierten, dieses Buch zu schreiben.

Also, wie stellen wir es an? Wie lernen wir, flexibler zu sein? Wir wissen, dass die meisten Menschen bereits einigermaßen flexibel sind, auch wenn es ihnen nicht bewusst ist. Vielleicht wäre es von daher am besten, bei einer sogar noch grundlegenderen Frage anzusetzen: Wie entsteht Flexibilität überhaupt?

KAPITEL 8

Flexibel werden

Nachdem ich die High School beendet hatte, reiste ich für ein paar Jahre durch die Vereinigten Staaten und verdiente mir durch kurze Arbeitseinsätze auf Obstplantagen oder Farmen etwas Geld. Auf einer der Farmen wurden Ziegen gehalten. Meine Aufgabe war es, sie zu melken. Ich wusste so gut wie nichts über Ziegen, außer dass sie in dem Ruf standen, störrisch und eigensinnig zu sein. Dieser Ruf schien berechtigt, jedenfalls bei den Ziegen, die ich zu melken versuchte. Meistens hatte ich den Eindruck, ich wäre eher am Ringen denn am Melken, doch letztendlich gelang es mir, die Arbeit zu erledigen.

Als ich eines Morgens in die Scheune kam, sah ich, wie eine der Ziegen ein Junges zur Welt brachte. Nur wenige Augenblicke später, während die Zicke noch die Reste des Fruchtwassers von ihrem Neugeborenen ableckte, meckerte es laut, kämpfte sich hoch und stakste davon. Wie ich später erfuhr, sind zahlreiche Säugetiere zu dieser eindrucksvollen Leistung fähig. Diese Tiere werden als *präkozial* oder als Nestflüchter bezeichnet, was heißt, dass sie bei der Geburt bereits mehr oder weniger vollständig entwickelt und bereit sind, es mit der Welt aufzunehmen. Der Mensch dagegen ist ein Nesthocker oder *altrizial*. Der Begriff leitet sich von der lateinischen Wurzel *alere* ab, was nähren, unterstützen oder säugen bedeutet. Menschliche Neugeborene sind nahezu vollständig hilflos und brauchen für einen ausgedehnten Zeitraum der Kindheit intensive Fürsorge, bevor sie auch nur ansatzweise allein zurechtkommen. Genau genommen ist alles an der menschlichen Entwicklung sehr langwierig. Wir verbringen fast doppelt so lange mit Kindheit und Adoleszenz wie unsere engsten Primatenverwandten, und es dauert etwa 25 Jahre (ein Vierteljahrhundert!), bis unser Gehirn voll ausgereift ist.

Es gibt Gründe für den langsamen Entwicklungsverlauf des Menschen. Eine der überzeugendsten Erklärungen stammt aus einer beispiellosen Studie, in der man Gehirndaten von über 700 Tierarten gesammelt und die erforderliche Zeit bis zur Reifung mit der Anzahl der Nervenzellen im zerebralen Cortex verbunden hat. Laut Suzana Herculano-Houzel, der Leiterin dieser Studie, »ergibt es Sinn, dass eine Spezies um so länger braucht, um nicht nur physiologisch auszureifen, sondern auch mental zur Selbständigkeit fähig zu sein, je mehr Nervenzellen ihr Cortex umfasst.« Die Verzögerung, erklärt sie weiter, »gibt diesen Arten, die über eine höhere Anzahl von Cortexneuronen verfügen, mehr Zeit, um aus Erfahrungen zu lernen, während sie mit der Umwelt interagieren.«

Die Anzahl der kortikalen Neuronen sagt auch die durchschnittliche Lebensdauer einer Spezies voraus. Was den Menschen betrifft, ist auch das durchaus einleuchtend, weil, wie Herculano-Houzel es formuliert, »der Cortex fähig ist, unser Verhalten auf eine Weise komplex und flexibel zu machen, die weit über Kognition, Kopfrechnen und logisches Denken hinausgeht. Der Cortex verleiht uns die Fähigkeit zur Anpassung, weil er sich auf Stressfaktoren einstellt und lernt, darauf zu reagieren und sie vorherzusagen; zudem trägt er dazu bei, dass unsere inneren physiologischen Reaktionen im Einklang damit bleiben, was wir tun, was wir fühlen und was wir als Nächstes erwarten.«[1]

Als Neugeborene verfügen wir am Anfang dieses komplexen Entwicklungsprozesses über eine nur äußerst rudimentäre Fähigkeit zur Selbstregulation. Wir können elementare soziale Signale übermitteln, zunächst hauptsächlich durch Schreien und Lächeln, aber das ist auch so ziemlich alles. Anfangs sind diese Signale mehr oder weniger undifferenziert. Sie treten größtenteils in Reaktion auf innere physiologische Ereignisse auf, wie zum Beispiel Hunger oder Blähungen, und haben wenig Bezug zur Außenwelt. Doch da sich das Gehirn schon im frühesten Säuglingsalter weiterentwickelt, wird das Kind immer empfänglicher für seine Umgebung, und seine Signale werden vielfältiger. Ein oder zwei Monate nach der Geburt bildet sich die Fähigkeit zu einem intentionalen »sozialen Lächeln« heraus. Bezugspersonen sind höchst empfänglich für diese Ausdrücke des Babys, und ihre Reaktionen formen sein Ausdrucksverhalten weiter. Doch wie jede soziale Kommunikation verläuft die Einflussnahme in beide Richtungen. Wie die Säuglingsforscherin Emese Nagy es formuliert: »Der Säugling erwirbt schnell die bemerkenswerte Fähigkeit, das Verhalten seiner Eltern zu steuern.«[2]

Ab hier entwickelt sich die Fähigkeit, Signale aus der Umwelt zu deuten und darauf zu reagieren – die Kontextsensibilität –, die ganze Kindheit hindurch stetig weiter.[3] Durch die fortschreitende Hirnreifung erweitert sich der Austausch mit der Außenwelt. Die Fähigkeit zur kognitiven Kontrolle beginnt sich abzuzeichnen und damit die Fähigkeit zum Planen und Kontrollieren von Verhalten. Kinder erlernen nach und nach die Regeln und möglichen Konsequenzen ihres Handelns und finden mit der Zeit heraus, wie diese Regeln und Risiken sich je nach Situation unterscheiden. Wenn alles gut geht, bilden sich die Grundlagen der Kontextsensibilität heraus, und mit Erreichen des Schulalters sind Kinder in der Lage, die Strategien, die sie in Reaktion auf die Bedingungen unterschiedlicher Situationen anwenden, zu variieren.

Wenn etwas schiefläuft und die Entwicklung der Kontextsensibilität sich verzögert, offenbaren sich für gewöhnlich – auch schon im frühen Kindesalter – Verhaltensprobleme. In einer Studie untersuchten Forscher und Forscherinnen zum Beispiel den Ausdruck von Furcht in der Mimik und im Schreien bei Zweijährigen in unterschiedlichen Situationstypen. Die Mehrheit der Kinder wandelte ihre Verhaltensweisen zumindest bis zu einem gewissen Grad in unterschiedlichen Situationen ab, sodass ihre Reaktionen davon abhingen, wie bedrohlich eine Situation war. Es gab allerdings eine kleine Gruppe von »dysregulierten« Kindern, die auch in den am wenigsten bedrohlichen Situationen exzessive Furcht signalisierten, und diese kontextunempfindlichen Reaktionen ließen die Prognose von dauerhafterem physiologischem Stress zu. Eine weitere Studie, diesmal über Vier- und Fünfjährige, ergab, dass die Kontextunempfindlichkeit beim emotionalen Verhalten in Zusammenhang mit gravierenden sozialen Nachteilen steht. Kinder, die stärkere positive Emotionen zeigten, wie zum Beispiel Freude, wurden im Allgemeinen von Gleichaltrigen gut akzeptiert, aber Kinder, die Freude in kontextuell unangemessenen Situationen erkennen ließen, zum Beispiel bei Meinungsverschiedenheiten mit anderen Kindern, wurden von Gleichaltrigen weniger akzeptiert und auch von Lehrern als weniger sozial kompetent eingestuft. Beim Ausdruck von Wut, also einem negativen Gefühl, gingen die Ergebnisse, wie zu erwarten, in die entgegengesetzte Richtung. Kinder, die generell mehr Wut zeigten, waren bei Gleichaltrigen in der Regel unbeliebter, während Kinder, die kontextuell angemessen wütend reagierten, etwa bei Streitigkeiten mit anderen Kindern, nicht auf Ablehnung bei den Gleichaltrigen stießen.[4]

Ein ähnliches Verlaufsmuster ist bei der Entwicklung eines grundlegenden Repertoires an Bewältigungsstrategien und emotionalen Regulationsstrategien beobachtet worden. Säuglinge lernen, ihren Stress anfangs durch rudimentäre Ablenkung zu regulieren, zum Beispiel indem sie den Kopf von unangenehmen Dingen abwenden oder sich auf begehrtere Objekte oder Bilder konzentrieren. Sie lernen auch, wie sie bestimmte Verhaltensweisen – Weinen, Neuausrichtung des Gesichts oder Blickkontakt – einsetzen können, um hilfreiche Reaktionen bei ihren Bezugspersonen auszulösen. Wenn das Kleinkind allmählich mehr Kontrolle über seine Motorik gewinnt, lernt es auch zunehmend, wie es stressreiche Situationen durch seine eigenen instrumentellen Handlungen direkt ändern kann. Im Kindergartenalter werden den Kleinen neue Methoden vermittelt, um sich selbst abzulenken, indem sie auf ihre Umgebung einwirken, zum Beispiel indem sie beschäftigt bleiben oder Spiele spielen. Im Verlauf der Schulzeit erweitert sich das Strategierepertoire immer weiter. In der Adoleszenz werden die Ablenkungstechniken dann zunehmend komplexer und schließen innerlich erzeugte Formen von ablenkendem Denken mit ein. Diese Entwicklungsphasen fallen auch mit der Erweiterung potenzieller Unterstützungsquellen zusammen. Zusätzlich zu den unmittelbaren Bezugspersonen spielen allmählich auch Lehrer, Lehrerinnen und Gleichaltrige eine größere Rolle im Leben des Kindes. Wenn ihre kognitiven Fähigkeiten weiter anwachsen, lernen Kinder aufgrund von Kontexthinweisen zwischen möglichen Unterstützungsquellen zu wählen, während sie sich zum Beispiel danach richten, wie kontrollierbar eine Situation ist oder ob die anwesenden Erwachsenen über eindeutige Autorität verfügen oder nicht. Mit dem Einsetzen der Adoleszenz steigen die kognitiven Bewältigungsfähigkeiten stark an, und es wird leichter, Situationen auf direktere Weise durch innere Problemlösung zu meistern und Formen kognitiver Restrukturierung wie Neubewertungen vorzunehmen.[5]

Auch für die dritte Komponente der Flexibilitätssequenz, die Feedbacküberwachung, gibt es klare Meilensteine der Entwicklung. Die grundlegenden Fähigkeiten, die für Problemlösung und reflektierendes Lernen erforderlich sind, entwickeln sich erstmals in der frühen Kindheit. Im Vorschulalter sind Kinder für gewöhnlich in der Lage, ihre Problemlösungsstrategien gegebenenfalls zu ändern und neue Strategien auszuprobieren, wenn die alten nicht optimal funktionieren. Die Fähigkeit von Kindern dieses Alters, alternative Problemlösungsmethoden zu finden, fällt mit der Fähigkeit zusammen, neue Strategien zur Gefühlsregulation hervorzubringen. Im Schulalter zeigen Kinder Anzeichen der Metakognition, das heißt, sie sind sich ihrer eigenen Denkprozesse bewusst. In der Adoleszenz ist die Metakognition gut ausgebildet und damit die Fähigkeit, durch bewusste kognitive Umstrukturierung und korrigierende Reflexion zwischen unterschiedlichen Strategien zu wechseln.[6]

Wir brauchen ein paar Jahrzehnte, um das alles herauszufinden und diese unterschiedlichen Entwicklungsstränge in Einklang zu bringen. Es ist ein weiter Weg. Im Idealfall, wenn alles glatt läuft, bewegen wir uns – mit den Worten der Entwicklungsforscherinnen Ellen Skinner und Melanie Zimmer-Gembeck – »von diffus zu differenziert, von unkoordiniert zu integriert, von egozentrisch zu kooperativ und von Reaktivität zu proaktiver, autonomer Regulation.« Wenn wir diesen Endpunkt als Erwachsene erreichen, verfügen wir typischerweise über die erforderlichen Werkzeuge, »um die Bedeutung von Umweltbedingungen einzuschätzen ... um eine Handlungsoption auszuwählen, durch die wir starke Gefühle regulieren und die Umwelt möglicherweise verändern können, und um irgendeine Art von Feedback bezüglich des Erfolges unseres Regulationsversuchs einzuholen.«[7] Kurzum, wir verfügen über die Bestandteile der Flexibilität.

Ich komm da wieder raus

Das Letzte, was Jed von der Nacht des Unfalls erinnerte, war, dass er zu seiner Freundin Megan sagte: »Ich komm da wieder raus. Wir sehen uns.« Er hatte keine Vorstellung davon, wie lang und beschwerlich der vor ihm liegende Weg sein würde. Die wiederholten Operationen, die körperlichen Anpassungen, die Jahre der Ungewissheit. Es war ein unsägliches und unerbittliches Martyrium. Doch Jed gab niemals auf. Er stand es durch und schlug sich in jeder Hinsicht erstaunlich gut.

Wir haben an früherer Stelle kurze Anzeichen dafür gesehen, dass Jed in der Lage war, ein flexibles Selbstbild zu aktivieren, sogar im Chaos des Krankenhauses in der Nacht des Unfalls. Nachdem ich ihn inzwischen seit ein paar Jahren kenne, kann ich mit Sicherheit sagen, dass sein flexibles Selbstbild fest verankert ist. Er ist im Allgemeinen optimistisch, wenn es um Probleme geht. Er hat eine Art von demütigem Vertrauen in seine Bewältigungsfähigkeiten, und er konzentriert sich bereitwillig auf die Herausforderungen, die das Leben ihm stellt. Es wäre falsch zu behaupten, er hätte niemals Zweifel. Doch er »wusste immer«, wie er mir sagte, »dass sich letzten Endes alles wieder normalisieren wird«.

Mit einem flexiblen Selbstbild als Teil seines Wesens war Jed dafür prädestiniert, sich auf die Flexibilitätssequenz einzulassen. Er achtete auf die Hinweise. Er hatte immer irgendeine Vorstellung davon, was er tun musste und blieb auf die anstehende Aufgabe konzentriert. Außerdem hatte er eine ziemlich gute Vorstellung davon, worin er gut war, welche Arten von Werkzeugen ihm in seinem Repertoire zur Verfügung standen. Im sozialen Austausch ist er charmant und warmherzig, und er scheut sich nicht, die Hilfe, die andere Menschen ihm bieten können, zu nutzen. Er lenkt sich ab. Er deutet seine Schwierigkeiten um und konzentriert sich auf das Positive. Er macht Witze und hat einen wunderbaren Sinn für Humor. Und er ist fähig, seine Vorgehensweise zu ändern. Wenn etwas nicht funktioniert, ändert er den Kurs.

An einem Punkt auf dem Weg zur Genesung, aber noch bevor er das Krankenhaus verließ, wurde Jed in eine stationäre Reha-Abteilung verlegt. Er teilte sich das Zimmer mit einem Patienten, der ebenso wie Jed eine Amputation hinter sich hatte, der allerdings nicht das linke Bein verloren hatte wie Jed, sondern das rechte. Die Ironie war greifbar. Das fand auch Jed. Er zeigte mir ein herrliches Foto von sich selbst und seinem Zimmergenossen, auf dem die beiden lächelnd Seite an Seite stehen, in perfekter Symmetrie mit dem jeweils fehlenden linken und rechten Bein. Als Jed einmal neue Schuhe brauchte, wurde ihm klar, wie er mir lachend erzählte, dass er ein Paar Schuhe kaufen und es mit seinem Zimmergenossen teilen konnte. Das war schwarzer Humor, sicher, aber auch ein willkommenes emotionales Ventil.

Was Jed mehr als alles andere half, das ganze Martyrium durchzustehen, war die Unterstützung, die er von Familienangehörigen und Freunden erhielt – insbesondere von seiner Mutter, seiner Schwester und Megan.

»Die Operationen waren schmerzhaft und traumatisch«, erklärte er. »Ich wusste nicht, ob meine Eingeweide je wieder normal funktionieren würden. Und dabei dachte ich an Megan und, na ja, wie sich ihr Leben unwiderruflich verändert hatte. Das war nicht das, wofür sie angeheuert hatte.«

Jed und Megan waren seit einigen Jahren zusammen, als der Unfall geschah. Ihre Beziehung war stabil, und Jed hatte darüber nachgedacht, ihr demnächst einen Heiratsantrag zu machen. Der Unfall veränderte alles. Von dem Augenblick an war alles offen. Jeds Leben war auf ein einziges übergreifendes Ziel ausgerichtet worden – aufs Überleben. Megan hätte weiterziehen können, und niemand hätte ihr deswegen einen Vorwurf gemacht. Aber sie blieb bei Jed und bildete zusammen mit seiner Mutter und Schwester den harten Kern seines Unterstützungsteams.

»Ihre Unterstützung hat mich wirklich getragen. Meine Mom, meine Schwester und Megan. Sie waren immer da. Im Krankenhaus, als ich aus dem Koma erwachte, haben sie praktisch rund um die Uhr an meinem Bett gewacht.«

»Wenn ich mich selbst in diese Zeit zurückkatapultieren würde, direkt nach dem Aufwachen ... das war, als wäre deine ganze Existenz nur lose mit dem Leben verbunden, da war nur so eine Art dünner Bewusstseinsschleier. Aufgrund dessen, was ich durchgemacht hatte, und wegen der ganzen Medikamente fühlte es sich an, als wäre ich gar nicht richtig lebendig. Kaum anwesend. Dann war Megan da. Sie drang in mein Bewusstsein. Fast wie Licht, wie tröstendes Bewusstsein. Und meine Schwester und Mom, ihre Anwesenheit. Ihre Unterstützung fühlte sich wie etwas Körperliches an, buchstäblich wie eine Brücke zurück ins Leben.«

Jed erholte sich immer noch von der langwierigen Intubation und konnte zu diesem Zeitpunkt noch nicht sprechen. Er benutzte einen Notizblock zum Kommunizieren, den er immer noch besitzt. Eines Tages zeigte er mir eine Seite darin, auf die er eine Nachricht für Megan, seine Mutter und seine Schwester gekritzelt hatte. Sie lautete: »Ihr Mädels seid ein tolles Team. Ich würde euch für alle großen Lebensereignisse engagieren.«

Das Engagement des Teams ließ nie nach. Jed kam wieder zu Kräften, und zwei Jahre später heirateten er und Megan.

Jed hatte zu diesem Zeitpunkt das Schlimmste allerdings noch nicht ganz überstanden.

»Ab und zu gab es Phasen, in denen die Auswirkungen schwächer waren, aber ich würde sagen, dass es noch mindestens ein Jahr gedauert hat, bis ich wieder einigermaßen okay war, na ja, bis ich die größten Hindernisse überwunden hatte und mich auf das normale Leben konzentrieren konnte.«

Das bedeutete für Jed, dass er sein Studium am City College wiederaufnahm und schließlich seinen Masterabschluss in Psychologie absolvierte. Kaum hatte er dieses Ziel erreicht, nahm er ein noch ehrgeizigeres Ziel ins Visier – den Doktorgrad.

Kurz darauf, etwa fünf Jahre nach dem Unfall, hatte ich meine erste Begegnung mit Jed. Das war bei dem Bewerbungsgespräch, bei dem er sich um eine Stelle in unserem Doktorandenprogramm bewarb. Ich musste nicht lange überlegen, um mich für ihn zu entscheiden, und er brauchte nicht lange, um sich in dem neuen Tätigkeitsfeld zurechtzufinden. Er war von Anfang an sehr erfolgreich und wurde schnell zu einem integralen Teil unseres Forschungsteams. Ein Jahr später bekamen Megan und er ihr erstes Kind. Alles war, wie es sein sollte.

Jeds inspirierender Erfolg führt uns zu der Frage zurück, die an früherer Stelle auftauchte, nämlich ob Menschen sich ihrer eigenen Flexibilität bewusst sind oder nicht. Jed hatte sich zwar mit den Werkzeugen, die ihm zur Verfügung standen, vertraut gemacht, und er war hinreichend flexibel, um diese Instrumente effektiv zu nutzen, jedoch wusste er kaum, dass das Konzept der Flexibilität überhaupt existierte. Aber war das ein Problem? Er hatte einen entsetzlichen Unfall überlebt, wiederholte körperliche und seelische Rückschläge durchgestanden, und sein Leben verlief wieder in normalen Bahnen. Spielt es wirklich eine Rolle, ob er sich bewusst war, wie er das bewerkstelligt hatte? Wie sich herausstellte, war es durchaus von Bedeutung, aber die Sache hat einen kleinen Haken. Wenn wir genauer hinschauen, sehen wir, dass Bewusstsein nicht immer etwas so Eindeutiges ist, wie wir denken.

Bewusst oder unbewusst

Die meisten Menschen gehen davon aus, dass sie Schwierigkeiten in ihrem Leben bewusst und gezielt bewältigen. Viele Psychologen teilen diese Annahme. So definierte etwa eine einflussreiche Gruppe von Entwicklungsforschern Bewältigung (*coping*) als »bewusste und willentliche Anstrengungen zur Regulation von Gefühl, Kognition, Verhalten, Physiologie und Umwelt in Reaktion auf stressreiche Ereignisse oder Umstände.«[8]

Aber ist das immer der Fall? Ist Bewältigung immer bewusst und gewollt? Dass Psychologen und Psychologinnen dieser Ansicht sind, hängt vielleicht zum Teil damit zusammen, wie wir diese Prozesse erforschen. Wir nutzen Experimente, bei denen wir Menschen anweisen, sich selbst gezielt auf bestimmte Weise zu steuern.

Wir nutzen Erhebungsfragebögen, in denen wir Leute auffordern, uns direkt zu schildern, wie oder wann sie Bewältigungsstrategien anwenden. Doch wenn wir uns unserer Bewältigungsmethoden immer bewusst wären, dann müssten wir ziemlich viel darüber wissen, und, wie wir bereits gesehen haben, können die meisten von uns keine wirklich präzisen Angaben zu ihren üblichen Bewältigungsstrategien machen.

Flexibilität ist wahrscheinlich sogar noch schwerer zu fassen. Es erscheint vielleicht schwierig, wenn nicht unmöglich, flexibel zu sein, ohne es zu wissen. Doch viele Menschen haben mir informell erzählt, sie hätten keine Ahnung, dass sie so etwas wie die Flexibilitätssequenz anwenden oder dass eine derartige Sequenz überhaupt existiert. Bedeutet das dann, dass wir unbewusst flexibel sein können?

Bei vielen Menschen weckt der Begriff »unbewusst« immer noch Vorstellungen von einem geheimnisvollen Reservoir an primitiven Trieben und Impulsen, die man vage mit den Schriften Sigmund Freuds verbindet. Seit Freud haben wir jedoch einen langen Weg zurückgelegt. Intensive Forschungen in den Bereichen Psychologie, Neurowissenschaft, Biologie und Psychiatrie haben zur Aufklärung der Frage beigetragen, wie unser Gehirn Informationen sowohl mit als auch ohne bewusste Wahrnehmung verarbeitet. Wie an früherer Stelle erörtert, vollziehen sich die meisten Aktivitäten in unserem Gehirn, ohne dass wir irgendetwas davon mitbekommen. Dennoch sind wir bewusste Wesen, und wenn wir bewusst über etwas nachdenken, kann vieles geschehen. Das Wichtigste in Bezug auf die Flexibilität ist dabei, dass wir die Art, wie wir Informationen nutzen, verändern können.[9]

Psychologen und Psychologinnen kennen die grundlegenden Bestandteile dieser Art von Veränderung in der Informationsverarbeitung seit Langem. In den 1970er Jahren konzentrierte sich ein großer Teil der Forschung auf ein Geschehen, das unter dem Begriff *automatische und kontrollierte Prozesse* bekannt werden sollte. Ein automatischer Prozess vollzieht sich normalerweise schnell und erfordert keine Aufmerksamkeit oder bewusste Kontrolle von unserer Seite; zudem kann es schwierig sein, den Prozess zu unterbrechen oder zu ignorieren, sobald er einmal in Gang ist. So löst eine rote Ampel vielleicht eine automatische Bremsreaktion bei einem Autofahrer aus. Auch wenn der Fahrer zu spät erkennt, dass die Ampel umspringt, und entscheidet, die rote Ampel zu überfahren, verspürt er möglicherweise trotzdem ein Zucken in dem Bein, mit dem er normalerweise auf die Bremse treten würde. Im Gegensatz dazu wird ein kontrollierter Prozess immer durch willentliche und bewusste Intention ausgelöst. Kontrollierte Reaktionen sind aufgrund der bewussten Aufmerksamkeit, die man für sie aufwenden muss, langsamer, mühsamer und begrenzter als automatische Reaktionen. Ein kontrollierter Prozess lässt sich auch leichter unterbrechen und kann durch automatische Prozesse behindert werden.[10]

Man darf berechtigterweise annehmen, dass automatische Prozesse unbewusst sind, zumindest bei ihrer Auslösung. In diesem Fall hat das Wort allerdings eine etwas andere Bedeutung als das klassische Freudsche Unbewusste. Beim Freudschen Unbewussten werden Gedanken und Verhaltensweisen in die niederen Regionen unseres Geistes verbannt und plagen uns in maskierter Form, bis wir sie bewusst machen. Doch wie eine Fülle von Studien belegt, verlaufen automatische Prozesse typischerweise umgekehrt. Sie fangen als willentlich gesteuerte, bewusste Gedanken und Verhaltensweisen an und werden schließlich durch Zeit und Wiederholung automatisiert und unbewusst.

Um zum Beispiel des Autofahrers zurückzukehren: Das Wissen, wie man Auto fährt, ist uns nicht angeboren. Genau genommen ist es eine ziemlich komplexe Aktivität. Wir müssen zunächst mehrere einzigartige Verhaltensweisen erlernen, und dann müssen wir uns daran gewöhnen, sie alle gleichzeitig auszuführen. Zum Beispiel müssen wir verschiedene Bewegungen unserer Hände und Füße mit Urteilen über sichtbare Abstände und die Anwesenheit oder Abwesenheit anderer Autos oder anderer möglicher Hindernisse verbinden. Anfangs erscheint einem das alles unmöglich. Ich kann mich noch lebhaft daran erinnern, als ich in der Fahrschule in einem Simulator saß und mehrfach daran scheiterte, rechtzeitig für Fußgänger oder Objekte zu bremsen, die auf dem Bildschirm auftauchten. Ich war entsetzt darüber – mein Autosimulator pflügte gnadenlos durch alles hindurch, was in Sichtweite war –, doch wie die meisten angehenden Fahrer habe ich es irgendwann gelernt.

Mit ausreichend Übung wird das Autofahren für die meisten Leute zur zweiten Natur. Wir können uns unterhalten oder Radio hören und doch gleichzeitig unsere Geschwindigkeit überwachen, andere Fahrzeuge ausmachen und rechtzeitig bremsen, wenn Hindernisse auftauchen. Kurzum, ein Großteil des Prozesses wird automatisiert, und zwar so stark automatisiert, dass wir die Abläufe praktisch im Schlaf beherrschen. Manchmal schlafen wir tatsächlich für kurze Momente beim Autofahren, wie Studien gezeigt haben.[11] Zum Glück ist es unmöglich, sehr lange unbewusst zu fahren. So automatisiert das Gelernte auch sein mag, erfordert das Lenken eines Autos wie alle komplexen Verhaltensabfolgen trotzdem noch eine gewisse bewusste Kontrolle. Wir müssen zum Beispiel ab und zu bewusst unsere Geschwindigkeit überprüfen. An bestimmten Entscheidungspunkten müssen wir bewusst handeln, beispielsweise wenn wir zu einem Wende- oder Überholmanöver ansetzen wollen. Und wir müssen immer auf unerwartete Hindernisse und Veränderungen auf der Straße achten und reaktionsbereit bleiben.

Man kann sich leicht vorstellen, dass ähnliche Bedingungen auch für die Flexibilitätssequenz gelten. Wie wir bereits aufgezeigt haben, sind die Fähigkeiten, aus denen die Sequenz sich zusammensetzt, nicht angeboren. Wir müssen jedes einzelne Element erlernen, bewusst, willentlich und häufig mühsam. Für die meisten Kinder ist das ein anspruchsvoller Prozess. Sie müssen lernen, situative Signale zu entschlüsseln, Impulse zu kontrollieren, Gefühle zu steuern, ihr Verhalten zu korrigieren und anzupassen – lauter anspruchsvolle Fähigkeiten, die anfangs angeleiteter Instruktionen von Eltern oder anderen Erwachsenen zusammen mit jeder Menge Ausprobieren durch Versuch und Irrtum bedürfen. Mit zunehmendem Alter und fortschreitender Hirnreifung fallen uns diese Fähigkeiten leichter. Mit der Zeit werden sie sogar zum Teil automatisiert. Dennoch reichen die einzelnen Elemente für sich genommen nicht aus. Auch beste Bewältigungsstrategien oder messerscharfe Einschätzungen von Kontexthinweisen sind nur begrenzt effektiv. Zur Flexibilität gehört, dass wir die verschiedenen Fähigkeiten koordinieren und sie im weiteren Verlauf überwachen, anpassen und verändern, und diese Prozesse erfordern zumindest einen gewissen Grad an bewusster Überwachung. Sonst gerät unsere Anpassungsfähigkeit schnell aus der Bahn.

Wir führen unser Leben in einem sich ständig entwickelnden Kontext. Die meisten Situationen, denen wir in unserem normalen Alltag begegnen, wie etwa dass wir uns zum Essen hinsetzen, einen Nachbarn begrüßen oder unsere E-Mails checken, sind recht banal und vorhersagbar. Die Hinweise darauf, was in diesen Situationen geschehen könnte und wie wir darauf reagieren sollten, sind normalerweise so offensichtlich, dass wir sie kaum bemerken. Oder zumindest ist uns nicht bewusst, dass wir sie bemerken. Natürlich ist nicht jede Situation so leicht zu entschlüsseln. Wenn wir uns in einer neuen oder ungewöhnlichen Situation wiederfinden, müssen wir unsere Denkprozesse normalerweise fokussieren und bewusst Aufmerksamkeit auf die möglicherweise verfügbaren Hinweise richten, um unser Verhalten zu steuern. Selbst dann können uns leicht wichtige Informationen entgehen, oder wir können die wahrgenommenen Hinweise missdeuten.

Einer der Hauptgründe, weshalb es uns möglicherweise nicht gelingt, einen situativen Kontext richtig zu deuten, obwohl wir uns darauf konzentrieren, ist, dass der Umfang dessen, was wir zu einem bestimmten Zeitpunkt bewusst tun können, eingeschränkt ist. Unsere bewusste Wahrnehmung ist begrenzt. Dieses Faktum ist durch eine Fülle von Studien belegt. Und man kann es auch leicht selbst überprüfen. Nehmen Sie sich einen Moment Zeit und versuchen Sie, in Dreierschritten von 1745 rückwärts zu zählen. Achten Sie darauf, die Augen dabei offen zu halten. Sie müssen nicht ganz bis null zurück zählen. Versuchen Sie es einfach ein paar Sekunden lang. Es ist schwierig, aber keineswegs unmöglich. Wenn Sie mögen, können Sie noch einmal zurück zählen und diesmal die Augen dabei schließen. Sie werden feststellen, dass das leichter ist. Das liegt daran, dass es bei geschlossenen Augen weniger Stimuli gibt, auf die Sie Ihre bewusste Aufmerksamkeit richten können – kein visueller Input –, und Sie mehr bewusste Aufmerksamkeitsressourcen für die Aufgabe zurück zu zählen zur Verfügung haben.

Okay, wenden wir uns nun einer anderen Aufgabe zu. Versuchen Sie, alle Verben auf der Seite, die Sie gerade lesen, herauszusuchen. Das ist je nach Grammatikbegabung mittelschwer, aber machbar. Probieren Sie jetzt, die Verben auf der Seite zu finden, während Sie gleichzeitig rückwärts zählen. Das ist so gut wie unmöglich, weil diese beiden Aufgaben – Verben erkennen und rückwärts zählen – Aufmerksamkeitsressourcen erfordern und wir einfach nicht genug von diesen Ressourcen besitzen, um beide Aufgaben gleichzeitig zu erledigen.

Ähnlich ist es, wenn wir versuchen, bewusst die uns umgebenden Kontexthinweise zu überprüfen und zu entschlüsseln. Tun wir überhaupt nichts anderes, ist der Prozess nicht schwierig. Doch wenn wir mit anderen Aktivitäten beschäftigt sind, die unsere bewusste Aufmerksamkeit verlangen – zum Beispiel ein Problem lösen wollen, ein künftiges Ereignis antizipieren, uns Sorgen machen oder ein Gespräch führen –, dann haben wir weniger Bewusstseinsressourcen zur Verfügung, und die Wahrscheinlichkeit wächst, dass uns wichtige Kontexthinweise entgehen.

Der begrenzte Umfang dessen, was wir bewusst tun können, ist tatsächlich das plausibelste Argument dafür, dass es in gewisser Weise vorteilhaft wäre, einige Elemente der Flexibilitätssequenz zu automatisieren, zum Beispiel das Entschlüsseln von Kontexthinweisen. Automatisierte Prozesse sind schnell und einfach und helfen uns, effiziente Entscheidungen über unsere Umwelt zu treffen. Tatsächlich zeigen Kinder schon in sehr frühem Alter Anzeichen für eine automatische Kontextwahrnehmung, und diese automatisierte Wahrnehmung verbessert sich den ganzen Entwicklungsverlauf hindurch immer weiter.[12]

Es gibt allerdings einen gravierenden Nachteil, wenn wir uns zu stark auf eine automatische Verarbeitung verlassen: Sie ist nicht immer korrekt. Auch wenn wir bewusst auf Kontexthinweise achten, neigen wir immer noch dazu, einige Hinweise automatisch oder unbewusst zu verarbeiten und dabei, wie an früherer Stelle ausgeführt, heuristische Abkürzungen zu nehmen, die zu potenziell schweren Fehlinterpretationen führen können. Diese Arten von Irrtümern sind besonders wahrscheinlich, wenn wir unter Druck schnelle Entscheidungen treffen müssen, was häufig der Fall ist, wenn wir in gefährliche oder stressreiche Situationen geraten.

Ein typisches Beispiel für eine automatische Hinweiswahrnehmung, die eine bewusste Entscheidungsfindung behindert, stammt aus einem klassischen Experiment, dem sogenannten Stroop-Test (Farb-Wort-Interferenz-Test). Die Aufgabe ist täuschend einfach. Man zeigt den Teilnehmenden eine Reihe von Wörtern, eins nach dem anderen, wobei jedes Wort in einer anderen Farbe erscheint. So taucht das Wort »Haus« vielleicht in roten Buchstaben auf, gefolgt von dem Wort »Hund« in blauen Buchstaben. Die Aufgabe besteht darin, einfach bei jedem Wort die Farbe der Buchstaben so schnell und so präzise wie möglich zu erkennen. Ganz schön einfach. Das heißt, solange es sich um geläufige, uninteressante Wörter wie Haus oder Hund handelt, deren Bedeutung leicht ignoriert werden kann. Doch was geschieht, wenn die Wörter Farben bezeichnen? In diesem Fall signalisiert die Bedeutung der Wörter automatisch relevante Zusatzinformationen. Denn schließlich ist Lesen eine stark geübte Fähigkeit, die bei den meisten Menschen mit normaler Schulbildung automatisch abläuft. Bezeichnet das Wort eine Farbe, die der Buchstabenfarbe des Wortes entspricht (das Wort »blau« in blauen Buchstaben), dann beschleunigt das automatisch, wie schnell wir die Farbe benennen können. Doch bezeichnet das Wort eine andere Farbe (das Wort »blau« in roten Buchstaben), dann erhalten wir widersprüchliche Informationen und werden messbar langsamer, wenn wir die Farbe der Buchstaben angeben sollen. Das liegt daran, dass wir zusätzliche Zeit brauchen und uns mehr anstrengen müssen, um die Diskrepanz aufzulösen. Normalerweise braucht man für diese Aufgabe zumindest ein gewisses Maß an bewusster Aufmerksamkeit.

Ein beunruhigendes reales Beispiel für diese Art von unbewusst signalisierter Störung ist in Untersuchungen zu automatischen rassistischen Stereotypen zu finden. In einer klassischen Studie wurden den Teilnehmenden wiederholt nacheinander zwei Bilder auf einem Computerbildschirm gezeigt. Sie wurden angewiesen, das erste Bild, auf dem immer ein Gesicht zu sehen war, stets zu ignorieren, und nur auf das zweite Bild zu achten. Die Aufgabe war, so schnell und zutreffend wie möglich zu bestimmen, ob das zweite Bild eine Waffe oder ein Werkzeug darstellte. Das Experiment war darauf ausgerichtet, automatische rassistische Stereotype zu erforschen. Die Teilnehmenden waren ausnahmslos Weiße, das erste Bild war immer ein Foto vom Gesicht eines männlichen Weißen oder einer männlichen Person of Color und wurde immer nur sehr kurz dargeboten, nur eine Fünftelsekunde, was kaum genug Zeit ist, um die Gesichtsfarbe bewusst wahrzunehmen, aber genügend Zeit für unser Gehirn, um das Bild automatisch zu verarbeiten. Die Ergebnisse waren eindrucksvoll. Als die weißen Teilnehmenden kurz das schwarze Männergesicht aufblitzen sahen, waren sie anschließend schneller in der Lage, Fotos von Waffen korrekt zu erkennen; das Entscheidende war jedoch, dass sie auch stärker dazu neigten, einige der Werkzeuge auf den Fotos fälschlicherweise als Waffen zu identifizieren. Das ist ein bemerkenswerter Effekt. Das kurze Aufblitzen eines unbekannten schwarzen Männergesichts reichte aus, um automatisch ein rassistisches Stereotyp zu signalisieren, das männliche People of Color mit Waffen verbindet, und dieses Stereotyp war stark genug, um die Kontextwahrnehmungen der weißen Teilnehmenden in Richtung Gefahr zu verschieben. Ein rassistisches Vorurteil wurde auch bei den Bildern von weißen Männergesichtern beobachtet, nur dass in diesem Fall das Vorurteil in die andere Richtung ging. Das kurze Aufblitzen eines weißen Männergesichts vermittelte automatisch Kontextwahrnehmungen von Sicherheit.[13]

Auch in Bezug auf die Repertoirekomponente der Flexibilitätssequenz liegen Nachweise für eine automatische Verarbeitung vor, allerdings auch für dieselben Gefahren im Hinblick auf automatische Fehler. In einer Studie wurde eine Teilnehmergruppe unbewusst darauf vorbereitet, die Strategie der kognitiven Neubewertung anzuwenden, während eine andere Gruppe ausdrücklich angewiesen wurde, diese Strategie zu nutzen. Die Gruppe, die auf automatische Neubewertung vorbereitet war, schnitt bei der Bewältigung einer äußerst stressreichen Aufgabe genauso gut ab (ihre physiologische Reaktivität während der Aufgabe war genauso niedrig) wie die Gruppe, die ausdrücklich zur Neubewertung instruiert worden war.[14]

Obwohl diese Ergebnisse deutlich zeigen, dass wir zumindest unter einigen Umständen fähig sind, uns automatisch auf eine bestimmte Regulationsstrategie einzulassen, bleibt die Frage, wie häufig wir tatsächlich fähig wären, diesen Prozess zu unserem Vorteil zu nutzen. Noch wichtiger ist, dass automatische Strategien, was die Flexibilität betrifft, offenkundige Einschränkungen hätten. Wie wir wiederholt gesehen haben, dient keine Strategie, einschließlich der kognitiven Neubewertung, ausnahmslos der erfolgreichen Anpassung. In Situationen, in denen wir eine gewisse Kontrolle über den Stressfaktor haben, ist es nachweislich eher ineffektiv und sogar potenziell schädlich, wenn wir unsere Gefühlsreaktionen durch Neubewertung quasi ausschalten, weil es uns daran hindert, uns erfolgreich auf Problemlösestrategien einzulassen. Die meisten anderen Strategien haben ähnliche Nachteile. So könnte die automatische Unterdrückung einer bedrohlichen Emotion zwar dazu führen, dass wir uns besser fühlen, doch in manchen Situationen ist, wie an früherer Stelle ausgeführt, die bewusste Wahrnehmung einer Bedrohung überlebenswichtig.

Deshalb ist der dritte Schritt der Flexibilitätssequenz, die Feedbacküberwachung, so wichtig. Wenn eine Strategie nicht funktioniert, sagt uns die Rückmeldung, ob von unserem Körper oder unserer Umwelt, dass wir die Strategie entweder abwandeln oder etwas anderes ausprobieren müssen. Wird die Strategie hingegen automatisch aktiviert, kommt der Überwachungs- und Anpassungsprozess möglicherweise gar nicht zum Zuge. Tatsächlich zeigte eine Reihe von Studien, dass, sogar wenn eine automatisch aktivierte Strategie zur Verringerung der Stressbelastung bei den Teilnehmenden führte, sie sich dieser Veränderung nicht bewusst waren.[15] Wenn eine Strategie uns hilft, wir es jedoch nicht wissen, könnten wir ungewollt zu einer anderen, weniger effektiven Strategie wechseln. Das mangelnde Bewusstsein könnte besonders problematisch sein, wenn eine automatische Strategie für eine bestimmte Situation nicht geeignet ist. Wenn uns nicht bewusst ist, ob ein Ansatz hilfreich ist, können wir ihn nicht korrigieren und nicht einmal gezielt damit fortfahren. Einige Nachweise legen nahe, dass wir unter den richtigen Bedingungen in der Lage sein könnten, den Prozess der Strategiekorrektur zu automatisieren.[16] Doch unabhängig davon, ob diese Möglichkeit besteht, deuten die vorliegenden Nachweise eindeutig darauf hin, dass Feedbackkorrektur größtenteils eine bewusste Entscheidung ist. Mit anderen Worten: Wir müssen unsere Aufmerksamkeit darauf richten. Und das gilt insbesondere, wenn wir auf unerwartete Herausforderungen stoßen. Werden wir von einem gravierenden Stressfaktor völlig überrascht, müssen wir definitiv unsere Aufmerksamkeit darauf konzentrieren.

Erneutes Albtraumszenario

Was uns noch einmal zu Jed zurückbringt. Obwohl er schon so viel durchgemacht hatte, tauchte doch noch eine weitere unerwartete Herausforderung am Horizont auf. Schlimmer noch, diese neue Prüfung war in vielerlei Hinsicht belastender und anspruchsvoller als seine vorherigen Schwierigkeiten. Alles fing mit einem anhaltenden Problem an, das zunächst handhabbar erschien.

Wenn eine Extremität amputiert wird, gehen die gesamten Sinneswahrnehmungen von dieser Extremität natürlich verloren. Dennoch machen Amputierte häufig die Erfahrung, weiterhin das Gefühl zu haben, ihr fehlendes Bein oder ihr fehlender Arm wäre noch da. Diese Erfahrung kann leider mit starken Schmerzen verbunden sein. Früher ging man davon aus, dass die Phantomschmerzen nach einer Amputation ein psychologisches Phänomen seien, eine Art Halluzination, die man mit psychologischen Interventionen behandeln könnte. Doch Phantomschmerzen haben tatsächlich physiologische Ursachen. Bei einer Amputation werden die Nervenfasern, die vorher Sinnesinformationen von den Gliedmaßen zum Rückenmark und letztlich zum Gehirn übermittelten, durchtrennt. Obwohl diese Nerven geschädigt sind, bestehen die Leitungsbahnen zwischen dem, was von den Nerven übrig geblieben ist, und dem Gehirn weiterhin fort. Das bedeutet, dass das Gehirn jede Stimulation des verbliebenen Nervs so deuten kann, als käme sie von dem amputierten Arm oder Bein. Und weil die Nerven geschädigt sind und nicht so funktionieren, wie sie sollten, sind sie häufig übererregbar. Manchmal bilden sich auch kleine Wucherungen von Nervengewebe, sogenannte Neurome, am Ort der Verletzung. Neurome verschlimmern das Schmerzempfinden.[17]

Bei Jed begannen die Phantomschmerzen kurz nach dem Unfall, als er noch im Krankenhaus lag.

»Als ich im Krankenhaus das erste Mal aufwachte, hatte ich das Gefühl, mein gesamtes Bein wäre da«, berichtete er. »Es war komisch. Ich hatte das Gefühl, dass mein Bein am Knie gebeugt war, und mit meinem Fuß spürte ich das Krankenhausbett, aber er, mein Fuß, war nach hinten gedreht. Das war nicht so, als ob ich mir das einbildete. Ich wusste, mein Bein war weg, aber die Signale, mein Gehirn – es fühlte sich total schräg an, aber da war dieses Phantombein. Es war, als würdest du die Aufmerksamkeit auf einen Teil deines Körpers richten, sodass du ihn spürst und dein Gehirn weiß, dass er da ist. So war das. Auch wenn es nicht wie Fleisch und Blut war. Eher wie ein Hologramm. Ich konnte mein ganzes Bein spüren, nur dass der Fuß umgedreht war.«

Als sich Jeds Zustand besserte, schien die Sinneswahrnehmung des fehlenden Beines, des Phantombeins, nicht zu verschwinden. Es sah so aus, als hätte Jed keine andere Wahl, zumindest nicht im Augenblick. Er würde sich daran gewöhnen müssen. Und das tat er nach und nach.

»Das Einzige, was mich wirklich aus dem Konzept brachte, war das Aufstehen aus dem Bett oder das Hinlegen und Umdrehen, weil ein Viertel meines Körpergewichts weg war. Ich wusste, es war weg, aber mein Gehirn dachte immer noch, dass es da wäre, deshalb musste ich lernen, mich dieser Situation anzupassen.«

»Es ist sehr seltsam. Das Gefühl geht einem tierisch auf die Nerven – im wahrsten Sinne des Wortes. Wenn ich zum Beispiel eine Kakerlake sehe, leuchtet quasi meine gesamte Hüfte auf, wie ein Weihnachtsbaum. Wie weißes Licht. Die Nerven spielen einfach verrückt.«

Mit der Zeit bessert sich der Phantomschmerz in vielen Fällen. Wie das geschieht, kann allerdings recht bizarr sein. Jed machte die für Amputierte nicht ungewöhnliche Erfahrung, dass das Phantombein allmählich kürzer wurde. Es war, als ob sein fehlender Fuß sich an seinem fehlenden Bein nach oben bewegte; das sogenannte *Teleskop*-Phänomen trat also ein.

»In diesen ersten Jahren konnte ich immer alle fünf Zehen spüren. Doch der Fuß wanderte langsam nach oben, deshalb hatte ich für eine Weile das Gefühl, dass ich eine Art Oberschenkel hätte und mein Bein am Knie aufhörte, aber dass dort trotzdem noch fünf Zehen waren. Es gilt im Allgemeinen als gutes Zeichen, wenn sich das Teleskop-Phänomen einstellt, weil es wohl ein Zeichen für eine Neuverdrahtung im Gehirn oder die sogenannte Reorganisation des somatosensorischen Cortex ist. Alles, was jetzt noch übrig ist, sind – wenn ich darauf achte – zwei Phantomzehen hier [deutet auf das Ende seiner Hüfte] und ein kleines bisschen mehr. Ich kann sie spüren. Ich kann sie fast bewegen.«

Leider litt Jed trotz der allmählichen Schrumpfung des Phantombeins weiterhin unter heftigen Schmerzen. Und das wurde zum ernsthaften Problem.

»Es war mit der Zeit besser geworden, aber zwischendurch flammten die Schmerzen immer wieder auf und bereiteten mir dann mehrere schlaflose Nächte hintereinander. Nachts war es immer am schlimmsten, beim Einschlafen. Normalerweise konnte ich mich ablenken, über Kopfhörer oder mit einem Spiel, sogar wenn die Schmerzen heftig waren, aber beim Einschlafen gab es keine Ablenkungen, und ich wurde mir meines Körpers stärker bewusst. Aber es war auch physiologisch. Wenn ich mich hinlegte, konnte ich spüren, wie der Schmerz sich verstärkte.«

Über Phantomschmerzen weiß man immer noch relativ wenig. In dem Versuch, Linderung für die Schmerzen zu finden, konsultierte Jed verschiedene Schmerzspezialisten. Sie probierten unterschiedliche Ansätze aus: So töteten sie zum Beispiel die Nervenenden ab, injizierten Nervenblocker (um den Bereich der Verletzung zu betäuben), kühlten ein bestimmtes Areal gezielt herunter, um Nerven zu veröden, und machten mehrere Versuche einer Rückenmarksstimulation, bei der man eine Elektrode direkt auf die Schutzhaut (»Dura«) des Rückenmarks einbringt, um die Nervenschaltkreise zu durchbrechen und das Schmerzgebiet zu »überdecken«. Jede Option war riskant, weil die Schädigung in der Nähe sensibler Wirbelsäulenareale lag. Und keine dieser Interventionen schien gegen die Schmerzen zu helfen.

Im Frühling 2016 nahm dann schließlich alles einen dramatischen Verlauf.

Jed hatte angefangen, mit einem weiteren Spezialisten zu arbeiten, der die Anwendung eines brandneuen Verfahrens vorgeschlagen hatte, das gerade erst von der US-Arzneimittelbehörde (FDA) genehmigt worden war. Bei einer normalen Rückenmarksstimulation wird eine Elektrode an der äußeren Membran – der Duraschicht – des Rückenmarks platziert, um Nervenübertragungen zu unterbrechen und den Schmerz zu lindern. Dieses Verfahren erweist sich häufig als ineffektiv, weil es nur sehr unspezifisch auf das geschädigte Areal wirkt. Das neue Verfahren zielte darauf, eine Elektrode präziser an den Ort der relevanten Nerven zu bringen. Das war jedoch noch riskanter als eine normale Rückenmarksstimulation, visierte es doch die Spinalganglien an, ein extrem wichtiger und verletzlicher Bestandteil des aus dem Rückenmark austretenden Nervs. Die Tatsache, dass das Verfahren so neu war, erhöhte das Risiko zusätzlich. Zu jenem Zeitpunkt hatte Jeds Arzt es erst an einem einzigen weiteren Patienten ausprobiert.

Der erste Versuch bei Jed verlief nicht erfolgreich. Die Elektrode war zu hoch an der Wirbelsäule platziert worden, um etwas zu bewirken, und Jed litt weiterhin unter Schmerzen. Mehrere Monate später starteten sie einen zweiten Versuch.

Diesmal waren die Auswirkungen katastrophal. Die Nadel, die benutzt wurde, um die Elektrode einzuführen, riss ein kleines Loch in die Duraschicht von Jeds Rückenmark, was zu einem Subduralhämatom führte. Blut sickerte in Jeds Wirbelsäule. Das erzeugte ein Gerinnsel, dann eine Zyste und schließlich einen Austritt von Gehirn-Rückenmark-Flüssigkeit (CSF). Bei Jed stellten sich seltsame neurologische Reaktionen ein, die anfangs beunruhigend, aber handhabbar schienen. Dann wurden sie schlimmer. Jed hatte in dieser Phase schwer zu kämpfen, kam aber irgendwie zurecht.

Zu den lebhaftesten Erinnerungen, die ich aus jener Zeit von Jed habe, gehört ein Abend, an dem er gemeinsam mit mir und mehreren anderen Mitgliedern meines Forschungsteams ein Konzert in einem der Downtown-Clubs besuchte. Da es nur begrenzte Sitzplätze gab, mussten wir stehen. Im Club war es dunkel. Jeds Gesicht war in den blinkenden Farben der Bühnenbeleuchtung nur teilweise sichtbar, aber ich konnte trotzdem erkennen, dass er sich unbehaglich fühlte. Er wusste noch nicht, was mit ihm geschah oder ob es irgendetwas mit dem neuen Wirbelsäuleneingriff zu tun hatte. Er versuchte, es durchzuhalten, aber musste das Konzert schließlich vorzeitig verlassen.

Einige Zeit später arbeitete Jed allein in meinem Labor, als er anfing, wie er es formulierte, »diese ganzen verrückten Symptome zu erleben, wie Anfälle von starken Hitze- und Kältewellen, die den ganzen Körper erfassen, und alle möglichen komischen Auswirkungen von kaputten Nerven.«

Von da an verschlimmerten sich die Symptome in rasantem Tempo.

»Ich machte ein Praktikum im Krankenhaus und hatte diese Episode, bei der mir schlagartig total schwindelig wurde. Ich konnte nicht arbeiten, und von diesem Zeitpunkt an konnte ich mich praktisch nicht mehr in der Vertikalen halten. Ich musste mich im Grunde für mehrere Monate hinlegen ... Damit fing es an ... ich meine, vor allem machte es mir eine Höllenangst. Es war entsetzlich, plötzlich so völlig ausgeschaltet, wirklich absolut ausgeschaltet zu sein. Ich konnte nichts mehr sehen. Ich konnte das Gleichgewicht nicht mehr halten. Mein Herz, lauter solche Sachen. Die Symptome waren einfach schrecklich. Kopfschmerzen, brutale Kopfschmerzen, unablässige Kopfschmerzen. Übelkeit. Ich hatte das Gefühl, mich übergeben zu müssen. Ich meine, ich ging in die Notaufnahme, und sie dachten, ich hätte einen Schlaganfall.«

Um die Sache noch schwieriger zu machen, kam nur wenige Tage, nachdem Jed nach einer fünftägigen Untersuchung im Krankenhaus nach Hause zurückgekehrt war, das zweite Kind von ihm und Megan zur Welt. Was normalerweise ein Anlass zu ungetrübter Freude gewesen wäre, wurde nun durch die rätselhafte Verschlechterung von Jeds Gesundheitszustand gedämpft und belastet. Noch schlimmer war, dass die Ärzte und Ärztinnen ihm keine schlüssige Erklärung geben konnten. Er erhielt lediglich die Anweisung, Koffein zu sich zu nehmen, was eine Gefäßverengung fördern und vermutlich dazu beitragen würde, das Liquorleck zu schließen, und weiterhin so viel wie möglich zu liegen. Das war alles.

»Wenigstens führte es dazu, dass sich die Schmerzen, der Schwindel, die ganzen Symptome besserten. Sie waren nicht weg, aber sie wurden erträglich, wenn ich mich hinlegte. Doch jedes Mal, wenn ich aufstand, kam der akute Rückfall. Alle Symptome. Alles war sofort wieder ausgeschaltet. Ich konnte buchstäblich nichts anderes tun, als mich hinzulegen.«

Die Veränderung war ein vernichtender Schlag. Nach allem, was er durchgemacht hatte, und gerade als es so aussah, als würde er endlich das Schlimmste überstanden haben, musste Jed erneut feststellen, dass er ums reine Überleben kämpfte. Musste das nicht beinahe zwangsläufig eine tiefe Depression auslösen?

»Na ja, ich weiß nicht, wie ich es nennen soll. Ich meine, es war keine echte Depression. Aber wenn du anfängst, dich von den Dingen zurückzuziehen, die dir Freude machen, die dir ein Gefühl von Kompetenz, von deiner eigenen Meisterschaft geben, wenn dein Alltag dir entgleitet und du weißt, du bist wieder bei null. Ich meine, ja, sicher, meine Stimmung war echt beschissen. Meine Perspektive war wirklich schlecht, weil ich nicht wusste, wie es weitergehen sollte. Ich wusste es einfach nicht.«

Diesmal wusste Jed es tatsächlich nicht. Seine Welt entglitt ihm. Seine Stimmung geriet in eine Abwärtsspirale, und er hatte keine Ahnung, wie er das Ganze aufhalten sollte. Mehr denn je brauchte er Antworten. Die brennende Frage, mit der alles anfing – Warum komme ich eigentlich ganz gut klar? – trieb ihn noch immer um. Er hatte sie nur zum Teil beantwortet. Aber jetzt, wo mehr auf dem Spiel stand als je zuvor, schien es, dass die Frage ihn verzehren würde, wenn er nicht bald eine bessere Antwort fand.

TEIL V

Sprich mir nach

KAPITEL 9

Selbstgespräche

Dr. Wendy Lilienthal sieht eine Menge Leid und Verwirrung. Wendy ist leitende Klinische Psychologin am Memorial Sloan Kettering, einem großen Krebszentrum in New York City, und viele ihrer Patienten und Patientinnen kämpfen mit unerwarteten, unangenehmen und gänzlich unerwünschten Herausforderungen. Sie ist immer auf der Suche nach neuen Methoden, die Hilfe zur Selbsthilfe bieten könnten.

Ich habe Wendy vor vielen Jahren kennengelernt, als sie Doktorandin an der University of Pennsylvania war. Ich hatte einen Vortrag an der Universität gehalten und anschließend mit Wendy geplaudert. Schon damals war ich von der Leidenschaft beeindruckt, mit der sie bestrebt war, die Wissenschaft bei schwierigen klinischen Fragen praktisch anzuwenden. Wir blieben in Verbindung, und irgendwann zog sie in das Gebiet von New York City um.

Vor einigen Jahren veröffentlichte ich einen Beitrag über die Flexibilitätssequenz, wobei ich diesen Begriff damals noch nicht verwendete. Wendy las ihn und nahm Kontakt zu mir auf. Ihrer Ansicht nach waren die Strategien, die ich erörterte, genau das, was ihre Patienten brauchten. Häufig hatten die an Krebs erkrankten Menschen große Schwierigkeiten zu verstehen, was mit ihnen geschah, oder herauszufinden, was sie dagegen tun konnten. Und angesichts dieser Art von Unsicherheit »wollen sie direkte Anleitung«, wie Wendy es ausdrückte. »Sie sagen beispielsweise: ›Erzähl mir, wie ich damit umgehen soll. Was ist die beste Methode?‹ Doch es gibt keine ›beste Methode‹, weil der Kontext von Fall zu Fall oder manchmal sogar von einem Tag auf den anderen völlig unterschiedlich ist.« Aus Wendys Sicht bot die Flexibilitätssequenz ein Modell, das sie nutzen konnte, um ihren Patienten und Patientinnen beizubringen, wie sie ihren ganz eigenen Weg durch ihre Herausforderungen finden könnten.

Etwas später nahm Wendy erneut Kontakt zu mir auf, um mir mitzuteilen, sie habe aufgrund unseres Gesprächs entschieden, einer ihrer Patientinnen, einer jungen Mutter mit der Diagnose Brustkrebs, die Flexibilitätssequenz direkt zu erklären. Der Patientin fiel es schwer, ihre Angst und die Sorge um das Wohl ihrer Kinder zu bewältigen und sich gleichzeitig noch um ihre eigenen krankheitsbedingten Bedürfnisse zu kümmern. Sie fühlte sich überfordert und suchte nach einer Möglichkeit, mit dem Chaos und dem Stress umzugehen. Wendy erklärte ihr, es gebe für Situationen wie diese kein festes Drehbuch oder Strategiepapier, aber ein Bezugsrahmen der Flexibilität sei hilfreich. Das bedeute für sie, dass sie bewerte, was immer in einem bestimmten Kontext geschehe, eine Strategie aus ihrem Repertoire ausprobiere und dann beurteile, wie gut die Strategie funktioniere, und wenn sie nicht funktioniere, könne sie diese Schritte »endlos wiederholen«, bis sie eine funktionierende Strategie gefunden habe. Wendy erläuterte der Patientin auch eine der Grundannahmen über Flexibilität. »Ihnen wird vielleicht auffallen«, sagte sie, »dass aufgrund des sich stetig verändernden Kontexts das, was gestern funktioniert hat, heute vielleicht nicht mehr zum Ziel führt – wenn Sie flexibel in Bezug auf Ihre Strategien bleiben, hilft Ihnen das auf diesem unbekannten Terrain also möglicherweise am meisten.« Die Reaktion ihrer Patientin war eindeutig positiv, wie Wendy berichtete. »Sie fing an, sich Notizen zu machen, und sagte während unseres Gesprächs tatsächlich, dass die Erklärungen sehr hilfreich seien.«

Ein Einzelbeispiel ist natürlich noch nicht besonders aussagekräftig, aber Wendy hat seither immer weiter geforscht und Methoden verfeinert, durch die sie die Flexibilitätssequenz bei ihren Patienten anwenden kann. Kürzlich hat sie festgestellt, dass ein Verständnis der Flexibilitätssequenz besonders hilfreich für Patienten ist, die auf wichtige Untersuchungsergebnisse warten. Das kann eine unglaublich belastende Situation sein. Die meisten Menschen haben den Eindruck, »dass es nichts gibt, was man tun kann. Kein offenkundiges Problem, das es zu lösen gilt. Man kann nichts anderes tun als warten.«

Die Flexibilitätssequenz zerlegt diese Situation in handhabbarere Teile. Zunächst einmal offenbart das Nachdenken über den Kontext, über die situationsbezogene Anforderung, dass durchaus ein Problem vorliegt, das nach einer Lösung verlangt, nämlich sich selbst daran zu hindern, sich überwältigt zu fühlen. Dann ist da die Frage, wie man dieses Problem angehen kann. Eine offenkundige Strategie würde darin bestehen, nach Ablenkung zu suchen, um nicht an den Test denken zu müssen. Wendy stimmte zu, wies aber auch warnend darauf hin, dass die Art, wie diese Information kommuniziert werde, sehr wichtig sei. Getreu dem Flexibilitätskonzept betonte sie gegenüber ihren Patienten, Ablenkung – oder irgendeine andere Form von Vermeidung – sei nicht der einzige und auch nicht immer der beste Ansatz.

»Für mich bewirkt Sprache eine Menge«, sagte Wendy. »Wenn wir von ›ablenken‹ sprechen, ist da die unterschwellige Botschaft, dass Gefühle etwas Schlechtes seien. Und das wollen wir natürlich keinesfalls vermitteln. Wir wollen die Fähigkeit zum Umgang mit Gefühlen fördern, *falls* es wichtig ist, das zu tun. Anstatt das Wort

›Ablenkung‹ zu benutzen, frage ich: ›Womit könnten Sie sich beschäftigen? Was könnte Ihre Aufmerksamkeit fesseln? Was ist ihnen wichtig? Was hat so viel Bedeutung für Sie, dass es Sie glücklich macht?‹ Unerwünschte Gedanken werden sich natürlich unweigerlich aufdrängen. Es wäre seltsam, wenn jemand überhaupt nicht über all das nachdenken würde. Der heilige Gral ist diese Fähigkeit, die Gefühle nötigenfalls ertragen zu können, aber auch fähig zu sein, die Aufmerksamkeit auf etwas anderes zu richten, wenn das Grübeln nicht weiterhilft.«

Angst und Anspannung zum Ausdruck zu bringen, kann ebenfalls wichtig sein. Wendy leitet ihre Patienten und Patientinnen an, über verschiedene Kontexte nachzudenken, in denen sie sich möglicherweise sicherer fühlen und ihre Sorgen ungehinderter ausdrücken könnten. In Anbetracht der herausragenden Bedeutung, die der sozialen Unterstützung in dieser Art von Situationen zukommt, nimmt es nicht wunder, dass am häufigsten Kontexte genannt werden, in denen die Betreffenden mit einer Person zusammen sind, die ihnen nahesteht. Doch Wendy hob in diesem Zusammenhang auch hervor, wie wichtig es für die Patienten sei, das Feedback zu überwachen, sowohl die eigene innere Befindlichkeit als auch die Reaktionen der Leute, denen man seinen Kummer offenbart.

»Wenn eine Patientin herauslassen möchte, wie viel Angst sie hat, kann sich das leicht zu einer Wiederholungsschleife entwickeln: ›Ich habe solche Angst, ich fürchte mich, ich habe solche Angst, ich fürchte mich.‹ Letztendlich kommt man an einen Punkt, an dem dieses Dampfablassen nichts mehr bringt, an dem man sich schließlich nur noch im Kreis dreht, aber auch sein Unterstützungsnetzwerk strapaziert.«

In diesem Fall müssen die Betreffenden sich erneut ihrem Repertoire zuwenden, um andere Strategien zu finden. Leider ist das leichter gesagt als getan, weil die Patienten mit Situationen ringen, in denen es um Leben und Tod geht. Eine Antwort, die Wendy häufig hört, ist, dass sie einfach nicht wissen, was sie sonst noch tun könnten.

Wenn das geschieht, versucht sie, ihnen bei der Erforschung ihrer Möglichkeiten zu helfen. Das ist mitunter eine schwierige Aufgabe, wie sie festgestellt hat, weil es für gewöhnlich eine Reihe von bedeutsamen Hindernissen gibt, die zunächst überwunden werden müssen. Zu diesen Hürden gehört, dass viele Patienten einfach überzeugt sind, sie seien zu kaum etwas anderem in der Lage.

»So sage ich vielleicht: ›Wie wär's mit Meditation?‹ Eine häufige Reaktion darauf lautet: ›Das kann ich nicht.‹ Dann weise ich darauf hin, dass buddhistische Mönche sich ihr ganzes Leben lang in Meditation üben und einige es trotzdem immer noch nicht besonders gut beherrschen. Niemand ist in irgendetwas perfekt. Aber wir können es versuchen. Wir können versuchen, bestimmte Fähigkeiten aufzubauen. Es geht um das Üben und Aufbauen von Fähigkeiten.«

Eine weitere Hürde für viele Patienten und Patientinnen ist häufig, dass die Auseinandersetzung mit ihrer unmittelbaren Situation zu einer Art Existenzangst führt. Wenn sich medizinische Behandlungen als lebensbedrohliche Ereignisse erweisen, setzen sie oft grundlegende Gedanken an die menschliche Sterblichkeit in Gang.

»Außer der offenkundigen evolutionsgeschichtlichen Erklärung, dass es uns eine Heidenangst macht, wenn wir auf ein Testergebnis warten, impliziert es auch größere existenzielle Fragen, nach dem Motto: ›Das Leben ist kurz; daran bin ich gerade erinnert worden. Was soll ich mit der Zeit, die mir noch bleibt, anfangen, und wie soll ich mein Leben führen?«

So bedeutungsvoll solche existenziellen Fragen sind, denken wir doch im Allgemeinen nicht allzu häufig darüber nach. Aber in herausfordernden Momenten, eben zum Beispiel wenn wir auf potenzielle Hiobsbotschaften von einer medizinischen Untersuchung warten, sind wir dazu gezwungen.

»Man muss darüber nachdenken. Man kann es nicht ignorieren. Doch es ist, als würde man in die Sonne schauen. Man kann es auch nicht allzu lange tun.«

Um ihren Patienten dabei zu helfen, diese Hürden zu überwinden und ihr Repertoire zu erweitern, geht Wendy manchmal bestehende Listen von Strategien zur Selbstregulation mit ihnen durch. Solche leicht erhältlichen Listen werden häufig von verschiedenen Therapierichtungen empfohlen. Doch wie an früherer Stelle erörtert, sind einige der Fähigkeiten und Eigenschaften, die ihren Weg in die verschiedenen Listen finden, nicht unbedingt hilfreich bei extremen oder potenziell traumatischen und stressreichen Ereignissen. Als ich Wendy nach dieser Einschränkung fragte, erhielt ich eine aufschlussreiche Antwort.

»Es ist schwer, inmitten einer Krise klar zu denken. Wenn ich konventionell mit einer Person arbeite, wenn sie nicht in einem Krisenmoment steckt, dann habe ich mehr Zeit, um mit ihr zusammen herauszufinden, welche Bewältigungsstrategien ihr am besten helfen könnten«, erklärte Wendy. »Ich kann sie dabei unterstützen, ihre Optionen herauszuarbeiten und ihre eigene Liste der Dinge zu erstellen, die für sie besonders gut zu funktionieren scheinen, sei es Musikhören oder Spazierengehen oder gute Gespräche führen, sei es Ablenkung durch ein Buch oder einen Film. Was immer für den Einzelnen funktioniert. Doch wenn jemand in einer akuten Krisensituation steckt und physiologisch unter extremer Anspannung steht, dann ist es nicht leicht für ihn, über eine Frage wie: ›Was mache ich hier?‹, nachzudenken. Der Zugang ist blockiert. Die Betroffenen sind überwältigt. Und wenn sie vorher noch nie einen Gedanken darauf verschwendet haben, ist es wirklich hilfreich, mit einer bestehenden Liste anzufangen.«

Wendy hat gemeinsam mit ihrer Kollegin Holly Prigerson, einer bekannten Trauerforscherin und Expertin für Sterbebegleitung, eine konkrete Lehrmethode für Flexibilitätsprinzipien entwickelt. Diese Intervention war für eine Gruppe bestimmt, die sie dringend benötigte, nämlich für stellvertretende Entscheidungsträger auf der Intensivstation der Krebsklinik. Wenn ein Patient auf der Intensivstation bewusstlos oder nicht fähig ist, mit dem medizinischen Personal zu kommunizieren, übernimmt es in der Regel ein Angehöriger, stellvertretend für den einwilligungsunfähigen Patienten Entscheidungen zu treffen. Diese Aufgabe kann sehr belastend sein. Häufig umfasst sie die beängstigende Verantwortung, im Namen des Patienten Entscheidungen am Lebensende zu treffen. Es ist nicht überraschend, dass Menschen, die mit dieser Verantwortung betraut sind, häufig von starker Trauer und traumatischem Stress berichten ebenso wie von Schuldgefühlen, Reue und intensiver Angst in Bezug auf die Entscheidungen, die sie treffen sollen. Darüber hinaus kanalisieren sie ihre Ängste häufig in überflüssige Kämpfe mit dem medizinischen Personal über die Behandlung des Patienten, was das Problem nur noch weiter verschlimmert.

»Auch wenn das medizinische Team das fürsorglichste und liebevollste Team der Welt ist«, erklärte Wendy, »weiß es doch, wohin die Behandlung führt, und normalerweise auch, welches Ergebnis zu erwarten ist. Die Mitglieder des Teams haben nicht dieselben emotionalen Erfahrungen wie der Angehörige, deshalb sprechen sie häufig Empfehlungen aus, die der Familienangehörige nicht hören will oder einfach nicht akzeptieren kann, und es entwickelt sich ein Machtkampf.«

Frühere Interventionsversuche bei stellvertretenden Entscheidungsträgern bestanden größtenteils darin, dass sich Familienangehörige mit einem Spezialisten für Palliativversorgung trafen. Diese Meetings sollten unterstützend und informativ sein.

»Sie haben über lauter vernünftige Sachen gesprochen«, erläuterte Wendy, »so nach dem Motto: ›Lasst uns das planen, sprechen wir darüber, was der Patient will und was Sie wollen. Über die Ziele der Pflege.‹ Aber das belastete die Angehörigen nur noch mehr.«

Es gab nie einen definitiven Nachweis dafür, dass dieser Ansatz der Familienintervention hilfreich war. Dann wurde er in einer randomisierten klinischen Studie, dem Goldstandard für jede Art von Behandlung, überprüft. Wie sich herausstellte, versagte die Intervention nicht nur bei dem Versuch, die Depression und Angst der stellvertretenden Entscheidungsträger zu verringern, sondern erhöhte tatsächlich deren PTBS-Symptome.[1]

Frustriert und am Ende seines Lateins bat das medizinische Personal Holly Prigerson um Hilfe.

Wie Wendy berichtete: »Im Grunde sagten die Intensivärzte: ›Hilfe! Wir haben diese Familienangehörigen, die auf offensive Behandlung drängen, auf intensivmedizinische Maßnahmen, die nicht mehr angemessen sind. Sie bekämpfen uns, und das Ganze hat eine schreckliche Dynamik. Es ist schlecht für unsere Kliniker, und für die Angehörigen ist es natürlich auch entsetzlich.«

Zusammen dachten Wendy und Holly über mögliche Maßnahmen nach, die den Angehörigen praktische Hilfe bieten könnten. »In dieser Situation verhält sich eine stellvertretende Angehörige wie ein Reh im Scheinwerferlicht«, so Wendy. »Der Arzt redet mit ihr, und sie geht innerlich auf Distanz. Sie ist so überwältigt, dass sie die Informationen überhaupt nicht aufnimmt. Es geht um Gefühle, alle möglichen Gefühle. Doch es gibt zweifellos Situationen, in denen sie sich auf eine praktische Sache auf der Intensivstation konzentrieren muss, und deshalb muss sie fähig sein, sich von der Trauer und dem Gefühl abzuwenden.«

In erster Linie, argumentierten Wendy und Holly, sei dies eine Frage der Flexibilität. Und um den Angehörigen zumindest ein paar grundlegende Flexibilitätsprinzipien zu vermitteln, entwickelten sie eine kurze Intervention, die aus drei Sitzungen bestand.[2] Die erste Sitzung war die längste. Sie begann mit dem Aufbau einer gewissen Kontextsensibilität. Sie legten die Situation und das Problem dar, indem sie das absehbare emotionale Tauziehen grob skizzierten. Diese Sitzung umfasste auch eine Reihe von kurzen Repertoire erweiternden Unterrichtseinheiten: Die Angehörigen lernten etwas über einige der unterschiedlichen Werkzeuge, die ihnen bei der Bewältigung ihrer komplexen Aufgabe helfen könnten. Dann wurden zwei weitere telefonische Sitzungen anberaumt, jeweils im Abstand von zwei Wochen. Dabei handelte es sich im Grunde um Feedbackkontrollen, die den stellvertretenden Entscheidungsträgern ermöglichten, sich bei dem Team zu melden, um über Erfolge oder Misserfolge zu berichten, die Strategien zu überprüfen und gegebenenfalls zu aktualisieren.

Die Intervention von Wendy und Holly erwies sich als großer Schritt nach vorn. Sie zeigte, dass es möglich war, die Grundlagen des Flexibilitätsansatzes auch in einem extrem belastenden Kontext zu vermitteln. Wir müssen allerdings einräumen, dass es bestimmt nicht leicht war. Wenn wir von Stress überwältigt sind, sind wir bereits am Ende unserer Kräfte, und es fällt uns schwer, klar zu denken. Ein weniger strapaziöser Ansatz, der zudem eine breitere Lernerfahrung hervorbringen würde, wäre es, die Fähigkeit zur Flexibilität im Rahmen des normalen Alltagslebens, wenn wir nicht unter starkem Stress stehen, zu trainieren und zu fördern.

Die Flexibilität stärken

Das flexible Selbstbild ist ein guter Anfang. Zur Erinnerung: Ein flexibles Selbstbild oder Mindset umfasst drei miteinander verbundene Überzeugungen – Optimismus, Vertrauen in die eigene Bewältigungsfähigkeit und eine Orientierung an Herausforderungen –, die zu der übergreifenden Überzeugung verschmelzen, dass wir in der Lage sein werden, alles Erforderliche zu tun und uns selbst flexibel anzupassen, um eine schwierige Herausforderung zu meistern.

Eine Reihe unterschiedlicher Ansätze hat gezeigt, dass es möglich ist, den eigenen Optimismus erfolgreich zu steigern. In einer Studie zum Beispiel nutzten die Wissenschaftler und Wissenschaftlerinnen die Technik des »bestmöglichen Selbst«, bei der die Teilnehmenden »sich selbst in einer Zukunft visualisieren, in der alles so gut wie möglich ausgeht«. Während dieser Visualisierung schrieben sie die Ziele, Fähigkeiten und Wünsche auf, die sie künftig haben wollten, und versetzten sich dann weiterhin eigenständig in diese Vorstellung von sich selbst. Zwei Wochen später waren diejenigen Personen, die die Technik des bestmöglichen Selbst angewendet hatten, nach mehreren unterschiedlichen Messkriterien optimistischer als eine Kontrollgruppe, die diese Technik nicht genutzt hatte.[3]

Die Stärkung des Vertrauens in die eigene Bewältigungskompetenz erfordert einen eher erfahrungsbezogenen Ansatz, der sich auf tatsächliche Erfolge konzentriert. Bei einem derartigen Ansatz nutzt man zur Stärkung des Selbstvertrauens selbstbestätigende Schreibübungen, in denen die Teilnehmenden Situationen schildern, die sie erfolgreich gemeistert haben. Eher situationsspezifische Ansätze haben sich ebenfalls bewährt, zum Beispiel dass man Menschen direkt in einigen Bewältigungsstrategien unterweist, die auf die konkreten Probleme, vor denen sie stehen, zugeschnitten sind. Bei so unterschiedlichen Gruppen wie Rugbyspielern oder Menschen, die unter chronischem Asthma leiden, hat sich ergeben, dass sie nach Anwendung dieser Methoden größeres Vertrauen in ihre Bewältigungsfähigkeiten hatten. Studien haben auch gezeigt, dass es möglich ist, dieses Selbstvertrauen sogar dann zu fördern, wenn die Betreffenden sich gerade in extrem belastenden Situationen befinden. Einer Studie zufolge entwickelten Studierende, die unter anhaltendem Stress litten, nachdem sie die massive Gewalt eines Amoklaufs miterlebt hatten, mehr Vertrauen in ihre Bewältigungskompetenz, indem sie mehrere Tage lang an Schreibübungen teilnahmen, die speziell darauf ausgerichtet waren, ein Gefühl von Meisterschaft und Selbstwirksamkeit bei der Bewältigung von Herausforderungen zu erzeugen.[4]

Um die Orientierung an Herausforderungen zu fördern, geht man im Prinzip ganz ähnlich vor. Wenn wir eine schwierige Aufgabe erfolgreich lösen, wird das Gefühl der Kompetenz sich wahrscheinlich auf die Ausführung künftiger Aufgaben übertragen und unsere Leistung beeinflussen. Pädagogen und Pädagoginnen sind sich der Bedeutung dieser produktiven Erfahrungen wohl bewusst und haben verschiedene Methoden entwickelt, um Schüler ebenso wie Lehrer bei ihren kognitiven Bewertungsstrategien in Richtung Herausforderung und Meisterung zu orientieren.[5] Experimentelle Studien haben ebenfalls verdeutlicht, dass schon die einfache Anweisung, Leute sollten sich einen drohenden Stressfaktor als Herausforderung vorstellen, ausreichen kann, um die physiologischen Bewältigungsvorteile zu aktivieren, die mit einer Ausrichtung auf Herausforderungen verbunden sind.[6]

Wie steht es mit den Schritten der Flexibilitätssequenz? In einer Reihe von Studien wurde gezeigt, wie Menschen lernen können, neue Strategien in Reaktion auf bestimmte kontextbezogene Hinweise anzuwenden. Diese Art des Lernens ist als »Wenn-dann-Formel der Intentionsimplementierung« beschrieben worden, was bedeutet, dass man die Strategie umsetzt, wenn der situationsbezogene Hinweis vorhanden ist. In einer Studie mit diesem Ansatz bekamen die Teilnehmenden mehrere Bilder zu sehen, einige neutral, einige schön und einige mit abstoßenden Inhalten wie blutigen Szenen von Verstümmelungen oder Brandopfern. Eine Gruppe der Teilnehmenden betrachtete die Fotos ohne weitere Instruktionen, während eine andere Gruppe immer wieder an das prinzipielle Ziel denken sollte, nicht entsetzt zu reagieren. Die Mitglieder einer wichtigen dritten Gruppe sagten sich selbst immer wieder eine »Wenn-dann-Formel« auf, nämlich: »Ich werde nicht entsetzt reagieren, und wenn ich Blut sehe, dann bleibe ich ruhig und entspannt.« Nur die Teilnehmenden, die diese Strategie der »Wenn-dann-Implementierung« gelernt hatten, waren in der Lage, ihre emotionalen Reaktionen auf die abstoßenden Fotos zu verringern.[7]

Möglich ist auch, die Effektivität von bestimmten Strategien zu steigern, die bereits angewendet werden. In meiner eigenen Forschung habe ich gemeinsam mit Kollegen und Kolleginnen die an früherer Stelle beschriebene Aufgabe zur Ausdrucksflexibilität abgewandelt, mit der ermittelt wird, wie gut Menschen ihre Gefühle anpassen können. In einer Studie erweiterten wir die Aufgabe, sodass sie doppelt so lange dauerte wie vorher, und fanden heraus, dass die Teilnehmenden mit der Zeit besser darin wurden. Nur depressive Menschen verbesserten sich nicht, was Sinn ergibt, wenn man andere Studien heranzieht, die zeigen, dass Depressionen das Lernen erschweren. Bei allen anderen Beteiligten stellten wir fest, dass sich die Fähigkeit, bestimmte Strategien anzupassen, durch Übung verbessern ließ.[8]

Übung kann auch die Anwendung der kognitiven Neubewertungsstrategie fördern. Eine Forschergruppe ließ Studienteilnehmende unterschiedliche Arten von

Neubewertungsselbstaussagen lernen, wie zum Beispiel: »Schlimme Dinge passieren, und ich muss sie hinter mir lassen und nach vorn blicken.« Oder: »Jede Situation hat normalerweise auch einige positive Aspekte, und es ist wichtig, dass ich mich auf das Gute konzentriere.« Als Nächstes übten sie die Anwendung dieser Statements während und nach der Vorführung einiger verstörender Filme. Nachdem einige Zeit vergangen war, wurde ihnen testweise ein weiterer verstörender Film vorgeführt. Verglichen mit einer Kontrollgruppe, deren Mitglieder die Filme ohne weitere Instruktionen anschauten, fühlten sich die Teilnehmenden, die die Neubewertungsselbstaussagen geübt hatten, weniger gestresst und zeigten weniger physiologische Reaktionen während des Testfilms.[9] Eine weitere Studie ergab, dass die Vorteile einer einzigen Übungssitzung zur Neubewertung mehrere Wochen anhielten.[10]

Obwohl die Ressourcen, die wir nutzen, um belastende Umstände zu bewältigen, wie etwa soziale Unterstützung, normalerweise relativ stabil sind, können auch diese in bestimmten Fällen gezielt gefördert werden. Trainings- und Interventionsprogramme haben deutlich gemacht, dass es möglich ist, unterstützende Ressourcen im Kontext spezifischer Probleme zu stärken, zum Beispiel beim Leben mit einer chronischen Krankheit oder beim Versuch, mit dem Rauchen aufzuhören.[11] Einfachere Methoden haben sich allerdings ebenfalls als vielversprechend erwiesen. In einer Studie wurde zum Beispiel festgestellt, dass eine beziehungsfokussierte Übung zur Dankbarkeit und Freundlichkeit anschließend die Zufriedenheit mit der Beziehung und die Wahrnehmung der Freundschaft verbesserte. In einer dieser Übungen erhielten die Teilnehmenden folgende Aufgabe: »Verfassen und übermitteln Sie eine positive Botschaft an jemanden in Ihrem sozialen Netzwerk und sprechen Sie ihm Dank oder Anerkennung für etwas aus, wofür Sie dankbar sind.« Bei einer anderen Übung erhielten die Teilnehmenden die Anweisung: »Tun Sie etwas Nettes für eine Person in Ihrem sozialen Netzwerk.« Zwar ermittelten die Forscher und Forscherinnen die Veränderungen in der sozialen Unterstützung nicht, dennoch ist die Wahrscheinlichkeit hoch, dass sich der Anstieg der Beziehungsqualität positiv auf Unterstützungsressourcen auswirkt.[12]

Selbstgespräche

Ein noch einfacherer Ansatz, der zudem die dynamische Wechselwirkung zwischen dem flexiblen Selbstbild und der Flexibilitätssequenz fördern kann, umfasst die gemeinhin als *Selbstgespräch* bekannte Technik. Auf eine Variante dieses Ansatzes sind wir bereits bei einer der erörterten Studien zur Neubewertung gestoßen (die

Studie, in der die Teilnehmenden Selbstaussagen zur Neubewertung wiederholten wie »Schlimme Dinge passieren, und ich muss sie hinter mir lassen und nach vorn blicken.«).

Das Selbstgespräch hat sich als erfolgreiches Lernmittel für zahlreiche Bereiche erwiesen, einschließlich Bildung, Sport und psychische Gesundheit. Es läuft häufig unter unterschiedlichen Bezeichnungen wie *Selbstverbalisierung* oder *inneres Sprechen*. Unabhängig von dem gewählten Begriff ist die Grundidee, das Selbstgespräch vereinfache komplexe Konzepte zu einigen wenigen schlichten Worten. Häufig tut man das ganz spontan und automatisch, ohne es überhaupt zu bemerken, und nicht selten mit einer ordentlichen Portion Gefühl, zum Beispiel wenn jemandem plötzlich die richtige Antwort auf eine knifflige Prüfungsfrage einfällt oder wenn einer Basketballspielerin ein komplizierter Wurf gelingt oder wenn man merkt, dass den Gästen das selbst gekochte Essen vorzüglich schmeckt. In diesen Fällen könnte das Selbstgespräch etwa folgendermaßen ablaufen: »Ich habe hart dafür gearbeitet. Ich war besorgt. Ich dachte, es könnte mich überfordern, aber ich hab's tatsächlich geschafft.« Freilich ist unser Selbstgespräch in Wahrheit viel kürzer. In unserem Bewusstsein taucht dieser ganze Denkprozess in einer vereinfachten Version auf, zum Beispiel in Gestalt eines einzigen nachdrücklichen *»Ja!«*. Spontane Selbstgespräche haben allerdings auch eine dunkle Seite. Sie können genauso gut negativ wie positiv sein. Um die gleichen Beispiele zu benutzen: Man könnte bei der Prüfungsfrage auch versagen, den Wurf vermasseln oder beklommen beobachten, wie die Gäste das Gericht von sich wegschieben. In diesen Fällen sagen wir uns selbst vielleicht etwas wie: »Du Pfeife!« oder »Wusste ich's doch!«

Als Lernhilfe ist das Selbstgespräch am wirkungsvollsten, wenn es bewusst eingesetzt wird. Das wird mitunter als *zielgerichtetes Selbstgespräch* bezeichnet. Zwischen einem spontanen und einem zielgerichteten Selbstgespräch besteht ein Riesenunterschied. Spontane Selbstgespräche lassen sich am besten als Ausdruck eines zugrunde liegenden psychischen Prozesses verstehen, der selbsttätig in die bewusste Wahrnehmung einbricht. Zielgerichtete Selbstgespräche sind dagegen eine kontrollierte Form innerer Rede, auf die wir uns bewusst einlassen, um einen psychischen Prozess oder eine Fähigkeit zu fördern. Diese Technik hat sich als effektiv für Fähigkeiten erwiesen, die höchst bedeutungsvoll für die Bestandteile der Flexibilität sind, wie die Regulation von Bewertungen, die Stärkung des Selbstvertrauens, die Förderung strategischer Entscheidungsfindung, eine Steigerung der Anstrengungen, die Kontrolle von Emotionen und das Verändern oder Anpassen des Strategiegebrauchs.[13]

Wenn wir das zielgerichtete Selbstgespräch speziell auf das flexible Selbstbild abstimmen, nimmt es die Form eines affirmativen Monologs an, in dem wir uns selbst gegenüber bestimmte Statements wiederholen, die unsere Erinnerung an jede der drei Überzeugungen verstärken, aus denen sich das flexible Selbstbild zusammensetzt. Um die motivierenden Wirkungen des Optimismus zu aktivieren, könnten wir uns selbst zum Beispiel sagen: »Alles wird gut.« Um das Vertrauen in unsere Bewältigungskompetenz zu stärken, hilft ein Satz wie: »Ich besitze die Fähigkeiten, die Aufgabe zu meistern«. Und um uns an der anstehenden Herausforderung zu orientieren, könnten wir sagen: »Ich werde tun, was nötig ist.«

Diese einfachen Statements führen nicht von selbst dazu, dass wir optimistisch, voller Selbstvertrauen oder an Herausforderungen orientiert sind. Sie erinnern uns jedoch daran, dass wir diese Überzeugungen nutzen können, um Optimismus, Selbstvertrauen und die Orientierung an Herausforderungen zu kultivieren. Und wenn Sie nicht sicher sind, ob Sie diese Überzeugungen besitzen oder nicht, können Sie diese Art von Selbstgespräch zwanglos üben, um dieses Mindset zu fördern. Sie könnten zum Beispiel ausprobieren, ob die Anwendung dazu beiträgt, dass Sie besser auf unterschiedliche Situationen reagieren, nicht nur auf ernste Widrigkeiten, sondern auch auf die vielen banaleren Herausforderungen, auf die wir in unserem Alltag stoßen.

Das Selbstgespräch im Dienste der Flexibilitätssequenz nimmt eine andere Form an. Die Flexibilitätssequenz besteht aus bestimmten Verhaltensweisen, nicht Überzeugungen, und umfasst, dass man diese Verhaltensweisen der Reihe nach durchläuft. Von daher wird das Selbstgespräch für die Sequenz zu einem Erkundungsprozess. Es ist weniger ein motivierender Monolog als vielmehr ein innerer *Dialog*, bei dem wir uns selbst Fragen stellen.[14] Einige dieser Fragen habe ich an früherer Stelle erwähnt, als wir erörtert haben, wie Paul die Sequenz genutzt hat. Wenn wir die Technik bewusst einsetzen und über das Wesen unserer Kontextanforderungen nachdenken und darüber, wie wir am besten darauf reagieren, fragen wir uns innerlich zum Beispiel: »Was geschieht hier?« Und »Was muss ich tun?« Wie wir diese Fragen beantworten, wird davon abhängen, welche Strategien und Verhaltensweisen uns in unserem Repertoire zur Verfügung stehen, was uns zu der Frage führt: »Was *kann* ich tun?« Und schließlich, wenn wir das Ergebnis dieser Entscheidungen beobachten und anfangen, unsere nächsten Schritte zu planen, mündet es in der Frage: »Funktioniert es?«

Wie die Selbstgesprächsaussagen beim Selbstbild können auch die Fragen bei der Sequenz als Gedächtnisstützen dienen, die uns daran erinnern, dass wir unterschiedliche Verhaltensweisen ausprobieren und nutzen können. Solche Fragen zu stellen, kann uns helfen, diese Fähigkeiten zu üben und zu entwickeln. Übung kann besonders hilfreich sein, wenn es einen bestimmten Schritt in der Sequenz gibt, den wir

Flexibles Selbstbild	Aussagen für das Selbstgespräch	Aussagen für das distanzierte Selbstgespräch	Alternative Aussagen für das Selbstgespräch
Optimismus	Alles wird gut.	[Ihr Name], alles wird gut.	Das geht vorüber. Es entwickelt sich vielleicht nicht haargenau so, wie ich es möchte, aber alles wird gut. Alles wird sich zum Guten wenden. Das Leben geht weiter, und es wird gut.
Vertrauen in die eigene Bewältigungskompetenz	Ich verfüge über die Fähigkeiten.	[Ihr Name] verfügt über die Fähigkeiten.	Ich kann das. Ich kann damit fertigwerden. Ich kann damit umgehen. Ich kann die meisten Probleme lösen. Normalerweise finde ich immer eine Lösung.
Orientierung an Herausforderungen	Ich werde tun, was nötig ist.	[Ihr Name], du wirst tun, was nötig ist.	Ich werde mein Bestes geben. Ich bin der Herausforderung gewachsen. Ich kriege das hin. Ich werde das überstehen.
Flexibilitätssequenz	**Fragen für das Selbstgespräch**	**Fragen für das distanzierte Selbstgespräch**	**Alternative Fragen für das Selbstgespräch**
Sensibilität für den Kontext	Was geschieht hier? Was muss ich tun?	[Ihr Name], was geschieht hier? Was muss [Ihr Name] tun? [Ihr Name], was musst du tun?	Warum fühle ich, wie ich fühle? Was würde das Problem lösen? Wie kann ich diese Situation verändern?
Repertoire	Was kann ich tun?	Was kann [Ihr Name] tun?	Welche Strategien beherrsche ich? Welche Ressourcen stehen mir zur Verfügung?
Feedbacküberwachung	Funktioniert es?	[Ihr Name], funktioniert es?	Habe ich das Problem gelöst? Mache ich Fortschritte? Fühle ich mich besser? Sollte ich die Strategie, die ich anwende, verändern? Sollte ich etwas anderes ausprobieren? Bin ich fähig, eine neue Strategie auszuprobieren?

Tabelle 1

besonders schwierig finden. Unsere Forschung hat gezeigt, dass die meisten Menschen zwar halbwegs fähig sind, sich auf die einzelnen Schritte der Sequenz einzulassen, aber einige Leute auch größere Probleme mit bestimmten Schritten haben. Um dieses Defizit auszugleichen, kann es nützlich sein, besondere Aufmerksamkeit auf das Selbstgespräch für einen bestimmten Schritt zu richten, der uns schwerfällt.

Die Fragen eines Selbstgesprächs dienen auch dem allgemeineren Zweck, uns daran zu erinnern, dass die Flexibilitätssequenz tatsächlich eine Sequenz, also eine Abfolge, ist. Und damit diese Abfolge effektiv ist, müssen wir die verschiedenen beteiligten Fähigkeiten miteinander koordinieren, dann überprüfen, wie gut wir das hinbekommen, und unser Vorgehen im weiteren Verlauf anpassen oder verändern. Wenn wir uns mit der Sequenz im Blick selber Fragen stellen, trägt das dazu bei, uns durch die Schritte zu leiten.

Um das Ganze ein bisschen einfacher für alle zu machen, die diese Art von Selbstgespräch eigenständig üben oder erkunden möchten, habe ich einige Beispiele sowohl für das flexible Selbstbild als auch für die Sequenz in Tabelle 1 zusammengestellt. Zusätzlich finden sich einige Alternativen, sodass Sie diejenige Version wählen können, die Ihren persönlichen Vorlieben am ehesten entspricht.

Bei einigen der aufgeführten Wahlmöglichkeiten wird die verbreitete Technik angewendet, dass man Personalpronomen der zweiten Person Singular oder auch den eigenen Namen einfügt. Diese Art der inneren Rede wird als *distanziertes Selbstgespräch* bezeichnet. Anstatt also zu mir selbst zu sagen: »Ich verfüge über die Fähigkeiten, diese Aufgabe zu bewältigen«, sage ich den Satz »George hat die Fähigkeiten, die Aufgabe zu bewältigen« oder »George, du hast die Fähigkeiten, die Aufgabe zu bewältigen.« Anstatt mich selbst zu fragen: »Was kann ich tun?«, frage ich: »Was kann George tun?« Oder: »George, was kannst du tun?« Obwohl es Ihnen vielleicht ein bisschen komisch vorkommt, so mit sich selbst zu reden, haben die Forschungsarbeiten des Psychologen Ethan Kross gezeigt, dass sich das distanzierte Selbstgespräch als besonders erfolgreich beim Umgang mit emotionalen Situationen erweist. Der Grund ist, dass das Sprechen in der zweiten Person eine gewisse psychologische Distanz schafft, als ob Sie sich selbst aus größerer Entfernung beobachten oder ansprechen würden, und diese Distanz macht es ein bisschen leichter, die Bedeutung des aktuellen Geschehens umzudeuten. Wie Sie sich vielleicht erinnern, verwendete Paul das distanzierte Selbstgespräch, um aus seiner emotionalen Sackgasse herauszukommen und sein Denken auf ein flexibles Selbstbild auszurichten (»Komm schon, Paul«, sagte er laut zu sich selbst, »reiß dich zusammen. Du kannst das überwinden. Du bist ein schlaues Kerlchen. Du kriegst das hin.«).[15]

Der Schlüssel zu all diesen Varianten des Selbstgesprächs ist, dass es nicht in erster

Linie darum geht, was Sie tun, sondern darum, dass das, was Sie tun, tatsächlich funktioniert. Und in diesem Sinne können Sie jede der unterschiedlichen Formen des Selbstgesprächs so nutzen, wie es Ihren Bedürfnissen entspricht – oder auch Ihre ganz eigenen Statements und Fragen formulieren.

Ein helles, kaum wahrnehmbares Licht

Bei unserer letzten Begegnung mit Jed befand er sich in ernsthaften Schwierigkeiten. Der Austritt von Liquorflüssigkeit hatte ihn aus der Bahn geworfen, und alle Versuche, die er unternahm, um sein Gleichgewicht wiederzufinden, schienen fehlzuschlagen. Er wusste nicht mehr weiter.

Abgesehen von dem schieren seelischen Leid, das seine Erfahrungen ihm bereiteten, untergrub seine sich stetig verschlechternde Stimmung allmählich sein flexibles Selbstbild, das ihm so lange Kraft gegeben hatte. Er hatte zunehmend das Gefühl, von dem reinen Gewicht dieser erneuten Enttäuschungen, zusätzlich zu allem anderen, was er bereits durchgemacht hatte, erdrückt zu werden. Es war, als fiele eine Decke auf ein helles Licht. Das Licht schimmerte noch hindurch, aber es war jetzt kaum noch zu erkennen. Natürlich konnte er immer noch versuchen, in Gedanken die Flexibilitätssequenz zu durchlaufen. Er wusste, was er tun konnte. Aber ohne die motivierende Schubkraft dieses optimistischen, selbstbewussten, an Herausforderungen orientierten Selbstbilds, das ihn vorantrieb, würde es sehr viel schwerer sein.

Alles wird gut. Ich verfüge über die Fähigkeiten. Ich werde tun, was nötig ist.

Jed gab nicht auf. Das Licht war schwächer geworden, aber es war noch nicht völlig erloschen. Er kämpfte weiter und kämpfte sich schließlich zurück. Das gelang ihm unter anderem, indem er spontan seine eigene Version eines Selbstgesprächs entwickelte, das sein flexibles Selbstbild nach und nach neu belebte.

»Meine Schwester war mir in dieser Hinsicht eine große Hilfe«, erklärte er. »Sie sagte Sachen wie: ›He, Mann, ich weiß, es kommt gerade knüppeldick, aber du weißt, du hast demnächst diesen Arzttermin, und dann ist da noch diese andere Sache.‹ Ich diskutierte es mit ihr aus. Und sie sorgte für die Überprüfung dieser kognitiven Verzerrungen, oder wie immer man es nennen will. Sie half mir, meine eigenen Fortschritte zu erkennen.«

»Gedanken wie: ›Das wird vielleicht nie wieder besser‹, waren ziemlich schlimm. Doch andere Gedanken wie: ›Es könnte besser werden‹ oder ›Es wird besser‹ oder ›Es ist schon etwas besser als vorher‹ – diese Gedanken halfen mir, zuversichtlich zu bleiben. Ich weiß nicht, wie bewusst ich das machte. Ich sagte nicht zu mir selbst: ›Oh ja, das muss ich jetzt umdeuten.‹ Aber wenn ich in diesem Zustand war, nicht wusste, wie lange es noch so weitergehen würde, und mich einfach schrecklich fühlte, na ja, dann war ein Gedanke wie: ›Wird das jetzt so bleiben?‹, wirklich deprimierend. Aber wenn ich etwas dachte wie: ›Das ist jetzt schlimm, aber für die Zukunft besteht Hoffnung‹, also, das war, als würde ich meine Fortschritte für mich selbst festhalten.«

Was geschieht hier? Was tue ich? Was muss ich tun?

Nach dem Unfall und der Amputation hatte Jed sich angepasst, indem er die Werkzeuge und Ressourcen nutzte, die ihm am besten vertraut waren. Doch diese neue Herausforderung warf ihn aus der Bahn. Die Anforderungen hatten sich von Grund auf geändert und waren viel schwerer zu entschlüsseln. Er hatte die Flexibilitätssequenz zwar schon vorher genutzt, aber er war sich dessen kaum bewusst gewesen. Als die neue Herausforderung auftauchte, war er durch die Umstände gezwungen, gründlicher über die Sequenz nachzudenken, und sich deutlicher vor Augen zu führen, wie es ihm gelungen war, in der Vergangenheit so gut zurechtzukommen. Zum Beispiel wurde er extrem sensibilisiert für die sich verändernden Kontextanforderungen, mit denen er jetzt konfrontiert war. Die wachsende Sensibilität für die Veränderungen in seiner Welt schärfte seine Wahrnehmung und führte ihn zu glasklaren Erkenntnissen über die Veränderungen.

Wie er sich erinnerte: »Wenn ich an meine Genesung nach dem Unfall denke, gibt es zwei Dinge, die herausstechen. Erstens, das Problem war klar umrissen, und zweitens, es beeinträchtigte in keiner nachweisbaren Hinsicht meine Kognition, meine Denkfähigkeit – na ja, keine Fähigkeiten oberhalb der Brust. Abgesehen von den Schmerzen, die immer schlimm waren. Auf lange Sicht erwarteten mich gute Zeiten und schlechte Zeiten, aber alles in allem konnte ich erkennen, dass ich auf dem Weg der Besserung war. Bei diesem neuen Ereignis [dem Austritt der Rückenmarksflüssigkeit] war unklar, was eigentlich geschah und wie die Behandlung aussehen würde. Ich traf mich mit allen möglichen Spezialisten. Ich lag in ihren Untersuchungszimmern und versuchte herauszufinden, was zur Hölle eigentlich vor sich ging, was ich tun sollte. Jeder sagte mir etwas anderes. Einige Ärzte meinten, ich solle mich sofort operieren lassen. Andere sagten nein, warte damit. Und ich befand mich in diesem Nebel, war ganz wirr im Kopf, und was ich tagtäglich erlebte, war einfach total beunruhigend und schmerzhaft – jedes Mal, wenn ich mich bewegte.«

Was kann ich tun?

Zu den schwersten Erkenntnissen für Jed gehörte, dass er sich nicht länger auf das bislang wirksamste Instrument seines Repertoires stützen konnte – sein soziales Unterstützungsnetzwerk.

»Ich fragte mich ja, warum ich [nach dem Unfall] keine Traumasymptome gehabt hatte, und die Antwort lautete in gewisser Weise ›soziale Unterstützung‹. Da war diese riesige Welle der Anteilnahme von all den tollen Leuten aus dem Restaurant, und auch unsere ganzen Freunde und unterschiedlichste Bekannte kamen sofort zur Hilfe geeilt und trugen uns durch diese ganze Sache. Ich denke, das war das Entscheidende. Aber bei dieser Sache [dem Liquorleck] war das große Problem, dass ich mich einfach nicht wie ich selbst fühlte.«

»Ich versuchte, mich auf die Leute einzulassen, aber ich schaffte es nicht, zum Teil weil ich mich einfach beschissen fühlte. Ich wollte nichts vortäuschen müssen. Ich meine, zum Teil gab es diese Bürde auch schon im Krankenhaus, nach dem Unfall, zum Beispiel wenn Leute mich besuchten. Dann musste ich mich immer von meiner besten Seite zeigen. Das war irgendwie anstrengend. Aber ich schaffte es, und der Prozess hatte irgendwie auch etwas Gegenseitiges. Außerdem fühlte ich mich in gewisser Weise verpflichtet, weil die Leute so gut zu mir gewesen waren, und es war eben ein reines Beziehungsding. Aber bei dieser neuen Sache hatte ich das Gefühl, dass ich nichts anderes tun konnte, als meine Beweglichkeit und Aktivität einzuschränken, um einige der Symptome zu lindern, und wenn Leute auf Besuch kamen, fühlte ich mich nicht wirklich in der Lage, mich mit Ihnen zu beschäftigen. Meine Gedanken waren konfus. Ich fühlte mich verwirrt und benebelt, kognitiv benebelt.«

Es ist schwer vorstellbar, dass die Unterstützung von anderen Menschen nicht immer etwas Positives sein sollte. Der Mensch ist ein soziales Wesen. Wir stützen uns ständig auf andere und verhalten uns in erstaunlichem Ausmaß kooperativ. Bei Menschen, die uns am Herzen liegen, für die wir Zuneigung empfinden oder denen wir uns verbunden fühlen, geht die Kooperation sogar noch viel weiter. Wir neigen dazu, ihnen mehr zu geben, und im Gegenzug mehr von ihnen zu erwarten. Und wenn wir Hilfe brauchen oder einfach eine Schulter, um uns auszuweinen, wissen wir, dass wir normalerweise mindestens auf einige dieser uns nahestehenden Personen zählen können.

Es überrascht nicht, dass dieser als soziale Unterstützung bekannte Aspekt des menschlichen Verhaltens ein solides Anzeichen für resiliente Ergebnisse ist. Tatsächlich zeigt sich über alle Studien hinweg, dass es der wohl beständigste Prädiktor ist. Doch, wie wir inzwischen mehrfach gesehen haben, ist das Ausmaß des Effekts (wie viel uns die soziale Unterstützung im Allgemeinen tatsächlich über die Wahrscheinlichkeit sagt, dass eine Person resilient sein wird) in der Regel gering. Das hängt damit zusammen, wie wir ebenfalls mehrfach gesehen haben, dass auch dieser Faktor nicht ausnahmslos effektiv ist. Interaktionen mit Freunden und Angehörigen können manchmal sogar schädlich sein. Und mitunter kann unser Schmerz die Menschen, die uns unterstützen, auch vertreiben. Wenn man über einen langen Zeitraum zu kämpfen hat, können auch wohlmeinende Freunde und Angehörige frustriert reagieren oder die ständigen negativen Gefühle als so belastend empfinden, dass sie sich allmählich zurückziehen.[16]

Jed war sich dieser Risiken durchaus bewusst. Er wusste, es musste zumindest eine gewisse Gegenseitigkeit in sozialen Interaktionen geben, sogar in Interaktionen, bei denen die Unterstützung überwiegend in eine Richtung fließt. In Anbetracht der neuen Belastungen fühlte er sich diesem sozialen Austausch einfach nicht gewachsen. Er wusste auch, dass er sich für einen langen Zeitraum – seit dem Unfall – sehr stark auf sein soziales Kontaktnetz gestützt hatte. Dann war die Notwendigkeit ein bisschen kleiner geworden, und es schien ziemlich viel verlangt, die Leute jetzt zu bitten, wieder in die andere Richtung zu gehen. Wie Jed es formulierte: »Ich wollte nicht, dass meine Freunde anfingen, unter chronischer Erschöpfung in puncto Mitgefühl zu leiden.«

Ich erlebte Jeds allmählichen Rückzug direkt mit. Während unserer gemeinsamen Arbeit hatten wir eine enge Mentor-Schüler-Bindung entwickelt. In vielerlei Hinsicht war es auch eine feste Freundschaft geworden. Ich pflege gern den Kontakt mit meinen Studierenden. Es ist nicht ungewöhnlich, dass alle Mitarbeiter und Mitarbeiterinnen meines Labors gemeinsam Mahlzeiten oder Drinks einnehmen und gelegentlich zusammen Konzerte besuchen. Zu Jed hatte ich allerdings eine ganz besondere Beziehung, weil ich ihm große Hochachtung entgegenbrachte, sowohl weil er überlebt hatte, was er überlebt hatte, als auch weil er trotz allem, was er durchlitten hatte, immer noch fähig war, sich auf einer sehr empathischen Ebene auf andere Menschen einzulassen. Der Schmerz dieser vergangenen Jahre hatte ihn nicht zermürbt. Er war nicht verbittert. Es schien, als wären seine Warmherzigkeit und Aufgeschlossenheit sogar noch ausgeprägter, *weil* er das alles durchgemacht hatte. Diese Großzügigkeit des Geistes machte Jed zu der Art von Mensch, dem andere etwas zurückgeben wollten. Als sein Freund und Mentor empfand ich diesen Wunsch zutiefst. Doch in seiner letzten Krise schien ziemlich klar, dass Jed nicht nach Unterstützung aus seiner Umwelt, einschließlich meiner Person, suchte. Im Gegenteil, er mied sie. Er zog sich zurück, anfangs fast unmerklich, doch mit der Zeit wurde es praktisch unmöglich für mich oder andere Mitarbeiter des Labors, ihn zu besuchen oder auch nur per E-Mail zu kommunizieren. Es war, als ob sich der Nebel in seinem

Kopf zu einem dichten Schleier ausgeweitet hätte, der ihn völlig einhüllte. Irgendwann wurde offensichtlich, ohne dass Jed es je aussprach, dass er diese Distanz brauchte.

Funktioniert es?

Was Jed wirklich gerettet zu haben scheint, was ihn durch diesen neuen Abschnitt der Krise brachte, war seine Fähigkeit, sich selbst durch den Schritt der Feedbacküberwachung neu auszurichten. Er hatte die neue Herausforderung für sich selbst geklärt (»Ich fühlte mich einfach nicht wie ich selbst«). Er wusste, dass eines der besten Werkzeuge, sein Unterstützungsnetzwerk, ihm nicht mehr half (»Ich wollte nicht mit anderen Menschen interagieren«). Und er fand neue Methoden, um mit der Situation zurechtzukommen. Er lernte zum Beispiel, dass er immer noch Trost und Hilfe finden konnte, wenn er die Größe seines sozialen Netzwerks auf seine Kernfamilie reduzierte.

»Es fühlte sich an wie eine Inkubation. Na ja, als hätte ich mich selbst in eine Schutzhülle gewickelt. Mein mentaler Zustand war völlig abhängig von meinem körperlichen Zustand. Und die einzige Möglichkeit für meinen Körper, da durchzukommen, bestand darin, einen Kokon mit Meg und unseren Kids zu spinnen. Sie wurden alles für mich, meine ganze Welt. Wir waren gerade ins Studentenwohnheim umgezogen. In einen winzig kleinen Schuhkarton von einer Wohnung. Sie war viel kleiner als unsere vorherige Wohnung. Mein Schwager und seine Jungs übernahmen den Umzug, weil ich im Krankenhaus lag, und Megan am Ende ihrer Kräfte war. Sie kümmerte sich wirklich um alles.

»Ich versuchte, aktiv zu sein, nicht mehr an die Symptome zu denken. Mich einfach zu beschäftigen. Aber ich meine, ich konnte nicht aktiv sein. Das war das Verrückte daran. Jedes Mal, wenn ich aufstand oder mich auch nur aufrecht hinsetzte, kamen die Symptome sofort zurück.«

»In den ersten Monaten verbrachte ich viel Zeit damit, meinem neugeborenen Sohn auf meiner Brust schlafen zu lassen. Wir hielten zusammen Nickerchen. Ich hatte ihn in diesem Trageteil, bewegte ihn ein bisschen hin und her, wiegte ihn, und dann machten wir ein gemeinsames Nickerchen.«

Durch die Benommenheit und den kognitiven Nebel wurde alles, was größere Anstrengung erforderte, extrem schwierig. Für längere Zeit geistig zu arbeiten oder sich zu konzentrieren, war praktisch unmöglich.«

»Ich versuchte zu lesen, aber es war total mühsam.«

Jed suchte verzweifelt nach Ablenkung.

»Ich glaube, das war, als ich entdeckte, dass ich mich mit Videospielen auf dem

Handy zerstreuen konnte. Ich versuchte einfach, psychisch stabil zu bleiben. Die Passivität bei so etwas wie ablenkender Unterhaltung war leichter. Zuerst spielte ich die Videospiele tatsächlich auf meinem Handy. Dann fing ich an, Leute beim Spielen zu beobachten. Das war wie ein Hobby, das ich aufnahm. Ich schäme mich ein bisschen dafür [lacht].«

Verwirrt fragte ich Jed, wie er anderen Leuten beim Spielen zusehen konnte.

»Twitch«, sagte er, und als er meinen verständnislosen Blick sah, fuhr er mit einem breiten, fast spitzbübischen Grinsen fort: »Du weißt nicht, was Twitch ist?«

Jed erklärte mir, Twitch sei ein Web-Portal für Videospiele, die man sich im Live-Stream anschauen könne. Die Nutzer könnten jederzeit Spiele spielen und sie gleichzeitig anderen präsentieren.

»Es ist toll. Wie bei einem neuen Radio-DJ. Da ist jemand mit besonderer Persönlichkeit, und dann schalten sich 20000 Leute zu, um ihm bei seinen Videospielen zuzuschauen. Alle hauen in die Tasten. Du hast also dieses laufende Streamen und Chatten. Eine runde Sache. Also habe ich auch damit angefangen. Es war reine Ablenkung, vermutlich das Beste, was ich gefunden habe. Ich meine, die konkreteste Linderung, die ich mir verschaffen konnte, war, mich selbst vollständig abzulenken. Irgend sowas – mich hinlegen und mir Videospiele oder einen Film reinziehen.«

»Das waren also meine Hilfsmittel – Ablenkung und das Zusammensein mit meiner Familie. Megan war unglaublich. Wirklich unglaublich. Das bringt mich zum Heulen. Sie hat einfach, na ja, diese Frau ist ein Soldat. Sie hat mir nie zugesetzt. Natürlich gab es Situationen, in denen sie an ihre Grenzen stieß, wenn ihr durch den Kopf ging, dass diese Sache nie besser werden wird, und sie nicht wusste, in was sie da hineingeraten war, mit zwei Kindern und einem Typ, der nicht aus dem Bett kommt. Es war ja auch eine verrückte Situation, aber irgendwie haben wir uns durch diesen Schlamassel hindurchgeboxt, und ganz allmählich machte ich Fortschritte. Aber es dauerte zwei Jahre, zwei volle Jahre, in denen es wirklich schlimm war.«

Jed stellte außerdem fest, dass er noch ein paar weitere Hilfsmittel in petto hatte.

»Wenn ich zurückdenke, gab es auch viel Unbeschwertheit. Da war die Liebe für meine Tochter. Sie war lustig. Sie ist so eine lebendige, energische kleine Person, mit einem herrlich bissigen Witz. Und ich tat mit den Kids, was ich konnte. Mein Sohn war damals noch ein Säugling, also habe ich Windeln gewechselt. Auch vom Bett aus kann man tatsächlich eine Menge tun.«

Das neue Normal

Jed stellte gewisse Verbesserungen fest, aber sie waren immer nur vorübergehend. Alle Fortschritte, die sich sporadisch ergaben, waren zu seiner Enttäuschung nicht von Dauer. Irgendwann im Februar beschlossen seine Ärzte, das Verfahren des sogenannten epiduralen Eigenblutpflasters auszuprobieren. Das ist alles andere als ein simpler Eingriff. Dem Patienten wird Blut entnommen, das mit einer speziellen Nadel in den Epiduralraum um den Ort des Liquorlecks injiziert wird. Das eingebrachte Eigenblut soll das Leck verschließen. Jeder chirurgische Eingriff an der Wirbelsäule birgt Risiken, wie Jeds aktueller Zustand nur allzu deutlich machte. Doch dieses Verfahren erwies sich tatsächlich als erfolgreich und brachte eine merkliche Verbesserung seiner Symptome. Leider hielten die Erfolge nicht lange an. Jed unterzog sich dem Verfahren ein zweites und dann ein drittes Mal. Die Geschichte war jedes Mal dieselbe, kurzfristige Besserung, gefolgt von einem Rückfall in mehr oder weniger die gleiche Ausgangslage.

Am Ende des Jahres erschien eine echte Genesung weiter entfernt denn je. Jed fing allmählich an zu verzweifeln.

»Ich war so ziemlich am Ende meiner Weisheit. Nach allem, was wir versucht hatten, war ich wieder ans Bett gefesselt. Es ging mir nicht besonders gut, und ich litt nach wie vor unter höllischem Kopfweh.«

Der Gedanke an seine größeren Ziele war besonders schmerzlich für ihn.

»Ich musste die langfristigen konkreten Ziele, dass es mir wieder besser gehen und ich schließlich meinen Doktor machen würde, über Bord werfen. Diese beiden Ziele fühlten sich allmählich unerreichbar an. Es war schmerzlich. Die Promotion aufzugeben, tat richtig weh. Ich hatte Interviews für die Dissertation versäumt und hinkte bereits ein Jahr hinterher. Ich war immer noch im selben Praktikum und hatte noch keine nachweisbaren Fortschritte gemacht. Ich konnte nicht an meinen Projekten arbeiten – intellektuell anspruchsvolle Arbeit war immer nur sporadisch möglich.«

In dieser Situation fing Jed an, sich mit einem bekannten Neurochirurgen und Spezialisten für Wirbelsäulenoperationen von der Westküste zu beraten. Am Ort des Liquorlecks hatte sich eine Zyste entwickelt. Dieser Neurochirurg hatte ein umfangreiches Operationsverfahren angewendet, durch das er die Zyste entfernen konnte. Es war natürlich riskant, noch riskanter als das epidurale Eigenblutpflaster. Außerdem bedeutete die Operation, dass Jed einen anstrengenden Flug quer durchs Land auf sich nehmen musste. Da er keine andere Möglichkeit mehr sah, trat er im Frühling dieses Jahres die Reise an die Westküste an. Es erwies sich als eine der schwierigsten Erfahrungen seiner langen und leidvollen Geschichte.

»Die postoperative Phase war brutal. Das schlimmste Kopfweh, das ich je gehabt hatte. Was ich für meine Schmerzschwelle gehalten hatte, wurde einfach immer weiter ausgelotet. Als ich nach der Operation aufwachte, hatte ich das Gefühl, einen Presslufthammer im Kopf zu haben. Wirklich wahnsinnige Schmerzen. Sie gaben mir Opioide, oder was immer sie einem nach einer OP geben. Das hat die Schmerzen ein bisschen betäubt, aber auch nicht wirklich geholfen.«

Die Operation hatte zur erfolgreichen Entfernung der Zyste geführt, aber das war auch so ziemlich alles. Die meisten Symptome, unter denen Jed litt, blieben bestehen. Einige verschlimmerten sich sogar noch, vor allem die Kopfschmerzen.

Die Enttäuschung war überwältigend.

»Also, das war etwas, mit dem ich nicht gerechnet hatte ... diese, na ja, Beeinträchtigung der Gehirnfunktion. Und dazu noch die Aussicht, dass es etwas Dauerhaftes sein könnte, das einfach so passiert und mir für immer bleibt – ich war nicht in der Lage, diesen Gedanken auch nur in Betracht zu ziehen. Ich ließ ihn für lange Zeit überhaupt nicht zu.«

Was geschieht hier? Was muss ich tun?

Jed stand an einem Scheideweg. Es gab nicht mehr viel, was er ausprobieren konnte, und in Anbetracht dieses letzten Rückschlags starrte ihm diese Wahrheit ins Gesicht. Es war eine Qual. Aber als er über seine Aussichten nachdachte, begann er, die Tatsache anzunehmen, dass die Herausforderung sich geändert hatte.

»Ich glaube, es war wohl im Sommer. Da war diese Übergangsphase. Allmählich stellte sich ein Gefühl ein wie: ›Okay, ich habe den größten Teil der Interventionen, die sie mir anbieten können, genutzt.‹ Nichts hat wirklich funktioniert. Ich wusste immer noch nicht, warum ich Residualsymptome hatte. Es musste eine Zäsur geben. Ich musste mich damit abfinden. Ich musste akzeptieren, dass dies das neue Normal war. Es war eine Einsicht wie: ›Ich werde für die absehbare Zukunft diese Symptome behalten, die nachweislich schlimmer sind als alles, was vorher war, sogar schlimmer als der Unfall, da sie meine Konzentrations-, Arbeits- und Denkfähigkeit schwächen.‹«

Jeds Reflexionen, so herzzerreißend sie waren, führten ihn zu einer weitreichenden Erkenntnis. Es war anders als bei Paul, den seine Offenbarung wie ein Blitz aus heiterem Himmel getroffen und aus der Wohnung getrieben hatte, aber es gab durchaus Parallelen. Jed war nach und nach zu der Erkenntnis gelangt, dass seine neuen Schwierigkeiten dauerhaft sein könnten, dass möglicherweise keine Heilung in Aussicht stand. Und wenn das stimmte, hatte er, so sehr er sich etwas anderes wünschen würde, keine andere Wahl, als seine derzeitige Situation zu akzeptieren und von dort aus weiterzumachen.

»Es gab einfach keine Wege mehr, die ich erkunden konnte. Also kam ich zu dem Schluss: Was immer geschieht, das ist, was ich jetzt habe. Das ist mein neuer Ausgangspunkt.«

Jeds Einsicht war das Ergebnis einer fast schmerzhaften Sensibilität für den Kontext. Und angetrieben von der Erkenntnis, die sie ihm brachte, fing er an, die Herausforderung zu überdenken. Er traf eine bewusste Entscheidung. Er würde aufhören müssen, sich darauf zu fokussieren, wie schlimm die Symptome waren oder nach einem ›Heilmittel‹ dafür zu suchen, weil es aller Wahrscheinlichkeit nach keines geben würde. Stattdessen würde er sich darauf konzentrieren müssen, bessere Methoden für den Umgang mit seinen Beschwerden zu finden. Er würde seine Kräfte in den Versuch umlenken, seine Situation so weit wie möglich zu verbessern.

Was kann ich tun?

Jed hatte die neue Herausforderung bereits untersucht und bewertet. Er wusste, was er tun musste. Sein bisheriger Leidensweg hatte ihm eine recht gute Vorstellung von seinem Repertoire vermittelt. Er wusste, was funktionierte. Aber diese neue Herausforderung, vor der er stand, war eindeutig anders. Etwas Ähnliches war ihm noch nie begegnet. Die Herausforderung war unklar und belastend, ohne eindeutige Ursache. Was sogar noch schwerer wog – sie würde nicht wieder verschwinden. Wie Jed es zusammenfasste: »Da ist dieses Ereignis, das nicht vorbei ist, nicht in der Vergangenheit liegt. Es ist im Hier und Jetzt, und es dreht sich immer weiter voran.« Für Jed zeichnete sich zusehends ab, neue Strategien erkunden zu müssen, um mit dem anhaltenden Problem zurechtzukommen.

Funktioniert es?

Jed probierte alles aus, was ihm einfiel, um seine Beschwerden besser auszuhalten, und überprüfte dann die Auswirkungen. Wenn eine Strategie hilfreich war, fügte er sie seinem Repertoire hinzu. Wenn nicht, warf er sie entweder über Bord oder probierte sie in abgewandelter Form neu aus.

Ein Ansatz, den er erforschte, bestand darin, sich selbst, so gut er konnte, wieder nach draußen in die Welt zu begeben. Er wollte es zunächst langsam angehen lassen und dann, wenn alles gut lief, allmählich mehr Tempo aufnehmen. Er wusste, es würde ein ungeheuer schwerer Weg werden, mit zahlreichen Höhen und Tiefen. Aber er errang Erfolge und war allmählich in der Lage, sein Leben wieder auf etwas auszurichten, das sich inzwischen fast wie eine neue Normalität anfühlte.

Er musste nicht alles, das in der Vergangenheit für ihn funktioniert hatte, über Bord werfen. Tatsächlich war einer der größten Vorteile, die mit der allmählichen

Rückkehr in die Außenwelt einherging, die Entdeckung, dass er wieder die Hilfe seines Unterstützungsnetzes in Anspruch nehmen konnte. Sein familiäres Leben war gut eingespielt, er konnte sich ganz allmählich wieder besser umherbewegen und mehr Pflichten übernehmen, und seine soziale Welt dehnte sich wieder nach außen aus. Langsam wurde es möglich, sich wieder mit Freunden zu treffen und ihre Gesellschaft und Unterstützung zu genießen.

Außerdem hatte Jed gelernt, seine Kräfte einzuteilen. Er fing an, Ruhephasen zu planen, Methoden, wie er am Ende des Tages oder wenn er keine Verpflichtungen hatte, neue Kraft tanken konnte. Als sich die sozialen Interaktionen mit Familie und Freunden intensivierten, stellte er fest, dass es ungeheuer hilfreich war, sich selbst für kurze Zeit, etwa eine Viertelstunde, zu entschuldigen, um einen ruhigen Raum aufzusuchen, wo er sich hinlegen und dadurch die Schmerzen lindern konnte.

Er experimentierte auch mit sportlichen Übungen, was sich anfangs als katastrophaler Misserfolg erwies. Jede Art von intensiver körperlicher Anstrengung machte die Symptome schlimmer. Dann entdeckte er, dass kurze Übungseinheiten auf seinem Heimtrainer möglich waren, und nach und nach dehnte er diese Einheiten aus. Er trainierte seine Ausdauer, und mit der Zeit wurde der Sport zu einem unverzichtbaren Mittel der Stimmungsaufhellung. Manchmal nutzte er auch Achtsamkeitsmeditation als Mittel, um die richtige Einstellung zu bewahren und um sich in Verbindung mit Atemübungen körperlich zu entspannen. Diese Techniken waren nicht immer hilfreich, aber durch Versuch und Irrtum fand Jed heraus, wann sie besonders effektiv waren.

Unerwartete Unterstützung erhielt Jed, als er eine Neurologin fand, die sich auf genau die Symptomgruppe spezialisiert hatte, mit der Jed zu kämpfen hatte. Sie bestätigte ihn in seinem Ansatz, was sein Selbstvertrauen enorm stärkte, und sie lieferte ihm sogar noch weitere Techniken, die ihm beim Umgang mit seinen Beschwerden, insbesondere bei den extrem heftigen Kopfschmerzen helfen sollten. An diesem Punkt wusste Jed, dass nicht alles funktionieren würde. Er probierte jede der neuen Techniken aus, die die Neurologin vorgeschlagen hatte, und wandte dabei die inzwischen vertraute Versuch-und-Irrtum-Methode an. Alles, was half, fügte er seinem sich ausweitenden Repertoire hinzu.

Drehung nach vorn

Jed machte echte Fortschritte. In den vergangenen Jahren hatte sich sein Leben um die sich wiederholenden Kreisläufe von Symptomen und Behandlungen gedreht. In buchstäblich schwindelerregendem Ausmaß. Jetzt hatte er angefangen, die Kontrolle zurückzugewinnen. Jetzt war es nicht mehr die Krankheit, sondern Jed, der darüber bestimmte, worum sein Leben sich künftig drehen sollte.

Er erlebte allmählich »Inseln mit guten Tagen«, an denen die Kopfschmerzen ihn nicht völlig außer Gefecht setzten, und er nutzte diese kleinen Verschnaufpausen, um sich langsam an sein früheres Leben in der äußeren Welt heranzutasten. Irgendwann tauchte er wieder in meinem Forschungslabor auf. Manchmal hing er dort einfach ein bisschen mit uns herum oder arbeitete in einem der kleinen Räume im hinteren Teil des Labors. Er fing an, an Sitzungen teilzunehmen, anfangs nur sporadisch, aber dann immer regelmäßiger. Hin und wieder, wenn er dazu in der Lage war, plauderten wir miteinander, brachten uns auf den neuesten Stand, was Arbeit und Leben anging, und lachten sogar miteinander, genauso wie vor seinem Rückschlag.

Als er sich weiter akklimatisierte, konnte Jed die Arbeit an einigen seiner Forschungsprojekte wieder aufnehmen, und als seine physische Anwesenheit im Labor zunahm, konnten wir unsere regelmäßigen Besprechungen eines Manuskripts, das wir zwei Jahre zuvor beiseitegelegt hatten, fortführen. Jed machte langsame, aber stetige Fortschritte, und schließlich stellte er trotz aller Widrigkeiten das Manuskript fertig. Einige Monate später erhielten wir die wunderbare Nachricht, dass es zur Veröffentlichung angenommen worden war. Das war ein riesiger Meilenstein für Jed, und es war eine weitere maßgebliche Bestätigung seiner Bemühungen.

Einen noch größeren Meilenstein erreichte er, als er in der Lage war, seine Arbeit im Rahmen des klinischen Praktikums wieder aufzunehmen, das er zwei Jahre zuvor begonnen hatte. Zwischendurch versäumte er immer noch ein paar Tage, wenn die Symptome unerträglich wurden, aber dank der Geduld des Mitarbeiterstabs im Praktikum konnte er diese Rotationsphase schließlich erfolgreich abschließen. Danach begann er ein weiteres, sogar noch anspruchsvolleres Praktikum, diesmal in der Neuropsychologie. Die Stelle erforderte zwei volle Arbeitstage pro Woche. Das war viel, und es gab Zeiten, in denen er es nur mit Mühe schaffte. »Wenn es auf siebzehn Uhr zuging, nach einem vollen Arbeitstag, stand mein Kopf kurz vorm Zerspringen. Ich konnte kaum noch denken, weil ich so wahnsinnige, rasende Kopfschmerzen hatte«, berichtete er. Aber mithilfe der Werkzeuge, die er erworben hatte, war er in der Lage, immer längere Strecken durchzustehen. Und er schaffte es auf eindrucksvolle Weise, auch dieses Praktikum erfolgreich abzuschließen.

»Ich kann mich nicht mehr genau an alles erinnern, aber Mann, es war toll! Es war eine große Sache, einfach aktiv und beteiligt zu sein. Ich habe gar keine Worte dafür, aber vorher war ich irgendwie ein bisschen komisch geworden. Meine Stimmung. Als ich mich wieder nach draußen in die Welt begab, änderte sich meine Stimmung schlagartig. Es hat mir den Kopf zurechtgerückt, mich wieder auf den richtigen Weg gebracht. Ich hatte das Gefühl, wieder ich selbst sein zu können. Wieder erfolgreich sein zu können.«

KAPITEL 10

Und dann kam eine weltweite Pandemie

Im Herbst 2019, mitten in der Arbeit an diesem Buch, fing ich an, Pläne für einen Sabbatical-Trip nach Europa im kommenden Frühling zu machen. Die Idee war, mit dem Zug zu reisen, zu schreiben und unterwegs Vorträge zu halten. Meine Frau Paulette wollte mitkommen und ebenfalls an einem Buchprojekt arbeiten.

Während ich diese Pläne schmiedete, entwickelten ein paar Leute im chinesischen Wuhan merkwürdige Krankheitssymptome. Ende Dezember hatte die Jinyintan-Klinik gemeldet, dass mehrere Patienten und Patientinnen unter einer mysteriösen Lungenkrankheit mit noch unbekannter Ursache litten.[1] Die Krankheit erhielt schließlich einen Namen, 2019-nCoV. Damals schien das nichts Besorgniserregendes zu sein, zumindest nicht in New York oder Europa. Dann fing die Krankheit an, sich auszubreiten, und erhielt einen neuen Namen, SARS-CoV-2.

Dieser Name erregte meine Aufmerksamkeit. Ich hatte eine Studie über Opfer der SARS-Epidemie durchgeführt, die im Jahr 2003 in Hongkong geherrscht hatte. SARS war ein brutales Virus, das zu einer gefährlich hohen Sterblichkeitsrate geführt hatte. Zunächst waren die Auswirkungen überwiegend in Asien spürbar, doch schließlich gelang es dem Virus, sich weltweit auszubreiten, bevor es letztlich eingedämmt wurde.[2]

Über diese neue Variante von SARS war noch nicht viel bekannt, aber als erste Fälle außerhalb Chinas auftraten und die Ausbreitung sich beschleunigte, nahm die Welt Notiz. Ende Januar 2020 rief die Weltgesundheitsorganisation den weltweiten Gesundheitsnotstand aus. Das Virus erhielt abermals einen neuen Namen, COVID-19. Gegen Ende Februar hatte es das ursprüngliche SARS-Virus sowohl bei den bestätigten Fällen als auch bei mit dem Virus zusammenhängenden Todesfällen zahlenmäßig bereits übertroffen.[3] Bald wurden auch aus der italienischen Lombardei, einem der Ziele meiner geplanten Europareise, Erkrankungsfälle gemeldet. Auch dort schien sich das Virus rapide auszubreiten.

Paulette und ich waren besorgt, entschieden aber, vielleicht törichterweise, an unseren Reiseplänen festzuhalten. Einer der Vorträge, die ich halten wollte, sollte auf einer WHO-Tagung in Genf stattfinden. Die WHO hatte das Treffen noch nicht abgesagt, was ich als Zeichen dafür nahm, dass das Virus vielleicht eingedämmt werden könnte. Außerdem war Italien die allerletzte Station auf unserer Route. Wenn das Virus bis dahin trotzdem noch aktiv sein sollte, könnten wir diese Etappe unserer Reise immer noch streichen und ein bisschen früher nach Hause zurückkehren.

Wir flogen am 3. März. Erster Stopp war Bergen in Norwegen. Dort schien alles mehr oder weniger normal zu sein. Das Virus war ein Gesprächsthema, aber die Leute trugen keine Masken, und Begriffe wie »Social Distancing« oder »Abstand halten« waren noch nicht in den Wortschatz gelangt. Wir hatten eine schöne kleine Wohnung in einer ruhigen Straße der Altstadt, in der Nähe der Universität. Es regnete viel. Ich war mit meinen Vorträgen beschäftigt, und abends gingen Paulette und ich gemeinsam mit meinen Kollegen und Kolleginnen zum Essen. Übers Wochenende konnten wir es einrichten, eine herrliche Bootstour durch den Fjord von Modalen zu unternehmen.

Doch allmählich schlich sich Besorgnis ein. Unser 22-jähriger Sohn war allein in New York. Wir hatten Berichte gehört, das Virus breite sich in den Vereinigten Staaten aus und es sei zu Hamsterkäufen in den Supermärkten gekommen. Unsere Tochter studierte noch, aber dann wurde ihr College geschlossen. Diese Maßnahmen galten weiterhin als etwas Vorübergehendes. Die Colleges schlossen noch nicht für das ganze Semester, sondern wechselten nur zu Onlinekursen, was eine vorübergehende Lösung sein sollte, bis die Lage sich wieder entspannt hatte.

Eine Woche später nahmen wir den Nachtzug nach Oslo. Das stand auf meiner Wunschliste. Ich liebe Eisenbahnen. Obwohl wir ein Schlafwagenabteil gebucht hatten, blieb ich den größten Teil der Nacht wach und beobachtete durchs Fenster, wie mondbeschienene Felder und schneebedeckte Berge auftauchten und wieder verschwanden. Am Morgen war ich müde, hatte aber genügend Energie, um einen Vortrag an der Universität von Oslo zu halten. Meine Kollegen hatten mich zwar gewarnt, dass der Vortrag wegen des Virus vielleicht nicht gut besucht sein würde, doch trotzdem war der Raum übervoll. Es gab immer noch keine sichtbaren Zeichen der Besorgnis: keine Masken, keine Bemühungen um Abstand. Hinterher erfuhr ich, die WHO habe das Virus gerade offiziell zur weltweiten Pandemie erklärt. Die Universität änderte ihre Strategie und wollte jetzt bereits am folgenden Tag vollständig schließen. Die Nachricht war verstörend und schwer zu begreifen.

Am nächsten Morgen sollten wir eigentlich nach Kopenhagen reisen. Dort waren ein paar Erkrankungsfälle aufgetreten, und wir gingen davon aus, dass wir die Situation bei unserer Ankunft besser einschätzen könnten. Mitten in der Nacht erhielt ich eine Nachricht von einem meiner dänischen Kollegen und Kolleginnen, der mir von der Reise abriet. Die Grenze werde geschlossen. Dann sahen wir die Schlagzeile, die

Vereinigten Staaten hätten vor, den Flugverkehr aus Europa zu sperren. Die Krise hatte sich offenbar in unfassbar scharfem Tempo zugespitzt. Hals über Kopf bemühten wir uns um einen Rückflug, ergatterten glücklicherweise noch zwei Tickets und schafften es mit Müh und Not rechtzeitig zurück nach New York.

Viren sind raffinierte kleine Partikel. Obwohl COVID-19 genauso zu sein schien wie SARS, breitete es sich doch ganz anders aus. SARS wurde durch Tröpfeninfektion, also durch virushaltige Partikel aus der Lunge und dem Rachenraum, übertragen. Wer sich infiziert hatte und ernsthaft krank war, konnte das Virus über die Atemluft weitergeben. Erste Studien belegten, dass COVID-19 sich ebenfalls über die Atemluft verbreitete, aber es musste offenbar nicht warten, bis sein Wirt Symptome gezeigt hatte. COVID-19 war in der Lage, sich fast sofort auszubreiten. Das bedeutete, dass praktisch jeder, der in Kontakt mit dem Virus kam, ob schwer erkrankt oder nicht, ein Überträger war.[4] Deshalb griff das Virus so schnell um sich. Und am Anfang, als das Virus noch neu war, waren Menschen ohne Symptome fast völlig unbesorgt und ergriffen keinerlei Maßnahmen, um sich selbst und andere zu schützen.

Das Leben in New York City hatte bei unserer Rückkehr immer noch den Anschein von Normalität. Wir mussten uns in unserer New Yorker Wohnung für zwei Wochen in Selbstisolation begeben, weil wir in Europa gewesen waren. Damals hielt ich das für ein bisschen übertrieben. Ich beobachtete neidvoll aus meinem Fenster, wie die Leute ihrem Alltag nachgingen. Doch die Fallzahlen stiegen bereits steil nach oben, und als unsere Quarantäne endete, spielte es keine Rolle mehr. Bis dahin befand sich die ganze Stadt im Lockdown.

Wie sich herausstellte, war New York eine perfekte Brutstätte für das Virus. Eine große Bevölkerung lebte dichtgedrängt in einer kulturell und ethnisch diversen Stadt, die zudem auch noch der wichtigste Eintrittspunkt für Flugreisen in die USA ist. Pro Jahr nutzen über hundert Millionen Passagiere die New Yorker Flughäfen, und wie Trackingstudien später zeigten, war ein Großteil der Virusausbreitung im Land auf den Reiseverkehr durch New York zurückzuführen.[5]

Nur wenige Wochen nach unserer Rückkehr waren die täglichen Fallzahlen in New York in schockierende Höhen geschossen. Über sechstausend neue Fälle, zweitausend Krankenhauseinweisungen und achthundert Tote *pro Tag*! Das Krankenhaus am Ende meiner Straße sperrte einen ganzen Häuserblock und errichtete ein Triagezelt. Draußen wurde ein Kühlwagen als provisorische Leichenhalle abgestellt. Dasselbe geschah in der gesamten Stadt. Die Krankenhäuser waren völlig überlastet, und bald wurden behelfsmäßige Krankenhauszelte im nahe gelegenen Central Park für die Flut von Infizierten errichtet.

Zum Zeitpunkt dieser Niederschrift geht die Pandemie immer noch weiter. Man beginnt damit, Impfstoffe einzuführen und zu verabreichen, und am Horizont zeichnet sich eine Rückkehr zur Normalität ab, nur dass man noch nicht sagen kann, wann genau das sein wird. Bis dahin haben wir keine andere Wahl, als weiter mit der Situation umzugehen.

Die gesamte Pandemie hindurch waren die Kernpunkte dieses Buches deutlich erkennbar.

Erwartungsgemäß trat der blinde Fleck der Resilienz bereits sehr früh in Erscheinung. Als die Fallzahlen in die Höhe schossen, schlugen die Medien pflichtschuldig Alarm. Wie eine bekannte Zeitung Anfang Mai 2020 berichtete, hätten staatliche Behörden und Experten davor gewarnt, dass eine beispiellose Welle psychischer Probleme auf uns zurolle: Depressionen, Substanzenmissbrauch, Posttraumatische Belastungsstörung und Suizid. Das psychische Gesundheitssystem, so die Schlussfolgerung der Zeitung, sei nicht darauf vorbereitet, diesen bevorstehenden Ansturm zu bewältigen. Um diesen Punkt zu untermauern, wurde auf nationale Umfragedaten verwiesen, die zeigten, »dass fast die Hälfte der US-Amerikaner angibt, das Coronavirus beeinträchtige ihre seelische Gesundheit«.[6]

Die Pandemie war belastend, kein Zweifel, aber mich erinnerten diese düsteren Prognosen auf fast gespenstische Weise an die fälschlich erwartete Traumawelle nach dem 11. September. Die nationalen Umfragedaten, die als Beleg für den bevorstehenden Ansturm psychischer Erkrankungen genannt wurden, offenbarten in Wahrheit ein differenzierteres Bild. Nur neunzehn Prozent der US-Amerikaner hatten das Gefühl, das Coronavirus hätte große Auswirkungen auf ihre psychische Gesundheit, während die Mehrheit der Befragten, nämlich 81 Prozent, angaben, dass das Virus nur einen kleinen oder überhaupt keinen Einfluss darauf hatte.[7] Wenn sich neunzehn Prozent der Befragten ernsthafte Sorgen um ihre seelische Gesundheit machten, also fast jeder Fünfte, so war das natürlich schon eine beträchtliche Zahl an Menschen. Andererseits stellt sich die Frage, ob das in Anbetracht des Ausmaßes der durch Corona bedingten Probleme und Unsicherheiten nicht auch zu erwarten war.

Ausgehend von allem, was wir gelernt haben, ist an diesem Punkt ziemlich klar, dass die meisten Menschen, die potenziell traumatischen Ereignissen ausgesetzt sind, zumindest anfangs unter traumatischem Stress leiden. Das heißt nicht, dass jeder traumatisiert ist oder eine Posttraumatische Belastungsstörung entwickeln wird. Es zeigt vielmehr, dass traumatischer Stress eine natürliche Reaktion auf ein extrem herausforderndes Ereignis ist. Im Einklang mit diesen Befunden war COVID für die meisten Menschen eine Quelle anhaltender Furcht. Die Krankheit brachte Schwierigkeiten und Herausforderungen mit sich. Und in diesem Kontext ist damit zu rechnen, dass zumindest ein gewisses Maß an ängstlicher Besorgnis besteht. Als man Joshua Gordon, dem Leiter des National Institute of Mental Health, die Umfragedaten präsentierte, fasste er das folgendermaßen zusammen: »Angesichts der Umstände gehört ein Gefühl der Angst zu der normalen Reaktion auf das derzeitige Geschehen.«[8]

Wie wir an früherer Stelle sahen, machen die meisten Menschen, die mit einem potenziell traumatischen Ereignis konfrontiert werden, nicht die Erfahrung einer dauerhaften Traumareaktion. Mit anderen Worten: Für die meisten Menschen löst sich traumatischer Stress auf, wenn sie Methoden finden, um sich den Herausforderungen, vor die ein Ereignis sie stellt, flexibel anzupassen. Das haben wir auch bei der Pandemie beobachtet. Als die Krise sich in die Länge zog, fanden die meisten Leute Methoden, um damit umzugehen, und die Angst oder Depression oder Stressbelastung, unter der sie anfangs gelitten hatten, verschwand allmählich.

Auch war der Stress – wie immer – nicht für jeden dasselbe. Jedes widrige Ereignis ist einzigartig, und die COVID-19-Pandemie war in vielerlei Hinsicht genauso unterschiedlich und facettenreich wie jedes Ereignis, mit dem wir konfrontiert werden können. COVID war schwer einzuordnen, vor allem am Anfang. War die Pandemie ein Trauma? Eine Quelle von chronischem Stress? Ein niederschmetternder Verlust? Eine vorhersehbare Katastrophe? Was die Sache noch komplizierter machte, war, dass die Folgen für unterschiedliche Menschen erheblich voneinander abwichen.

Zu Beginn der Krise wurde die COVID-Pandemie praktisch zum alles beherrschenden Gesprächsthema. Angesichts der Tätigkeit, mit der ich meinen Lebensunterhalt verdiene, war es nicht überraschend, dass die Beantwortung von Journalistenfragen bald zu einem regelmäßigen Bestandteil meines Alltags wurde. Mein typischer Refrain lautete etwa folgendermaßen:

Die wichtigste Aufgabe für die meisten Menschen besteht darin, den Stress so gering wie möglich zu halten. Jeder passt sich gerade an eine neue Realität an, die in der einen oder anderen Form Folgendes umfasst: Ängste vor Virusausbreitung und Ansteckung, den Stress der Selbstquarantäne, Lieferengpässe, Sorge um nahestehende Menschen und Unsicherheit bezüglich der Zukunft. Manche ringen auch mit Krankheit und Angst vor dem Tod, mit der Angst um nahestehende Menschen und drohenden finanziellen Verlusten. Damit wir diese Stressfaktoren überwinden und einen Weg zur Resilienz finden, müssen wir unsere eigene sich entwickelnde Situation reflektieren und alle uns bereits zur Verfügung stehenden Bewältigungsmittel nutzen. Mit anderen Worten: Wir müssen flexibel sein.[9]

Überzeugungsarbeit zu leisten, war nicht ganz einfach. Die Ausbreitung des Virus war verwirrend und beängstigend, vor allem am Anfang, und die Katastrophenvorhersagen, die in den Medien kursierten, verstärkten das Angstgefühl nur noch weiter. Das von mir vorgeschlagene Gegenmittel zur Bekämpfung der Stressbelastung war, wie Sie vielleicht schon erraten haben, ein flexibles Selbstbild. Bei jeder Gelegenheit wiederholte ich dasselbe Mantra:

Die Pandemie ist nicht leicht, aber wir können damit fertigwerden. Die Menschheit hat immer wieder bewiesen, dass sie gegenüber jeder nur erdenklichen Widrigkeit über reichlich psychische Resilienz verfügt, und das wird auch dieses Mal wieder so sein.

Genauso wichtig war es, auf das Resilienzparadox hinzuweisen. Wie zu erwarten, waren bereits Nachrichtenmeldungen erschienen, die die Werbetrommel für Schlüsselmerkmale der Resilienz rührten. Obwohl gut gemeint, sind solche Empfehlungen irreführend und letzten Endes wahrscheinlich wenig hilfreich. Stattdessen betonte ich eine andere Vorgehensweise:

Es gibt keinen Königsweg, kein Patentrezept der Bewältigung, das für alle gilt. Jede Eigenschaft, jede Ressource, jede Verhaltensweise hat sowohl Vor- als auch Nachteile. Was in der einen Situation für eine Person funktioniert, ist für eine andere Person oder sogar für dieselbe Person in einer anderen Situation zu einem anderen Zeitpunkt möglicherweise nicht effektiv.

Und natürlich hob ich hervor, dass wir auf dieses Paradox mit der Flexibilitätssequenz reagieren sollten:

Wir müssen darauf achten, was uns geschieht, unser Verhalten an die Anforderungen der Situation anpassen und uns selbst beobachten, um sicherzustellen, dass unsere Handlungsweise funktioniert. Wenn sie das nicht tut, müssen wir etwas anderes ausprobieren. Und das müssen wir immer wieder tun. Das Leben steht nicht still, und das gilt auch für diese Pandemie. Wir müssen uns auf unserem Weg immer wieder anpassen und neu anpassen.

Reina hatte resilient auf die entsetzliche Erfahrung der Anschläge vom 11. September reagiert, aber die COVID-Krise empfand sie als unerwartet schwierig. In den Jahren seit dem Anschlag hatte sie Höhen und Tiefen durchlaufen. Sie war die ganze Zeit über in New York geblieben, war weiterhin ihrem Beruf nachgegangen und hatte sich bestmöglich um ihre Familie gekümmert. Sie war gut in dem, was sie tat, und erfolgreich in ihrem Beruf. Leider zerbrach ihre Ehe. Zwischenzeitlich hatte sie auch unter einigen ernsthaften gesundheitlichen Problemen gelitten, die dazu führten, dass ihr Immunsystem dauerhaft beeinträchtigt blieb. Trotz aller Schwierigkeiten meisterte sie ihr Leben mehr oder weniger und heiratete schließlich erneut. Obwohl der Weg nicht immer leicht war, hatte sie das Gefühl, psychisch so gut in Form zu sein, wie sie es sich nur wünschen konnte.

Die COVID-Krise warf sie völlig aus der Bahn. Ein eingeschränktes Immunsystem bedeutete, dass sie besonders vorsichtig sein musste, um nicht unbeabsichtigt in Kontakt mit dem Virus zu kommen. Und als sich der Lockdown in New York intensivierte, stellte sie fest, dass sie zunehmend Angst empfand. Schließlich wurde es unerträglich, und sie wusste nicht, was sie dagegen sollte. Das war eine ungewöhnliche Erfahrung für Reina. Ihr flexibles Selbstbild war immer recht gut ausgeprägt gewesen. Sie war optimistisch und selbstbewusst und fand fast immer flexible Lösungen für die Herausforderungen, vor denen sie stand. Das Gefühl der Hilflosigkeit war neu, und es verwirrte sie.

Aber Reina gab nicht auf. Sie hielt in hinreichender Weise an ihrem flexiblen Selbstbild fest, um sich selbst zu sagen, sie würde es letzten Endes schaffen. Passenderweise fand sie tatsächlich ihren ganz eigenen Weg zu einer flexiblen Lösung, und zwar indem sie etwas Neues ausprobierte, das sie nie zuvor in Erwägung gezogen hatte. Sie suchte sich Hilfe bei einem Therapeuten.

Das war Reinas Version einer »hässlichen Bewältigung«. Sie hatte sich nie besonders für Psychotherapie interessiert und gab zu, dass sie dem ganzen Ansatz etwas geringschätzig gegenüberstand. Aber sie brauchte Hilfe und war klug genug, das auch zu erkennen. Zu diesem Zeitpunkt der Pandemie war es nicht mehr möglich, einen Therapeuten in seiner Praxis aufzusuchen. Also fanden die Begegnung und die Arbeit mit ihrem neuen Therapeuten online statt. Der Therapeut half ihr, ihre Möglichkeiten zu analysieren. Reina lernte neue Techniken, um mit der Angst umzugehen, was ihr Selbstvertrauen und ihren Optimismus wieder erstarken ließ.

Mit der Zeit verhalf der Therapeut ihr auch zu der Erkenntnis, was sie wirklich wollte – nämlich New York verlassen. Reina hatte sich selbst immer für eine eingefleischte New Yorkerin gehalten. Die Stadt zu verlassen, erschien ihr wie ein Verrat. Ihr Therapeut unterstützte sie darin, den Wegzug aus der Stadt als vorübergehende Lösung zu verstehen. Ihre Kinder waren inzwischen älter geworden, und sowohl Reina als auch ihr neuer Partner hatten Berufe, die es ihnen ermöglichten, im Homeoffice zu arbeiten. Der zusätzliche Stress, der durch ihre körperlichen Anfälligkeiten verursacht wurde, schadete ihr. Sie brauchte eine Pause. Also, warum die Chance nicht ergreifen?

Reina besprach die Option mit ihrem Ehemann, und gemeinsam beschlossen sie, ein Haus zu mieten, das einige Stunden Fahrzeit von der City entfernt war. Von Anfang an war klar, dass sie die richtige Entscheidung getroffen hatte, zumindest für dieses spezielle Problem zu diesem speziellen Zeitpunkt in ihrem Leben. Ob sie auf

Dauer außerhalb der Stadt leben wollten oder nicht, war eine Frage, die sie später beantworten würden. Reina war zuversichtlich, die Antwort zu finden, wenn die Zeit reif war.

Einige Strategien zeichneten sich als besonders geeignet für die Bewältigung des Lockdowns in der Pandemie ab. Dazu gehörte zum Beispiel, dass man auf die Unterstützung anderer baute; sich mit nahestehenden Menschen zusammenschloss; sich informierte, aber nicht in übermäßigen Medienkonsum verfiel; sich Ablenkung suchte und Anlässe zum Lachen fand oder sich durch Aktivitäten wie Lesen oder Fernsehen entspannte. Besonders wichtig war, wie die Forschung bereits gezeigt hatte, dass man die Isolation minimierte, indem man gemeinsamen familiären Aktivitäten nachging und in Kontakt mit Freunden, Kollegen und Kolleginnen blieb, ob per Telefon, Videochat oder auf anderem verfügbarem Wege.

Entscheidend für die Nutzung dieser Strategien waren wie immer die Schritte der Flexibilitätssequenz: Man muss die aktuellen situationsbezogenen Anforderungen einschätzen; eine Strategie aus dem eigenen Repertoire anwenden, die diesen Anforderungen gerecht wird; das Ergebnis kontrollieren, um zu überprüfen, wie gut die Strategie funktioniert und sie dann beibehalten oder gegebenenfalls ändern oder anpassen.

Die reine Dauer der Pandemie unterstrich insbesondere, wie wichtig es war, die Motivation und das Engagement mittels eines flexiblen Selbstbilds zu bewahren und wiederholt die Flexibilitätssequenz zu durchlaufen. Die Pandemie schien sich endlos hinzuziehen, und das bedeutete einen nicht abreißenden Strom situationsbezogener Anforderungen. Diese Anforderungen änderten sich ständig. Was am besten funktionierte, war nicht nur für jeden Menschen in jeder Situation anders, sondern konnte im Laufe der Pandemie auch für dieselbe Person zu unterschiedlichen Zeitpunkten anders sein. Anfangs zum Beispiel schienen soziale Verbundenheit und Beziehungen von entscheidender Bedeutung für nahezu jeden zu sein. Doch mit der Zeit, als Familien auf engstem Raum zusammengepfercht waren, wurde klar, dass man auch Methoden zur Schaffung persönlicher Freiräume brauchte, um gelegentlich allein zu sein oder in Ruhe nachzudenken.

Meine Familie und ich standen vor unseren ganz eigenen Herausforderungen. Zum einen erlitt meine 97-jährige Mutter einen leichten Schlaganfall und musste ins Krankenhaus. Ihr Alter bedeutete ein hohes Risiko, was uns alle in große Sorge versetzte. Glücklicherweise blieb sie virusfrei, was in nicht geringem Maße den hartnäckigen Bemühungen meiner Brüder Fred und Alan zu verdanken war, und kehrte nach einigen Tagen sicher nach Hause zurück. Doch dann, im November 2020, als die zweite Welle des Virus zuschlug, wurden sowohl Fred als auch meine Mutter positiv auf COVID getestet. Fred hatte nur milde Symptome, aber der Zustand meiner Mutter verschlechterte sich rapide. Sie war immer eine energiegeladene, aktive Frau gewesen, sogar noch in ihren Neunzigern. Das Virus setzte ihr so stark zu, dass sie kaum noch den Kopf heben konnte. Als sie mit dem Rettungswagen ins Krankenhaus gebracht wurde, bereiteten wir uns auf das Schlimmste vor.

Der wirklich schwierige Umstand war, dass niemand von uns meine Mutter besuchen durfte. Noch schlimmer war, dass es aufgrund ihrer körperlichen Schwäche und ihres schlechten Hörvermögens fast unmöglich war, auch nur am Telefon mit ihr zu sprechen. Der mangelnde Kontakt war schrecklich, vor allem, als wir vom Pflegepersonal erfuhren, dass meine Mutter aufzugeben schien. Sie war verwirrt und in sich gekehrt, und die Vorstellung, sie liege in diesem Zustand allein in ihrem Krankenhausbett, mit niemandem an ihrer Seite, der sie trösten und aufbauen konnte, war herzzerreißend.

Doch meine Brüder waren unermüdlich. Ohne Anregung von meiner Seite (ich hatte schon vor langer Zeit gelernt, meinen psychologischen Hintergrund aus familiären Diskussionen herauszuhalten) organisierte Fred regelmäßig Konferenzschaltungen, sodass wir drei zusammen an Problemlösungen arbeiten und flexible Lösungen finden konnten. Wir sprachen regelmäßig mit dem Krankenhauspersonal und diskutierten unterschiedliche Methoden, wie wir mit unserer Mutter kommunizieren könnten. Wir setzten immer wieder zum gemeinsamen Brainstorming an, um Strategien zu finden, die ihre Stimmung aufhellen und ihr Hoffnung und Zuversicht vermitteln sollten.

Außerdem teilten wir jede neue Information, die wir über das Virus und seine Behandlung finden konnten.

Es gab Grund zum Optimismus. Kurz nach ihrer Ankunft in der Klinik erhielt meine Mutter eine Infusion mit Blutplasma, das reich an Antikörpern war. Das schien zu helfen. Mehrere Tage später bekam sie dann noch ein neues Medikament, Remdesivir, das gerade die Zulassung von der FDA bekommen hatte. Klinische Versuche hatten gezeigt, dass das Medikament sowohl die Genesungszeit als auch die Sterblichkeit erfolgreich reduziert. Wir hofften, es würde meine Mutter so weit stärken, dass sie die Krankheit überstehen konnte.

Und dann stabilisierte sich ihr Zustand allen Widrigkeiten zum Trotz. Auch ihre Stimmung hellte sich auf. Mehrere Wochen später wurde sie in eine COVID-Reha-Abteilung verlegt, und noch ein bisschen später gab man wie durch ein Wunder Entwarnung und entließ sie nach Hause. Wir wussten noch nicht, ob ihr Kampf mit dem Virus irgendwelche Spätfolgen nach sich ziehen würde. In ihrem Alter war alles möglich. Aber das Wichtigste, das Beste war, dass sie wieder in ihrem Zuhause war, was sie sich so sehnlich gewünscht hatte, und wir wieder mit ihr zusammen sein durften.

Die ganze Pandemie hindurch war Sport meine bevorzugte Strategie, mich selbst im Gleichgewicht zu halten und mit der Situation zurechtzukommen. Intensive Aerobicläufe und lange Spaziergänge im Park brachten mich an die frische Luft, hielten mich gesund und machten mir den Kopf frei. Doch dann musste ich, in einer weiteren unerwarteten Wendung der Ereignisse, nicht nur einmal, sondern gleich zweimal ins Krankenhaus. Beim ersten Mal handelte es sich um eine geplante Operation, beim zweiten Mal um eine Notoperation am Blinddarm. Obwohl keiner der Krankenhausaufenthalte in direktem Zusammenhang mit COVID-19 stand, war es trotzdem nervenaufreibend, während einer weltweiten Pandemie in einem überfüllten Krankenhaus zu liegen. Doch die größte Herausforderung für mich waren nicht die Operationen. Vielmehr war es die Tatsache, dass ich während der Erholungsphasen keinen Sport mehr treiben durfte. In der Zeit, in der ich mich von den OPs erholte, konnte ich kaum gehen, geschweige denn laufen oder springen. Mein eigener Ratschlag stand mir erneut deutlich vor Augen – ich musste flexibel sein –, und ich beherzigte ihn. Ich schätzte die Kontextanforderungen ein, arbeitete alternative Strategien aus, um den Stress zu verringern und mich nicht entmutigen zu lassen, und überprüfte dann, wie gut sie funktionierten. Und ich kam zurecht.

Als ich im Kontext der Pandemie über Verletzungen und Krankenhausaufenthalte nachsann, musste ich an Maren denken. In der Genesungsphase nach ihrer Rückenmarksverletzung fühlte Maren sich nie von traumatischem Stress überwältigt. Sie reagierte auch nicht mit tiefer Depression oder Angst. Hin und wieder gab es natürlich Momente, in denen sie niedergeschlagen war, aber die meiste Zeit blieb sie ruhig und ausgeglichen. Sie konzentrierte sich auf die Herausforderung. Sie war optimistisch, selbstbewusst und stets flexibel um Lösungen bemüht. Es war ziemlich klar, dass Maren resilient war.

Als ich das ihr gegenüber ansprach, stimmte sie sofort zu.

»Ja, das ist wahr. Ich glaube, das ist alles wahr.«

Und doch war sie bescheiden, was ihre Leistungen betraf. Eilig fügte sie hinzu: »Es wäre eine unzutreffende Behauptung, dass ich *nie* Phasen hatte, in denen ich mich ängstlich oder deprimiert fühlte.«

Aber Maren bezog sich damit nicht auf die ersten Jahre nach dem Unfall, in denen es normal erschienen wäre, wenn sie mit Stress oder Depressionen reagiert hätte. In dieser Zeit war sie entschlossen und fokussiert. Sie ließ es nicht zu, dass ihr etwas den Weg versperrte. Was sie meinte, waren vielmehr die späteren Phasen, als sie wieder gehen konnte, und dann nach Cambridge zurückkehrte, um ihr Studium zu beenden. Zurück an der Uni musste sie sich den normalen Belastungen eines erfüllten Lebens stellen, aber jetzt mit der zusätzlichen Bürde anhaltender Schmerzen und Einschränkungen.

Maren gewann die Kontrolle über ihr rechtes Bein nie vollständig zurück. Bis heute hat sie einen unsicheren Gang und hinkt beim Gehen. Einfache Aktivitäten, die die meisten von uns für selbstverständlich halten, zum Beispiel dass man um ein paar Häuserblocks spaziert oder eine einfache Treppe hochsteigt, können sich für Maren als große Anstrengungen erweisen. Doch ganz die optimistische Problemlöserin strebt sie weiterhin nach flexiblen Lösungen, damit sie mehr aus ihrem Leben machen kann. Ihre Schwierigkeiten beim Zurücklegen längerer Strecken hat sie zum Beispiel zu der Entdeckung geführt, dass sie sich leichter fortbewegen kann, wenn sie Fahrrad oder Tretroller fährt, was nicht nur ihre Mobilität vergrößert, sondern ihr auch geholfen hat, körperlich fit zu bleiben.

Nachdem sie ihre Ausbildung in Cambridge abgeschlossen hatte, ging Maren in die USA, um in Klinischer Psychologie zu promovieren. Sie heiratete und brachte vor einigen Jahren ein wundervolles Mädchen, die kleine Ana Sofia, zur Welt. Heute hat sie einen Lehrstuhl inne und arbeitet als Klinikerin. Doch jede dieser Leistungen verlangte ein bisschen Extrakraft, ein bisschen mehr Anstrengung von ihr als von anderen Menschen. Maren ist resilient, aber nicht übermenschlich. Manchmal hat sie sich von dem Gewicht der ganzen Ziele, die sie sich selbst gesetzt hat, überwältigt gefühlt. Aber sie kämpft trotzdem immer weiter.

Als die COVID-Pandemie zuschlug, tat Maren, was alle taten. Sie passte sich an. Viele der Herausforderungen, vor denen sie stand, waren mehr oder weniger dieselben Herausforderungen, vor denen auch andere Menschen standen. Sich schützen. Weiterhin dem Beruf nachgehen, während man gleichzeitig ein Kind im Homeschooling betreut. In jeder möglichen Form in Kontakt mit Freunden und Familie bleiben. Sein finanzielles Auskommen haben.

Doch Maren hatte zudem noch mit ihren ganz eigenen körperlichen Herausforderungen zu kämpfen. Ich fragte mich, ob die COVID-Krise für sie dadurch zusätzlich erschwert wurde. Als ich mich danach erkundigte, blitzten sofort ihr Optimismus und flexibler Einfallsreichtum auf.

»Eigentlich habe ich nicht das Gefühl gehabt, dass die Pandemie für mich schwieriger ist als für andere Leute. Im Gegenteil, ich denke, dass die sieben Monate, die ich [nach dem Unfall] in der stationären Reha verbracht habe, in gewisser Weise mein Vertrauen gestärkt haben, dass ich es gut verkraften werde, wenn ich im Lockdown zu Hause bleiben muss. Während der Reha habe ich immer dafür gesorgt, dass ich beschäftigt war: Ich habe Sport getrieben, alle möglichen Anwendungen gemacht, telefoniert, gelesen, Hörbücher gehört, Besucher empfangen und mit anderen Patienten geredet.«

Die erforderliche Selbstisolation während der Pandemie war für Maren einfach eine andere Version derselben Herausforderung.

»Während des Lockdowns verbrachte ich viel Zeit mit kleinen Projekten mit Ana Sofia. Wir legten zum Beispiel einen kleinen Innengarten an und schrieben einander kurze Nachrichten. Während des Lockdowns und im Sommer hatte ich unglaublich viele wundervolle Momente mit ihr.«

Und wenn es doch Stress gab, fand sie Möglichkeiten, auch damit umzugehen.

»Aus irgendeinem Grund blieb der Pool in dem Gebäude, in dem wir wohnen, während dieser ganzen Zeit geöffnet, und ich bin jeden Tag schwimmen gegangen, manchmal sogar zweimal am Tag. Das war ein superhilfreiches Mittel zum Stressabbau!«

Für Jed erwies sich die Pandemie als weiteres Hindernis in einer schier endlosen Reihe. Kurz vor Beginn der Pandemie hatte er ein einjähriges Praktikum in einer Rehabilitationsklinik angetreten. Dieses Praktikum war die letzte Voraussetzung für seinen Doktortitel. Es handelte sich um eine anspruchsvolle Vollzeitstelle. Aber Jed kam zurecht. Dann brachte die Pandemie alles durcheinander. Wie viele Leute fing er an, von zu Hause aus zu arbeiten. Er wechselte zu einem Onlineformat für seine Termine mit Patienten, was in vielerlei Hinsicht eine verwirrende und anstrengende Veränderung war, aber auch hier passte er sich an.

Ich wusste, dass Jed das Praktikum begonnen hatte. Ich wusste, dass er körperlich immer noch nicht ganz wiederhergestellt war, dass er immer noch unter Symptomen litt. Als ich ihn danach fragte, erklärte er: »Tja, die Beschwerden haben sich zwar gebessert, aber begleiten mich noch immer. Tatsächlich habe ich gerade in diesem Moment rasende Kopfschmerzen.«

Doch wie immer ging er locker damit um. »Das gehört einfach alles dazu, wenn man lernt, damit zu leben.«

Dieser Prozess, in dem »man lernt, damit zu leben«, hatte Jed eine Menge beigebracht.

Als er vor Jahren sein Masterstudium begonnen hatte, noch vor dem Unfall, war er in der Fachliteratur über Traumata auf einige Beiträge gestoßen, in denen die große Bedeutung der Sinnfindung betont wurde. Er versuchte es. Er schrieb seine Ideen über Gott und die Welt auf, und zwar so, dass sie passten und er einen Sinn darin fand.

Aber der Unfall und all die nachfolgenden Kämpfe veränderten alles. Jed erfand sich selbst neu.

»Ich musste das über Bord werfen, es rausschmeißen. Das habe ich willentlich getan. Es war ein bewusster Akt, so nach dem Motto: ›So darf ich nicht mehr denken.‹ Ich habe mein Verständnis von Kausalität neu geordnet und mir gesagt: ›Schlimme Dinge geschehen nun mal.‹ Ich habe meine Weltanschauung umgestellt auf Familiensinn und Menschen, auf den Dienst an anderen, also auf die Hingabe an mein Fachgebiet, die Wissenschaft und meinen Beruf – auf das Nützlichsein für andere.«

Als sich sein Leben stabilisierte, fand er eine Möglichkeit, dieser neuen Weltanschauung gerecht zu werden, und zwar durch die Arbeit, die er mit den Opfern von traumatischen Verletzungen leistete – und immer noch leistet. Er hatte sich durch seine eigenen direkten Erfahrungen zu diesem Bereich hingezogen gefühlt. Dennoch zögerte er anfangs. Wollte er diesen Weg wirklich beschreiten? Mit der Zeit fand er eine zufriedenstellende Balance. Seine Pflichten an der Rehabilitationsklinik boten ihm die Möglichkeit, sich weiterhin in Forschung und Lehre zu engagieren, was er intellektuell erfüllend fand, aber auch die Chance, etwas zurückzugeben und im Dienste anderer zu wirken. Noch wichtiger war, dass er das sehr gut machte. Vor allem entdeckte er, dass seine eigenen Erfahrungen ihm einen einzigartigen Zugang zu den Kämpfen eröffneten, die seine Patienten und Patientinnen ausfochten.

»Ich habe es umfunktioniert. Es ist fast so wie bei Alkoholikern, die zu Sponsoren für andere Alkoholiker bei den AA werden. Nach diesem Vorbild habe ich eine Möglichkeit gefunden, meine Erfahrungen zu nutzen.«

Zur Veranschaulichung erzählte Jed mir eine Geschichte. Früher in seiner Ausbildung, vor COVID, war ein neuer Patient auf die Station gekommen. Der Patient war sichtlich gestresst, weinte, hatte Schwierigkeiten, sich emotional an die Realität seiner Verletzung anzupassen. Jeds Supervisor teilte ihm mit, der Therapeut, der mit diesem Patienten gearbeitet hatte, sei derzeit auf Urlaub. Der Patient müsse unbedingt mit jemandem sprechen. Er fragte Jed, ob es ihm etwas ausmachen würde, sich um den Patienten zu kümmern.

Jed humpelte auf Krücken in das Zimmer des Patienten.

»Wir haben ein paar Nettigkeiten ausgetauscht, und dann sah er mich an und sagte: ›Okay, mit Ihnen rede ich. Das wird ein fairer Kampf.‹ Ich verstand sofort, was er meinte. Doch um sicherzugehen, dass ich richtig verstanden hatte, wiederholte der Patient es noch ein paar Mal. Dann schob er hinterher: ›Diese ganzen Leute [ausladende Geste], sie lassen mich lauter Fragebögen ausfüllen und so was, aber ich lese sie nicht mal durch. Diese Leute, sie haben keinen Verlust erlitten.‹«

Jed hatte zweifellos eine Menge verloren. Aber, wie er mir wiederholt erklärt hatte, auch viel gewonnen. Der lange Weg von jener schicksalhaften Unfallnacht – die damals bereits zehn Jahre zurücklag – durch die Höhen und Tiefen der Genesung, der allmählichen Versöhnung mit dem Schicksal und sogar die COVID-19-Pandemie erwiesen sich für Jed als ein Entwicklungsprozess, in dem er sich selbst neu erfand und sich an alles anpasste, was ihm geschah. Flexibilität war ein großer Teil dieses Prozesses.

Anfangs war er sich nur vage bewusst, wie er es geschafft hatte, so gut mit allem zurechtzukommen. Er hatte keine Ahnung, dass er ein flexibles Selbstbild nutzte oder sich auf so etwas Ähnliches wie die Flexibilitätssequenz einließ. Tatsächlich hatte er noch nie etwas von diesen Konzepten gehört. Die Fragen, die er nach seiner eigenen Resilienz hatte, änderten das. Die langwierigen Kämpfe um seine körperliche Gesundheit änderten es noch weiter. Diese Erfahrungen, so schmerzlich sie waren, zwangen ihn, ernsthaft darüber nachzudenken, was ihm widerfahren war, was ihm weiterhin widerfahren würde und wie er damit leben konnte.

Irgendwo entlang des Weges tüftelte er es aus. Er erkannte allmählich seine eigene Kompetenz, seine eigene Fähigkeit, sich flexibel anzupassen. Und er war immer besser in der Lage, diese Fähigkeit anzuwenden und die Werkzeuge, die er bereits besaß, und diejenigen, die er auf dem Weg neu entdeckte, bewusster, gezielter und auch erfolgreicher zu nutzen. Es half, dass er Psychologie studierte, aber ich glaube, der Großteil seines Lernerfolgs ging auf seine persönlichen Erfahrungen zurück. In diesem Sinne hatte Jed keine Wahl. Zu lernen, wie Flexibilität funktionierte und gründlich darüber nachzudenken, war, wie es schien, die einzige Möglichkeit zu überleben. Die einzige Möglichkeit, um »da wieder rauszukommen«. Obwohl er immer noch zu kämpfen hatte, hatte er sein Leben wieder regeln können und schritt voran. Und von diesem Zeitpunkt an wusste er, dass, ganz gleich, was als Nächstes geschehen mochte, er immer imstande sein würde, einen Weg zu finden, um es durchzustehen und »da wieder rauszukommen«.

Anmerkungen

Einleitung – Warum komme ich eigentlich ganz gut klar?

1 Die Kommentare wurden online in Reaktion auf David Biello, »What Is a Medically Induced Coma and Why Is It Used?« übermittelt. *Scientific American*, 10. Januar 2011, www.scientificamerican.com/article/what-is-a-medically-induced-coma.
2 D.M. Wade, C.R. Brewin, D.C.J. Howell, E. White, M.G. Mythen & J.A. Weinman: »Intrusive Memories of Hallucinations and Delusions in Traumatized Intensive Care Patients: An Interview Study«, *British Journal of Health Psychology* 20, Nr. 3 (2015): 613–631, https://doi.org/10.1111/bjhp.12109.
3 Susan A Gelman: *The Essential Child: Origins of Essentialism in Everyday Thought*, New York: Oxford University Press, 2003.

1. Kapitel: Die Erfindung von PTBS

1 Albert B. Lord: *The Singer of Tales*, Cambridge, MA: Harvard University Press, 1960.
2 Jonathan Shay: *Achill in Vietnam. Kampftrauma & Persönlichkeitsverlust*, Hamburg: Hamburger Edition 1998.
3 Shay, *Achill in Vietnam.*
4 Samuel Pepys: *Die geheimen Tagebücher*, Berlin: Eichborn, 2004, 264. (*Orig.: The Diary of Samuel Pepys*, Bd. 4, Henry B. Wheatley (Hg.), London: Bell and Sons, 1904 [1663], 225).
5 Pepys, *Tagebücher*, 285.
6 John Eric Erichsen: *Ueber die Verletzungen der centralen Theile des Nervensystems, vorzüglich durch Unfälle auf den Eisenbahnen*, Oldenburg: Schulzesche Buchhdlg., 1868, 1.
7 F. Lamprecht & M. Sack: »Posttraumatic Stress Disorder Revisited«, *Psychosomatic Medicine* 64, Nr. 2 (2002): 222–237.
8 Hermann Oppenheim: *Die traumatischen Neurosen nach den in der Nervenklinik der Charité in den letzten 5 Jahren gesammelten Beobachtungen*, Berlin: Verlag von August Hirschwald, 1889. Im Jahr 1892 erschien eine zweite und im Jahr 1918 eine dritte Auflage.
9 Richard Norton-Taylor: »Executed World War I Soldiers to Be Given Pardons«, *Guardian*, 15. August 2006.
10 Norton-Taylor: »Executed World War I Soldiers«.
11 Zitiert nach Jon Stallworthy: *Wilfred Owen*, Oxford: Oxford University Press, 1974.
12 *The Great War and the Shaping of the 20th Century*, Episode 5, »Mutiny«, KCET Television/British Broadcasting Company, 1996.
13 Wilfred Owen, *Wilfred Owen:_Complete Works*, Delphi Poets Series, Hastings, UK: Delphi

Classics, 2012. (_Für die zitierten Briefpassagen vgl. *Wilfried Owen 1895–1918. Die Erbärmlichkeit des Krieges*, Berlin: Verlagshaus Berlin, 2015, 94ff.).

14 Owen, *Complete Works.*

15 S. N. Garfinkel, J. L. Abelson, A. P. King, R. K. Sripada, X. Wang, L. M. Gaines & I. Liberzon: »Impaired Contextual Modulation of Memories in PTSD: An fMRI and Psychophysiological Study of Extinction Retention and Fear Renewal«, *Journal of Neuroscience* 34, Nr. 40 (2014): 13435.

16 Für eine aufschlussreiche Besprechung psychischer Störungen im Gegensatz zu physischen Erkrankungen und der Symptomentwicklung bei den ersteren vgl. R. J. McNally: »The Ontology of Posttraumatic Stress Disorder: Natural Kind, Social Construction, or Causal System?« *Clinical Psychology: Science and Practice* 19, Nr. 3 (2012): 220–228, https://doi.org/10.1111/cpsp.12001; R. J. McNally, D. J. Robinaugh, G. W. Y. Wu, L. Wang, M. K. Deserno & D. Borsboom: »Mental Disorders as Causal Systems: A Network Approach to Posttraumatic Stress Disorder«, *Clinical Psychological Science* 3, Nr. 6 (2015): 836–849, https://doi.org/10.1177/2167702614553230; D. Borsboom & A. O. J. Cramer: »Network Analysis: An Integrative Approach to the Structure of Psychopathology«, *Annual Review of Clinical Psychology* 9 (2013): 91–121; D. Borsboom, A. O. J. Cramer & A. Kalis: »Reductionism in Retreat«, *Behavioral and Brain Sciences* 42 (2019): e32.

17 Beispiele für dieses Problem mit der PTBS-Diagnose finden sich in J. J. Broman-Fulks, K. J. Ruggiero, B. A. Green, D. W. Smith, R. F. Hanson, D. G. Kilpatrick & B. E. Saunders: »The Latent Structure of Posttraumatic Stress Disorder Among Adolescents«, *Journal of Traumatic Stress* 22, Nr. 2 (2009): 146–152, https://doi.org/10.1002/jts.20399; J. J. Broman-Fulks, K. J. Ruggiero, B. A. Green, D. G. Kilpatrick, C. K. Danielson, H. S. Resnick & B. E. Saunders: »Taxometric Investigation of PTSD: Data from Two Nationally Representative Samples«, *Behavior Therapy* 37, Nr. 4 (2006): 364–380, https://doi.org/10.1016/j.beth.2006.02.006. Zu allgemeineren Modellen des dimensionalen Wesens psychischer Störungen vgl. R. Kotov, C. J. Ruggero, R. F. Krueger, D. Watson, Q. Yuan & M. Zimmerman: »New Dimensions in the Quantitative Classification of Mental Illness«, *Archives of General Psychiatry* 68, Nr. 10 (2011): 1003–1011, https://doi.org/10.1001/archgenpsychiatry.2011.107; A. Caspi & T. Moffitt: »All for One and One for All: Mental Disorders in One Dimension«, *American Journal of Psychiatry* 175, Nr. 9 (2018): 831–844, https://doi.org/10.1176/appi.ajp.2018.17121383; C. C. Conway, M. K. Forbes, K. T. Forbush, E. I. Fried, M. N. Hallquist, R. Kotov, S. N. Mullins-Sweatt et al.: »A Hierarchical Taxonomy of Psychopathology Can Transform Mental Health Research«, *Perspectives on Psychological Science* 14, Nr. 3 (2019): 419–436, https://doi.org/10.1177/1745691618810696.

18 I. R. Galatzer-Levy & R. A. Bryant: »636120 Ways to Have Posttraumatic Stress Disorder«, *Perspectives on Psychological Science* 8, Nr. 6 (2013): 651–662, https://doi.org/10.1177/1745691613504115.

19 R. J. McNally: »Progress and Controversy in the Study of Posttraumatic Stress Disorder«, *Annual Review of Psychology* 54 (2003): 229–252.

20 McNally: »Progress and Controversy.«

21 G. M. Rosen: »Traumatic Events, Criterion Creep, and the Creation of Pretraumatic Stress Disorder«, *Scientific Review of Mental Health Practice* 3, Nr. 2 (2004).

22 Bei konservativen Schätzungen nutzt man in der Regel retrospektive Erfahrungsberichte und eingeschränkte Traumadefinitionen, um nur die offenkundigsten Ereignisse einzuschließen. Vgl. N. Breslau, H. D. Chilcoat, R. C. Kessler & G. C. Davis: »Previous Exposure to Trauma and PTSD Effects of Subsequent Trauma: Results from the Detroit Area Survey

of Trauma«, *American Journal of Psychiatry* 156, Nr. 6 (1999): 902–907, https://doi.org/10.1176/ajp.156.6.902; F. H. Norris: »Epidemiology of Trauma: Frequency and Impact of Different Potentially Traumatic Events on Different Demographic Groups«, *Journal of Consulting and Clinical Psychology* 60, Nr. 3 (1992): 409–418. Eine Schwäche dieser Studien ist, dass Menschen einige Traumata tatsächlich vergessen und außerdem traumatische Ereignisse durchleben, die nicht in der Studienliste enthalten sind. Studien, die sensiblere Messungen vornehmen, wie etwa wöchentliche Bewertungen über viele Jahre hinweg, deuten darauf hin, dass die Häufigkeit potenziell traumatischer Ereignisse sehr viel größer ist. Vgl. K. M. Lalande & G. A. Bonanno: »Retrospective Memory Bias for the Frequency of Potentially Traumatic Events: A Prospective Study«, *Psychological Trauma-Theory Research Practice and Policy* 3, Nr. 2 (2011): 165–170, https://doi.org/10.1037/a0020847.

23 Die NBC-Sendung *Trauma,* ausgestrahlt 2009–2010 (siehe www.nbc.com/trauma). Das Onlinevideospiel *Trauma,* entwickelt von Krystian Majewski (siehe www.trauma game.com).

24 Vgl. zum Beispiel die »Trauma«-Seite von *Psychology Today,* www.psychology today.com/basics/trauma.

25 David J. Morris: *The Evil Hours,* New York: Houghton Mifflin Harcourt, 2015, 2, 42.

2. Kapitel: Die Entdeckung der Resilienz

1 C. S. Holling: »Resilience and Stability of Ecological Systems«, *Annual Review of Ecology and Systematics* (1973): 1–23.

2 N. Garmezy & K. Neuchterlein: »Invulnerable Children: The Fact and Fiction of Competence and Disadvantage«, *American Journal of Orthopsychiatry* 42 (1972): 328; J. Kagan: »Resilience in Cognitive Development«, *Ethos* 3, Nr. 2 (1975): 231–247; L. B. Murphy: »Coping, Vulnerability, and Resilience in Childhood« in: G. V. Coelho, D. A. Hamburg & J. E. Adams (Hg.): *Coping and Adaptation*, 69–100, New York: Basic Books, 1974; Emmy E. Werner, Jessie M. Bierman & Fern E. French: *The Children of Kauai: A Longitudinal Study from the Prenatal Period to Age Ten,* Honolulu: University of Hawaii Press, 1971.

3 M. Rutter: »Protective Factors in Children's Responses to Stress and Disadvantage« in: M. W. Kent & J. E. Rolf (Hg.): *Primary Prevention of Psychopathology*, Bd. 3, *Social Competence in Children*, 49–74, Lebanon, NH: University Press of New England, 1979; Emmy E. Werner & Ruth S. Smith: *Vulnerable but Invincible: A Study of Resilient Children,* New York: McGraw-Hill, 1982; E. E. Werner: »Risk, Resilience, and Recovery: Perspectives from the Kauai Longitudinal Study«, *Development and Psychopathology* 5, Nr. 4 (1993): 503–515.

4 Herbert G. Birch & Joan Dye Gussow: *Disadvantaged Children: Health, Nutrition, and School Failure,* New York: Harcourt, Brace, and World, 1970; Children's Defense Fund, *Maternal and Child Health Date Book: The Health of America's Children,* Washington, DC: US Government Printing Office, 1986; N. Garmezy: »Resiliency and Vulnerability to Adverse Developmental Outcomes Associated with Poverty«, *American Behavioral Scientist* 34 (1991): 416–430.

5 J. G. Noll, L. A. Horowitz, G. A. Bonanno, P. K. Trickett & F. W. Putnam: »Revictimization and Self-Harm in Females Who Experienced Childhood Sexual Abuse: Results from a Prospective Study«, *Journal of Interpersonal Violence* 18, Nr. 12 (2003): 1452–1471; Judith Her-

man: *Die Narben der Gewalt. Traumatische Erfahrungen verstehen und* überwinden, München: Kindler, 1993.

6 A. S. Masten, K. M. Best & N. Garmezy: »Resilience and Development: Contributions from the Study of Children Who Overcome Adversity«, *Development and Psychopathology* 2, Nr. 4 (1990): 425–444; Werner: »Risk, Resilience, and Recovery«; E. E. Werner: »Resilience in Development«, *Current Directions in Psychological Science* 4, Nr. 3 (1995): 81–85; Suniya S. Luthar (Hg.): *Resilience and Vulnerability: Adaptation in the Context of Childhood Adversities*, New York: Cambridge University Press, 2003; M. Rutter: »Psychosocial Resilience and Protective Mechanisms«, *American Journal of Orthopsychiatry* 57, Nr. 3 (1987): 316–331; S. Fergus & M. A. Zimmerman: »Adolescent Resilience: A Framework for Understanding Healthy Development in the Face of Risk«, *Annual Review of Public Health* 26, Nr. 1 (2004): 399–419, https://doi.org/10.1146/annurev.publhealth.26.021304.144357; A. DiRago & G. Vaillant: »Resilience in Inner City Youth: Childhood Predictors of Occupational Status Across the Lifespan«, *Journal of Youth and Adolescence* 36, Nr. 1 (2007): 61–70, https://doi.org/10.1007/s10964-006-9132-8.

7 A. M. Masten: »Ordinary Magic: Resilience Processes in Development«, *American Psychologist* 56 (2001): 227–238. Der Begriff »Superkids« wurde im Titel einer Buchbesprechung über Resilienz verwendet, vgl. S. E. Buggie: »Superkids of the Ghetto«, *Contemporary Psychology* 40 (1995): 1164–1165.

8 Ann S. Masten: *Resilienz: Modelle, Fakten & Neurobiologie: Das ganz normale Wunder entschlüsselt*, Paderborn: Junfermann, 2016, 24.

9 Masten: *Resilienz*, 24.

10 Masten et al.: »Resilience and Development«, 434.

11 Masten et al.: »Resilience and Development«.

12 Masten et al.: »Resilience and Development«, 434; M. S. Burton, A. A. Cooper, N. C. Feeny & L. A. Zoellner: »The Enhancement of Natural Resilience in Trauma Interventions«, *Journal of Contemporary Psychotherapy* 45, Nr. 4 (2015): 193–204.

13 George A. Bonanno: *Die andere Seite der Trauer. Verlustschmerz und Trauma aus eigener Kraft überwinden*, Bielefeld: Aisthesis, 2012. (*Engl.: The Other Side of Sadness*, überarb. Aufl., New York: Basic Books, 2019).

14 C. B. Wortman & R. C. Silver: »The Myths of Coping with Loss«, *Journal of Consulting and Clinical Psychology* 57, Nr. 3 (1989): 349–357.

15 Vgl. G. A. Bonanno, D. Keltner, A. Holen & M. J. Horowitz: »When Avoiding Unpleasant Emotions Might Not Be Such a Bad Thing: Verbal Autonomic Response Dissociation and Midlife Conjugal Bereavement«, *Journal of Personality and Social Psychology* 69, Nr. 5 (1995): 975–989; G. A. Bonanno & D. Keltner: »Facial Expressions of Emotion and the Course of Conjugal Bereavement«, *Journal of Abnormal Psychology* 106, Nr. 1 (1997): 126–137; D. Keltner & G. A. Bonanno: »A Study of Laughter and Dissociation: Distinct Correlates of Laughter and Smiling During Bereavement«, *Journal of Personality and Social Psychology* 73, Nr. 4 (1997): 687–702; G. A. Bonanno, H. Znoj, H. I. Siddique & M. J. Horowitz: »Verbal-Autonomic Dissociation and Adaptation to Midlife Conjugal Loss: A Follow-up at 25 Months«, *Cognitive Therapy and Research* 23, Nr. 6 (1999): 605–624.

16 Vgl. Bonanno: *Die andere Seite der Trauer*.

17 Erica Goode & Emily Eakin: »Threats and Responses: The Doctors; Mental Health: The Profession Tests Its Limits«, *New York Times*, 11. September 2002.

18 Sarah Graham, »9/11: The Psychological Aftermath«, *Scientific American*, 12. November 2001.

19 Goode & Eakin: »Threats and Responses.«
20 Graham: »9/11.«
21 M. A. Schuster, B. D. Stein, L. H. Jaycox, R. L. Collins, G. N. Marshall, M. N. Elliott, A. J. Zhou, D. E. Kanouse, J. L. Morrison & S. H. Berry: »A National Survey of Stress Reactions After the September 11, 2001, Terrorist Attacks«, *New England Journal of Medicine* 345, Nr. 20 (2001): 1507–1512, https://doi.org/10.1056/NEJM200111153452024.
22 S. Galea, H. Resnick, J. Ahern, J. Gold, M. Bucuvalas, D. Kilpatrick, J. Stuber & D. Vlahov: »Posttraumatic Stress Disorder in Manhattan, New York City, After the September 11th Terrorist Attacks«, *Journal of Urban Health* 79, Nr. 3 (2002): 340–353.
23 S. Galea, J. Ahern, H. Resnick, D. Kilpatrick, M. Bucuvalas, J. Gold & D. Vlahov: »Psychological Sequelae of the September 11 Terrorist Attacks in New York City«, *New England Journal of Medicine* 346, Nr. 13 (2002): 982–987.
24 S. Galea, D. Vlahov, H. Resnick, J. Ahern, E. Susser, J. Gold, M. Bucuvalas & D. Kilpatrick: »Trends of Probable Post-Traumatic Stress Disorder in New York City After the September 11 Terrorist Attacks«, *American Journal of Epidemiology* 158, Nr. 6 (2003): 514–524.
25 Galea et al.: »Trends of Probable Post-Traumatic Stress Disorder in New York City«.
26 Goode & Eakin: »Threats and Responses«.
27 Goode & Eakin: »Threats and Responses«.
28 »Mycosis Fungoides: A Rash That Can Be Cancer«, Stanford Health Care, 24. März 2014, https://stanfordhealthcare.org/newsroom/articles/2014/mycosis-fungoides.html.
29 H. S. Resnick, D. G. Kilpatrick, B. S. Dansky, B. E. Sa&ers & C. L. Best: »Prevalence of Civilian Trauma and Posttraumatic Stress Disorder in a Representative National Sample of Women«, *Journal of Consulting and Clinical Psychology* 61, Nr. 6 (1993): 984–991, https://doi.org/10.1037/0022-006X.61.6.984; C. Blanco: »Epidemiology of PTSD« in: D. J. Stein, M. Friedman & C. Blanco (Hg.): *Post-Traumatic Stress Disorder*, 49–74, West Sussex, UK: Wiley Online Library, 2011; R. C. Kessler, A. Sonnega, E. Bromet, M. Hughes & C. B. Nelson: »Posttraumatic Stress Disorder in the National Comorbidity Survey«, *Archives of General Psychiatry* 52, Nr. 12 (1995): 1048–1060.
30 Patricia Resick, in: Jennifer Daw: »What Have We Learned Since 9/11? Psychologists Share Their Thoughts on Lessons Learned and Where to Go from Here«, *Monitor on Psychology* 33, Nr. 8 (September 2002), www.apa.org/monitor/sep02/learned.
31 Nach Überzeugung vieler Traumaexperten ist extremer traumatischer Stress in den ersten Wochen nach einem potenziell traumatischen Ereignis ein klinischer Zustand, der PTBS nach sich zieht. Die Stärke dieser Überzeugung führte schließlich dazu, dass man die gesonderte Diagnosekategorie der akuten Belastungsstörung, ABS (*Acute Stress Disorder, ASD*), aufstellte, mit der ausdrücklichen Absicht, früh auftretende schwere traumatische Reaktionen möglichst schnell erkennen und behandeln zu können. Die Studien zur akuten Belastungsstörung konnten jedoch nicht bestätigen, dass ein prognostischer Zusammenhang zwischen akuter Belastungsstörung und späterer PTBS bestand. Nur etwa zwanzig Prozent der Menschen, die einem potenziell traumatischen Ereignis ausgesetzt sind, erfüllen die Kriterien für eine akute Belastungsstörung, und die meisten dieser Personen entwickeln keine PTBS. Mit anderen Worten: Anhand einer akuten Belastungsstörung lässt sich nicht zuverlässig ermitteln, wer schließlich eine PTBS entwickelt und wer nicht. Einige Nachweise sprechen dafür, dass die ABS-Diagnose sich trotzdem als hilfreich erweisen könnte, weil sich dadurch Personen mit extremen traumatischen Stressleveln ermitteln lassen, die von einer frühen Intervention profitieren könnten. Die entsprechende Forschung hat sich allerdings ausschließlich auf Personen

konzentriert, die eine Behandlung suchen, und nicht in Betracht gezogen, dass sich die meisten Menschen, die die Kriterien für ABS erfüllen, spontan erholen und durch überflüssige klinische Interventionen Schaden nehmen könnten. Für weitere Informationen zur akuten Belastungsstörung vgl. R.A. Bryant: »The Current Evidence for Acute Stress Disorder«, *Current Psychiatry Reports* 20, Nr. 12 (2018): 111. Zu möglicherweise schädlichen Auswirkungen psychologischer Behandlungen vgl. S.O. Lilienfeld: »Psychological Treatments That Cause Harm«, *Perspectives on Psychological Science* 2, Nr. 1 (2007): 53–70.

32 Elizabeth F. Howell: *The Dissociative Mind,* New York: Routledge, 2013, 4.

33 Jasmin Lee Cori: *Das große Trauma-Selbsthilfebuch: Symptome verstehen und zurück ins Leben finden*. München: Kösel, 2015, 121

34 Mark Epstein: *The Trauma of Everyday Life,* New York: Penguin, 2013, 1.

35 J. Shedler, M. Mayman & M. Manis: »The Illusion of Mental Health«, *American Psychologist* 48, Nr. 11 (1993): 1117–1131.

36 A. Tversky & D. Kahneman: »Judgment under Uncertainty: Heuristics and Biases«, *Science* 185, Nr. 4157 (1974): 1124–1131, https://doi.org/10.1126/science.185.4157.1124.

37 Amos Tversky & Daniel Kahneman: »Evidential Impact of Base Rates« in: Daniel Kahneman, Paul Slovic & Amos Tversky (Hg.): *Judgment under Uncertainty: Heuristics and Biases,* 153–163, Cambridge: Cambridge University Press, 1982.

38 Tversky & Kahneman: »Evidential Impact of Base Rates«; Derek J. Koehler, Lyle Brenner & Dale Griffin: »The Calibration of Expert Judgment: Heuristics and Biases Beyond the Laboratory« in: Thomas Gilovich, Dale W. Griffin & Daniel Kahneman (Hg.): *Heuristics and Biases: The Psychology of Intuitive Judgment*, 686–715, Cambridge: Cambridge University Press, 2002; S. Ægisdóttir, M.J. White, P.M. Spengler, A.S. Maugherman, L.A. Anderson, R.S. Cook, C.N. Nichols et al.: »The Meta-Analysis of Clinical Judgment Project: Fifty-Six Years of Accumulated Research on Clinical Versus Statistical Prediction«, *Counseling Psychologist* 34, Nr. 3 (2006): 341–382; J.Z. Ayanian & D.M. Berwick: »Do Physicians Have a Bias Toward Action? A Classic Study Revisited«, *Medical Decision Making* 11, Nr. 3 (1991): 154–158, https://doi.org/10.1177/0272989X9101100302; P. Msaouel, T. Kappos, A. Tasoulis, A.P. Apostolopoulos, I. Lekkas, E.-S. Tripodaki & N.C. Keramaris: »Assessment of Cognitive Biases and Biostatistics Knowledge of Medical Residents: A Multicenter, Cross-Sectional Questionnaire Study«, *Medical Education Online* 19 (2014), https://doi.org/10.3402/meo.v19.23646; A.S. Elstein: »Heuristics and Biases: Selected Errors in Clinical Reasoning«, *Academic Medicine* 74, Nr. 7 (1999); H.N. Garb: »The Representativeness and Past-Behavior Heuristics in Clinical Judgment«, *Professional Psychology: Research and Practice* 27, Nr. 3 (1996): 272–277, https://doi.org/10.1037/0735-7028.27.3.272.

39 Garb: »Representativeness and Past-Behavior Heuristics«.

40 K. Hek, A. Demirkan, J. Lahti, A. Terracciano, A. Teumer, M.C. Cornelis, N. Amin et al., »A Genome-Wide Association Study of Depressive Symptoms«, *Biological Psychiatry* 73, Nr. 7 (2013): 667–678, https://doi.org/10.1016/j.biopsych.2012.09.033; S. Tomitaka, Y. Kawasaki, K. Ide, H. Yamada, H. Miyake & T.A. Furukawa, »Distribution of Total Depressive Symptoms Scores and Each Depressive Symptom Item in a Sample of Japanese Employees«, *PLoS ONE* 11, Nr. 1 (2016): e0147577–e0147577, https://doi.org/10.1371/journal.pone.0147577.

41 G.A. Bonanno, »Loss, Trauma, and Human Resilience: Have We underestimated the Human Capacity to Thrive After Extremely Aversive Events?« *American Psychologist* 59, Nr. (2004): 20–28.

42 I.R. Galatzer-Levy, S.A. Huang & G.A. Bonanno: »Trajectories of Resilience and Dysfunc-

tion Following Potential Trauma: A Review and Statistical Evaluation«, *Clinical Psychology Review* 63 (2018): 41–55.

43 Naval Health Research Center: »The Largest DoD Population-Based Military Health Study Launched Next Survey Cycle, Hopes to Enroll Military Members and Spouses«, Pressemitteilung, 19. Juli 2011.

44 Vgl. G. A. Bonanno, A. D. Mancini, J. L. Horton, T. Powell, C. A. LeardMann, E. J. Boyko, T. S. Wells, T. I. Hooper, G. Gackstetter & T. C. Smith: »Trajectories of Trauma Symptoms and Resilience in Deployed U.S. Military Service Members: A Prospective Cohort Study«, *British Journal of Psychiatry* 200 (2012): 317–323. Vgl. auch C. J. Donoho, G. A. Bonanno, B. Porter, L. Kearney & T. M. Powell: »A Decade of War: Prospective Trajectories of Posttraumatic Stress Disorder Symptoms Among Deployed US Military Personnel and the Influence of Combat Exposure«, *American Journal of Epidemiology* 186, Nr. 12 (2017): 1310–1318, https://doi.org/10.1093/aje/kwx318.

45 T. A. DeRoon-Cassini, A. D. Mancini, M. D. Rusch & G. A. Bonanno: »Psychopathology and Resilience Following Traumatic Injury: A Latent Growth Mixture Model Analysis«, *Rehabilitation Psychology* 55, Nr. 1 (2010): 1–11, https://doi.org/10.1037/a0018601; R. A. Bryant, A. Nickerson, M. Creamer, M. O'Donnell, D. Forbes, I. Galatzer-Levy, A. C. McFarlane & D. Silove: »Trajectory of Post-Traumatic Stress Following Traumatic Injury: 6-Year Follow-up«, *British Journal of Psychiatry* 206, Nr. 5 (2015): 417–423, https://doi.org/10.1192/bjp.bp.114.145516; G. A. Bonanno, P. Kennedy, I. R. Galatzer-Levy, P. Lude & M. L. Elfström: »Trajectories of Resilience, Depression, and Anxiety Following Spinal Cord Injury«, *Rehabilitation Psychology* 57, Nr. 3 (2012): 236–247, https://doi.org/10.1037/a0029256.

46 Über Reaktionsverläufe bei Krebs vgl. C. L. Burton, I. R. Galatzer-Levy & G. A. Bonanno: »Treatment Type and Demographic Characteristics as Predictors for Cancer Adjustment: Prospective Trajectories of Depressive Symptoms in a Population Sample«, *Health Psychology* 34 (2015): 602–609, https://doi.org/10.1037/hea0000145; W. W. T. Lam, G. A. Bonanno, A. D. Mancini, S. Ho, M. Chan, W. K. Hung, A. Or & R. Fielding: »Trajectories of Psychological Distress Among Chinese Women Diagnosed with Breast Cancer«, *Psycho-Oncology* 19, Nr. 10 (2010): 1044–1051, https://doi.org/10.1002/pon.1658. Zu Verlaufsmustern bei Herzinfarkten vgl. I. R. Galatzer-Levy & G. A. Bonanno: »Optimism and Death: Predicting the Course and Consequences of Depression Trajectories in Response to Heart Attack«, *Psychological Science* 24, Nr. 12 (2014): 2177–2188, https://doi.org/10.1177/0956797614551750; L. Meli, J. L. Birk, D. Edmondson & G. A. Bonanno: »Trajectories of Posttraumatic Stress Symptoms in Patients with Confirmed and Rule-Out Acute Coronary Syndrome«, *General Hospital Psychiatry* 62 (2019).

47 Zu jüngeren Trauerstudien vgl. F. Maccallum, I. R. Galatzer-Levy G. A. & Bonanno: »Trajectories of Depression Following Spousal and Child Bereavement: A Comparison of the Heterogeneity in Outcomes«, *Journal of Psychiatric Research* 69 (2015): 72–79, https://doi.org/10.1016/j.jpsychires.2015.07.017; G. A. Bonanno & M. Malgaroli: »Trajectories of Grief: Comparing Symptoms from the DSM-5 and ICD-11 Diagnoses«, *Depression and Anxiety* 37, Nr. 1 (2020): 17–25. Zu jüngeren Studien über Scheidung und Arbeitslosigkeit vgl. M. Malgaroli, I. R. Galatzer-Levy & G. A. Bonanno: »Heterogeneity in Trajectories of Depression in Response to Divorce Is Associated with Differential Risk for Mortality«, *Clinical Psychological Science* 5, Nr. 5 (2017): 843–850, https://doi.org/10.1177/2167702617705951; C. A. Stolove, I. R. Galatzer-Levy & G. A. Bonanno: »Emergence of Depression Following Job Loss Prospectively Predicts Lower Rates of Reemployment«, *Psychiatry Research* 253 (2017): 79–83.

3. Kapitel: Da steckt mehr dahinter

1 I. R. Galatzer-Levy, S. H. Huang & G. A. Bonanno: »Trajectories of Resilience and Dysfunction Following Potential Trauma: A Review and Statistical Evaluation«, *Clinical Psychology Review* 63 (2018): 41–55, https://doi.org/10.1016/j.cpr.2018.05.008.

2 F. H. Norris, M. J. Friedman & P. J. Watson: »60,000 Disaster Victims Speak. Part II: Summary and Implications of the Disaster Mental Health Research«, *Psychiatry-Interpersonal and Biological Processes* 65, Nr. 3 (2002): 240–260, https://doi.org/10.1521/psyc.65.3.240.20169.

3 G. A. Bonanno, S. Galea, A. Bucciarelli & D. Vlahov: »Psychological Resilience After Disaster: New York City in the Aftermath of the September 11th Terrorist Attack«, *Psychological Science* 17, Nr. 3 (2006): 181–186, https://doi.org/10.1111/j.1467-9280.2006.01682.x.

4 C. J. Donoho, G. A. Bonanno, B. Porter, L. Kearney & T. M. Powell: »A Decade of War: Prospective Trajectories of Posttraumatic Stress Disorder Symptoms Among Deployed US Military Personnel and the Influence of Combat Exposure«, *American Journal of Epidemiology* 186, Nr. 12 (2017): 1310–1318, https://doi.org/10.1093/aje/kwx318.

5 Für Besprechungen der Frage, wie stark sich der Schweregrad des Traumas auf den weiteren Verlauf bzw. auf Traumaergebnisse auswirkt vgl. C. R. Brewin, B. Andrews & J. D. Valentine: »Meta-Analysis of Risk Factors for Posttraumatic Stress Disorder in Trauma-Exposed Adults«, *Journal of Consulting and Clinical Psychology* 68, Nr. 5 (2000): 748–766; E. J. Ozer, S. R. Best, T. L. Lipsey & D. S. Weiss: »Predictors of Posttraumatic Stress Disorder and Symptoms in Adults: A Meta-Analysis«, *Psychological Bulletin* 129, Nr. 1 (2003): 52–73. Ein Beispiel für eine Studie, die zeigt, dass Trauma durch andere Faktoren modifiziert wird, findet sich in E. Levy-Gigi, G. A. Bonanno, A. R. Shapiro, G. Richter-Levin, S. Kéri & G. Sheppes: »Emotion Regulatory Flexibility Sheds Light on the Elusive Relationship Between Repeated Traumatic Exposure and Posttraumatic Stress Disorder Symptoms«, *Clinical Psychological Science* 4, Nr. 1 (2015): 28–39. Zu Beispielen für Studien, in denen kein Einfluss des Traumaschweregrads festgestellt wurde, vgl. A. Boals, Z. Trost, E. Rainey, M. L. Foreman & A. M. Warren: »Severity of Traumatic Injuries Predicting Psychological Outcomes: A Surprising Lack of Empirical Evidence«, *Journal of Anxiety Disorders* 50, (2017): 1–6, https://doi.org/10.1016/j.janxdis.2017.04.004; Y. Neria, A. Besser, D. Kiper & M. Westphal: »A Longitudinal Study of Posttraumatic Stress Disorder, Depression, and Generalized Anxiety Disorder in Israeli Civilians Exposed to War Trauma«, *Journal of Traumatic Stress* 23, Nr. 3 (2010): 322–330.

4. Kapitel: Das Resilienzparadox

1 Resilienzindikatoren, die in populärwissenschaftlichen Büchern, auf Websites und in den Medien propagiert wurden, haben wir aus den folgenden Quellen gesammelt: Sheryl Sandberg & Adam Grant: *Option B: Wie wir durch Resilienz Schicksalsschläge* überwinden *und Freude am Leben finden können*, Berlin: Ullstein 2018; Zelana Montminy: *21 Days to Resilience: How to Transcend the Daily Grind, Deal with the Tough Stuff, and Discover Your Inner Strength*, New York: HarperOne, 2016; Elaine Miller-Karas: *Building Resilience to Trauma: The Trauma and Community Resiliency Models*, New York: Routledge, 2015; Steven M. Southwick & Dennis S. Charney: *Resilience: The Science of Mastering Life's Greatest*

Challenges, Cambridge: Cambridge _University Press, 2012; Glenn R. Schiraldi: *The Resilience Workbook: Essential Skills to Recover from Stress, Trauma, and Adversity*, Oakland, CA: New Harbinger, 2017; Donald Robertson: *Build Your Resilience: CBT, Mindfulness and Stress Management to Survive and Thrive in Any Situation*, London: Hodder Education, 2012; Kelly Ann McNight: *The Resilience Way: Overcome the Unexpected and Build an Extraordinary Life ... on Your Own Terms!* Selbstverlag, 2019. Zu den Websites and Zeitschriftenartikeln gehörten: Romeo Vitelli: »What Makes Us Resilient?«, *Psychology Today*, 10. April 2018, www.psychologytoday.com/us/blog/media-spotlight/201804/what-makes-us-resilient; Kendra Cherry: »Characteristics of Resilient People«, *Very Well Mind*, 28. April 2020, www.verywellmind.com/characteristics-of -resilience-2795062; Brad Waters: »10 Traits of Emotionally Resilient People«, *Psychology Today*, 21. Mai 2013, www.psychologytoday.com/us/blog/design-your-path/201305/10-traits-emotionally-resilient-people; Kendra Cherry: »10 Ways to Build Your Resilience«, *Very Well Mind*, 24. Januar 2020, www.verywellmind.com/ways-to-become-more-resilient-2795063; Leslie Riopel: »Resilient Skills, Factors and Strategies of the Resilient Person«, *Positive Psychology*, 19. September 2020, https://positivepsychology.com/resilience-skills; »What Makes Some People More Resilient Than Others«, *Exploring Your Mind*, 5. Juni 2016, https://exploringyourmind.com/makes-people-resilient-others; Allan Schwartz: »Are You Emotionally Resilient?«, *Mental Help* (Blog), 12. Oktober 2019, www.mental help.net/blogs/are-you-emotionally-resilient; LaRae Quy: »4 Powerful Ways You Can Make Yourself More Resilient—Now«, *The Ladders*, 11. Januar 2019, www.theladders.com/career-advice/4-powerful-ways-you-can-make-yourself -more-resilient-now; »5 Steps to a More Resilient You«, *Psych Central*, 30. Januar 2011, https://psychcentral.com/blog/5-steps-to-a-more-resilient-you#1; »Being Resilient«, *Your Life Your Voice*, 16. Oktober 2019, www.yourlifeyourvoice.org/Pages/tip-being-resilient.aspx.

2 J. F. P. Peres, A. Moreira-Almeida, A. G. Nasello & H. G. Koenig: »Spirituality and Resilience in Trauma Victims«, *Journal of Religion and Health* 46, Nr. 3 (2007): 343–350 (Zitat 343), https://doi.org/10.1007/s10943-006-9103-0.

3 Olivia Goldhill: »Psychologists Have Found That a Spiritual Outlook Makes Humans More Resilient«, *Quartz*, 30. Januar 2016, https://qz.com/606564/psychologists-have-found-that-a-spiritual-outlook-makes-humans-universally-more-resilient-to-trauma.

4 Zu weiteren Informationen über dieses Thema vgl. H. R. Moody: »Is Religion Good for Your Health?«, *Gerontologist* 46, Nr. 1 (2006): 147–149; J. T. Moore & M. M. Leach: »Dogmatism and Mental Health: A Comparison of the Religious and Secular«, *Psychology of Religion and Spirituality* 8, Nr. 1 (2016): 54.

5 Vgl. J. H. Wortmann, C. L. Park & D. Edmondson: »Trauma and PTSD Symptoms: Does Spiritual Struggle Mediate the Link?«, *Psychological Trauma: Theory, Research, Practice and Policy* 3, Nr. 4 (2011): 442–452, https://doi.org/10.1037/a0021413; Caluori, N., J. C. Jackson, K. Gray & M. Gelfand: »Conflict Changes How People View God«, *Psychological Science* 31, Nr. 3 (2020): 280–292, https://doi.org/10.1177/0956797619895286.

6 R. W. Thompson, D. B. Arnkoff & C. R. Glass: »Conceptualizing Mindfulness and Acceptance as Components of Psychological Resilience to Trauma«, *Trauma, Violence, and Abuse* 12, Nr. 4 (2011): 220–235.

7 R. A. Baer, G. T. Smith, J. Hopkins, J. Krietemeyer & L. Toney: »Using Self-Report Assessment Methods to Explore Facets of Mindfulness«, *Assessment* 13, Nr. 1 (2006): 27–45.

8 Zu den allgemeinen Gesundheitsvorteilen der Achtsamkeit vgl. R. J. Davidson, J. Kabat-Zinn, J. Schumacher, M. Rosenkranz, D. Muller, S. F. Santorelli, F. Urbanowski, A. Harring-

ton, K. Bonus & J. F. Sheridan: »Alterations in Brain and Immune Function Produced by Mindfulness Meditation«, *Psychosomatic Medicine* 65, Nr. 4 (2003). Siehe auch K. W. Brown, R. M. Ryan & J. D. Creswell: »Mindfulness: Theoretical Foundations and Evidence for Its Salutary Effects«, *Psychological Inquiry* 18, Nr. 4 (2007): 211–237; J. D. Creswell: »Mindfulness Interventions«, *Annual Review of Psychology* 68 (2017): 491–516; J. Suttie: »Five Ways Mindfulness Meditation Is Good for Your Health«, *Greater Good Magazine*, Oktober 2018, https://greatergood.berkeley.edu/article/item/five_ways_mindfulness_meditation_is_good_for_your_health.

9 Zu den Vorteilen der Achtsamkeit bei klinischen Interventionen vgl. J. D. Teasdale, Z. V. Segal, J. M. G. Williams, V. A. Ridgeway, J. M. Soulsby & M. A. Lau: »Prevention of Relapse/Recurrence in Major Depression by Mindfulness-Based Cognitive Therapy«, *Journal of Consulting and Clinical Psychology* 68, Nr. 4 (2000): 615; S. G. Hofmann, A. T. Sawyer, A. A. Witt & D. Oh: »The Effect of Mindfulness-Based Therapy on Anxiety and Depression: A Meta-Analytic Review«, *Journal of Consulting and Clinical Psychology* 78, Nr. 2 (2010): 169–183, https://doi.org/10.1037/a0018555; B. Khoury, T. Lecomte, G. Fortin, M. Masse, P. Therien, V. Bouchard, M.-A. Chapleau, K. Paquin & S. G. Hofmann: »Mindfulness-Based Therapy: A Comprehensive Meta-Analysis«, *Clinical Psychology Review* 33, Nr. 6 (2013): 763–771; J. D. Creswell: »Mindfulness Interventions«, *Annual Review of Psychology* 68 (2017): 491–516.

10 R. W. Thompson, D. B. Arnkoff, & C. R. Glass: »Conceptualizing Mindfulness and Acceptance as Components of Psychological Resilience to Trauma«, *Trauma, Violence, and Abuse* 12, Nr. 4 (2011): 220–235.

11 Zitiert nach dem Abstract von N. T. Van Dam, M. K. van Vugt, D. R. Vago, L. Schmalzl, C. D. Saron, A. Olendzki, T. Meissner et al.: »Mind the Hype: A Critical Evaluation and Prescriptive Agenda for Research on Mindfulness and Meditation«, *Perspectives on Psychological Science* 13, Nr. 1 (2018): 36–61. Zu den möglichen Nebenwirkungen der Achtsamkeitsmeditation vgl. M. K. Lustyk, N. Chawla, R. Nolan & G. Marlatt: »Mindfulness Meditation Research: Issues of Participant Screening, Safety Procedures, and Researcher Training«, *Advances in MindBody Medicine* 24, Nr. 1 (2009): 20–30.

12 Auf diese Faktoren werde ich später im Buch noch ausführlicher eingehen. Zu weiterführenden Informationen und Forschungsnachweisen zu diesen Prädiktoren vgl. G. A. Bonanno, M. Westphal & A. D. Mancini: »Resilience to Loss and Potential Trauma«, *Annual Review of Clinical Psychology* 7 (2011), https://doi.org/10.1146/annurev -clinpsy-032210-104526; G. A. Bonanno, C. R. Brewin, K. Kaniasty & A. M. La Greca: »Weighing the Costs of Disaster: Consequences, Risks, and Resilience in Individuals, Families, and Communities«, *Psychological Science in the Public Interest* 11, Nr. 1 (2010): 1–49; G. A. Bonanno, S. A. Romero & S. I. Klein: »The Temporal Elements of Psychological Resilience: An Integrative Framework for the Study of Individuals, Families, and Communities«, *Psychological Inquiry* 26, Nr. 2 (2015): 139–169, https://doi.org/10.1080/1047840X.2015.992677. Zu Forschungsnachweisen für genetische Profile, die Resilienz und die anderen Verlaufsmuster unterscheiden vgl. K. Schultebraucks, K. W. Choi, I. G. Galatzer-Levy & G. A. Bonanno: »Discriminating Heterogeneous Trajectories of Resilience and Depression After Major Stressors Using Polygenic Scores: A Deep Learning Approach«, *JAMA Psychiatry* Juli 2021, 78(7), 744–752; doi: 10.1001/jamapsychiatry.20210228.

13 Zum besseren Verständnis dieser Erörterung habe ich die Idee der Effektgrößen vereinfacht. Sie ist in Wahrheit etwas komplexer, als hier angedeutet. So sind bei einigen Arten von statistischen Analysen die Effektgrößen nicht immer leicht zu bestimmen; in diesen

Fällen können wir nur Stellvertretervariablen oder Proxy-Effektgrößen berechnen. Bemerkenswert ist zudem, dass Effektgrößen größer erscheinen, wenn nur ein oder zwei Prädiktoren untersucht werden. Das liegt daran, dass andere verwandte Faktoren, die vielleicht ebenfalls von prognostischem Wert für Resilienz sind, nicht mitberücksichtigt wurden. Wenn wir in der Lage sind, viele mögliche Prädiktoren in derselben Analyse zu untersuchen, wie bei einer sogenannten multivariaten Analyse, lässt sich der Anteil der erklärten Gesamtvarianz erhöhen. Mit anderen Worten: Wir können besser erklären, wer resilient sein wird und wer nicht. Da jedoch viele Prädiktoren tendenziell in gewissem Maße miteinander korrelieren, verringert sich typischerweise der Anteil, der von jedem einzelnen Prädiktor erklärt wird.

14 Für eine Erörterung dieser Anzeichen oder Prädiktoren sowie der Qualität der ihnen zugrunde liegenden Nachweise vgl. wiederum Bonanno et al.: »Resilience to Loss and Potential Trauma«; Bonanno et al.: »Weighing the Costs of Disaster«; Bonanno et al.: »The Temporal Elements of Psychological Resilience.«

15 W. Mischel & Y. Shoda: »A Cognitive-Affective System Theory of Personality: Reconceptualizing Situations, Dispositions, Dynamics, and Invariance in Personality Structure«, *Psychological Review* 102, Nr. 2 (1995): 246–268, https://doi.org/10.1037/0033-295X.102.2.246; W. Mischel: »Toward a Cognitive Social Learning Reconceptualization of Personality«, *Psychological Review* 80, Nr. 4 (1973): 252–283, https://doi.org/10.1037/h0035002; W. Mischel, Y. Shoda & R. Mendoza-Denton: »Situation-Behavior Profiles as a Locus of Consistency in Personality«, *Current Directions in Psychological Science* 11, Nr. 2 (2002): 50–54; W. Mischel: *Der Marshmallow-Effekt: Wie Willensstärke unsere Persönlichkeit prägt*, München: Pantheon 2016.

16 Zur weiterführenden Erörterung der Kosten-Nutzen-Analyse in der Natur vgl. T. Kalisky, E. Dekel & U. Alon: »Cost-Benefit Theory and Optimal Design of Gene Regulation Functions«, *Physical Biology* 4, Nr. 4 (2007): 229; H. A. Orr: »The Genetic Theory of Adaptation: A Brief History«, *Nature Reviews Genetics* 6, Nr. 2 (2005): 119–127, https://doi.org/10.1038/nrg1523; J. S. Brown & T. L. Vincent: »Evolution of Cooperation with Shared Costs and Benefits«, *Proceedings of the Royal Society B: Biological Sciences* 275, Nr. 1646 (2008): 1985–1994; A. V. Georgiev, A. C. E. Klimczuk, D. M. Traficonte & D. Maestripieri: »When Violence Pays: A Cost-Benefit Analysis of Aggressive Behavior in Animals and Humans«, *Evolutionary Psychology* 11, Nr. 3 (2013): 678–699.

17 Charles Darwin: *Die Entstehung der Arten,* Stuttgart: Reclam, 1963. (Engl.: *On the Origin of Species, by Means of Natural Selection,* London: John Murray, 1859).

18 Brief Darwins an den Botaniker Asa Gray vom 3. April 1860, The Darwin Correspondence Project, University of Cambridge, www.darwinproject.ac.uk/letter/DCP-LETT-2743.xml.

19 Charles Darwin: *Abstammung des Menschen und die geschlechtliche Zuchtwahl*, E-Book, OK Publishing 2017. (Engl.: *The Descent of Man, and Selection in Relation to Sex,* London: John Murray, 1871).

20 Darwin: *Abstammung des Menschen*, 772.

21 Richard O. Prum: *Die Evolution der Schönheit. Darwins vergessene Theorie zur Partnerwahl*, Berlin: Matthes & Seitz 2022; M. Petrie & T. Halliday: »Experimental and Natural Changes in the Peacock's (*Pavo cristatus*) Train Can Affect Mating Success«, *Behavioral Ecology and Sociobiology* 35, Nr. 3 (1994): 213–217, https://doi.org/10.1007/BF00167962.

22 Obwohl man lange davon ausging, dass Geparden ihre Verfolgungsjagden aufgrund von starker Überhitzung abbrechen, deuten neuere Studien darauf hin, dass der Grund dafür eher so etwas wie eine schwere Stressreaktion ist. Für weitere Hintergrundinformatio-

nen zu Geparden vgl. R. S. Hetem, D. Mitchell, B. A. de Witt, L. G. Fick, L. C. R. Meyer, S. K. Maloney & A. Fuller: »Cheetah Do Not Abandon Hunts Because They Overheat«, *Biology Letters* 9, Nr. 5 (2013): 20130472, https://doi.org/10.1098/rsbl.2013.0472; T. Y. Hubel, J. P. Myatt, N. R. Jordan, O. P. Dewhirst, J. W. McNutt & A. M. Wilson: »Energy Cost and Return for Hunting in African Wild Dogs and Cheetahs«, *Nature Communications* 7, Nr. 1 (2016): 11034, https://doi.org/10.1038/ncomms11034; R. Nuwer: »Cheetahs Spend 90 Percent of Their Days Sitting Around«, *Smithsonian*, Oktober 2014; »Adaptations to Speed«, Dell Cheetah Center, Zambia, www.dccafrica.co.za/cheetah-facts/adaptations-to-speed.

23 Zur Klassifizierung in gute und schlechte Strategien bei der Bewältigung und Gefühlsregulation vgl. A. Aldao & S. Nolen-Hoeksema: »When Are Adaptive Strategies Most Predictive of Psychopathology?«, *Journal of Abnormal Psychology* 121, Nr. 1 (2012): 276–281, https://doi.org/10.1037/a0023598; C. A. Smith, K. A. Wallston, K. A. Dwyer & W. Dowdy: »Beyond Good and Bad Coping: A Multidimensional Examination of Coping with Pain in Persons with Rheumatoid Arthritis«, *Annals of Behavioral Medicine* 19, Nr. 1 (1997): 11–21.

24 Für ausführlichere Berichte zu dieser Forschung vgl. J. E. Schwartz, J. Neale, C. Marco, S. S. Shiffman & A. A. Stone: »Does Trait Coping Exist? A Momentary Assessment Approach to the Evaluation of Traits«, *Journal of Personality and Social Psychology* 77, Nr. 2 (1999): 360–369, https://doi.org/10.1037/0022-3514.77.2.360; A. A. Stone, J. E. Schwartz, J. M. Neale, S. Shiffman, C. A. Marco, M. Hickcox, J. Paty, L. S. Porter & L. J. Cruise: »A Comparison of Coping Assessed by Ecological Momentary Assessment and Retrospective Recall«, *Journal of Personality and Social Psychology* 74, Nr. 6 (1998): 1670.

25 Zu weiteren Informationen zu diesen Studienergebnissen vgl. J. L. Austenfeld & A. L. Stanton: »Coping Through Emotional Approach: A New Look at Emotion, Coping, and Health-Related Outcomes«, *Journal of Personality* 72, Nr. 6 (2004): 1335–1364, https://doi.org/10.1111/j.1467-6494.2004.00299; J. Smyth & S. J. Lepore: *The Writing Cure: How Expressive Writing Promotes Health and Emotional Well-Being*, Washington, DC: American Psychological Association, 2002; B. E. Compas, C. J. Forsythe & B. M. Wagner: »Consistency and Variability in Causal Attributions and Coping with Stress«, *Cognitive Therapy and Research* 12, Nr. 3 (1988): 305–320, https://doi.org/10.1007/bf01176192; D. G. Kaloupek, H. White & M. Wong: »Multiple Assessment of Coping Strategies Used by Volunteer Blood Donors: Implications for Preparatory Training«, *Journal of Behavioral Medicine* 7, Nr. 1 (1984): 35–60, https://doi.org/10.1007/BF00845346.

26 T. L. Webb, E. Miles & P. Sheeran: »Dealing with Feeling: A MetaAnalysis of the Effectiveness of Strategies Derived from the Process Model of Emotion Regulation«, *Psychological Bulletin* 138, Nr. 4 (2012): 775–808, https://doi.org/10.1037/a0027600.

27 G. Hein, G. Silani, K. Preuschoff, C. D. Batson & T. Singer: »Neural Responses to Ingroup and Outgroup Members' Suffering Predict Individual Differences in Costly Helping«, *Neuron* 68, Nr. 1 (2010): 149–160, https://doi.org/10.1016/j.neuron.2010.09.003; James C. Coyne, Camille B. Wortman & Darrin R. Lehman: »The Other Side of Support: Emotional Overinvolvement and Miscarried Helping« in: Benjamin H. Gottlieb (Hg.): *Marshaling Social Support: Formats, Processes, and Effects*, 305–330, Thousand Oaks, CA: Sage, 1988; J. C. Coyne: »Depression and the Response of Others«, *Journal of Abnormal Psychology* 85 (1976): 186–193, https://doi.org/10.1037/0021-843X.85.2.186; E. D. Diminich & G. A. Bonanno: »Faces, Feelings, Words: Divergence Across Channels of Emotional Responding in Complicated Grief«, *Journal of Abnormal Psychology* 123 (2014): 350–361.

28 A. S. Troy, A. J. Shallcross & I. B. Mauss: »A Person-by-Situation Approach to Emotion

Regulation: Cognitive Reappraisal Can Either Help or Hurt, Depending on the Context«, *Psychological Science* 24, Nr. 2 (2013): 2505–2514, https://doi.org/10.1177/0956797613496434; G. Sheppes, S. Scheibe, G. Suri, P. Radu, J. Blechert & J. J. Gross: »Emotion Regulation Choice: A Conceptual Framework and Supporting Evidence«, *Journal of Experimental Psychology: General* 143, Nr. 1 (2014): 163–181, https://doi.org/10.1037/a0030831.

29 Zur Forschung und Theorie der Bewältigung (*Coping*) vgl. R. S. Lazarus & S. Folkman: *Stress, Appraisal, and Coping,* New York: Springer, 1984; S. Folkman & J. T. Moskowitz: »Coping: Pitfalls and Promise«, *Annual Review of Psychology* 55, Nr. 1 (2004): 745–774; C. S. Carver & J. Connor-Smith: »Personality and Coping«, *Annual Review of Psychology* 61, Nr. 1 (2009): 679–704; C. Cheng: »Assessing Coping Flexibility in Real-Life and Laboratory Settings: A Multimethod Approach«, *Journal of Personality and Social Psychology* 80, Nr. 5 (2001): 814–833. Zur Gefühlsregulation vgl. J. J. Gross: »The Emerging Field of Emotion Regulation: An Integrative Review«, *Review of General Psychology* 2, Nr. 3 (1998): 271–299; J. J. Gross: »Emotion Regulation: Past, Present, Future«, *Cognition and Emotion* 13, Nr. 5 (1999): 551–573; A. Aldao, G. Sheppes & J. J. Gross: »Emotion Regulation Flexibility«, *Cognitive Therapy and Research* 39, Nr. 3 (2015): 263–278. Für eine integrative Übersicht über sowohl Bewältigung als auch Gefühlsregulation vgl. G. A. Bonanno & C. L. Burton: »Regulatory Flexibility: An Individual Differences Perspective on Coping and Emotion Regulation«, *Perspectives on Psychological Science* 8, Nr. 6 (2013): 591–612, https://doi.org/10.1177/1745691613504116.

30 Vgl. G. A. Bonanno: »Resilience in the Face of Loss and Potential Trauma«, *Current Directions in Psychological Science* 14, Nr. 3 (2005): 135–138; G. A. Bonanno: *Die andere Seite der Trauer. Verlustschmerz und Trauma aus eigener Kraft überwinden,* Bielefeld: Aisthesis 2012.

31 Wesentliche Impulse für diese Entwicklung gehen auf die exzellente Forschungsarbeit von Barbara Frederickson zurück. Vgl. zum Beispiel Barbara L. Fredrickson & Laura E. Kurtz: »Cultivating Positive Emotions to Enhance Human Flourishing« in: Stewart I. Donaldson, Mihaly Csikszentmihalyi & Jeanne Nakamura (Hg.): *Applied Positive Psychology: Improving Everyday Life, Health, Schools, Work, and Society*, 35–47, New York: Taylor and Francis, 2011; B. L. Fredrickson: »Cultivating Positive Emotions to Optimize Health and Well-Being«, *Prevention and Treatment* 3, Nr. 1 (2000): 1a. Vgl. aber auch populäre Websites wie etwa Tony Robbins' Blog, Mind and Meaning, wo Robbins positive Gefühle beschreibt sowie die »emotionale Saat, die ihr in eurem Garten pflanzen könnt, um Erfüllung und Reichtum in euer Leben zu bringen.« Zitiert nach Team Tony: »Cultivating Positive Emotions: 10 Emotional Seeds to Plant in Your Garden Now«, Tony Robbins, www.tonyrobbins.com/mind-meaning/cultivating-positive-emotions.

32 Eine hervorragende Besprechung dieser Literatur findet sich in J. Gruber, I. B. Mauss & M. Tamir: »A Dark Side of Happiness? How, When, and Why Happiness Is Not Always Good«, *Perspectives on Psychological Science* 6, Nr. 3 (2011): 222–233, https://doi.org/10.1177/1745691611406927. Vgl. auch M. A. Davis: »Understanding the Relationship Between Mood and Creativity: A Meta-Analysis«, *Organizational Behavior and Human Decision Processes* 108, Nr. 1 (2009): 25–38; M. Tamir, C. Mitchell & J. J. Gross: »Hedonic and Instrumental Motives in Anger Regulation«, *Psychological Science* 19, Nr. 4 (2008): 324–328, https://doi.org/10.1111/j.1467-9280.2008.02088.x; E. Diener, C. R. Colvin, W. G. Pavot & A. Allman: »The Psychic Costs of Intense Positive Affect«, *Journal of Personality and Social Psychology* 61, Nr. 3 (1991): 492; E. K. Kalokerinos, K. H. Greenaway, D. J. Pedder

& E. A. Margetts: »Don't Grin When You Win: The Social Costs of Positive Emotion Expression in Performance Situations«, *Emotion* 14, Nr. 1 (2014): 180.

33 Vgl. A. Papa & G. A. Bonanno: »Smiling in the Face of Adversity: The Interpersonal and Intrapersonal Functions of Smiling«, *Emotion* 8, Nr. 1 (2008): 1–12. Zu weiteren Informationen über positive Emotionen und wie sie dazu beitragen, negative Gefühle aufzulösen, vgl. B. L. Fredrickson: »The Role of Positive Emotions in Positive Psychology: The Broaden-and-Build Theory of Positive Emotions«, *American Psychologist* 56, Nr. 3 (2001): 218–226, https://doi.org/10.1037/0003-066x.56.3.218.

34 Zu weiteren Informationen über diese Studie vgl. G. A. Bonanno, D. M. Colak, D. Keltner, M. N. Shiota, A. Papa, J. G. Noll, F. W. Putnam & P. K. Trickett: »Context Matters: The Benefits and Costs of Expressing Positive Emotion Among Survivors of Childhood Sexual Abuse«, *Emotion* 7, Nr. 4 (2007): 824–837, https://doi.org/10.1037/1528-3542.7.4.824. Zu den Folgen eines offengelegten Missbrauchs vgl. D. Della Femina, C. A. Yeager & D. O. Lewis: »Child Abuse: Adolescent Records vs. Adult Recall«, *Child Abuse and Neglect* 14, Nr. 2 (1990): 227–231.

35 Vgl. E. B. Blanchard, E. J. Hickling, N. Mitnick, A. E. Taylor, W. R. Loos & T. C. Buckley: »The Impact of Severity of Physical Injury and Perception of Life Threat in the Development of Post-Traumatic Stress Disorder in Motor Vehicle Accident Victims«, *Behaviour Research and Therapy* 33, Nr. 5 (1995): 529–534, https://doi.org/10.1016/0005-7967(94)00079-Y; L. Meli, J. Birk, D. Edmondson & G. A. Bonanno: »Trajectories of Posttraumatic Stress in Patients with Confirmed and Rule-Out Acute Coronary Syndrome«, *General Hospital Psychiatry* 62 (2020): 37–42, https://doi.org/10.1016/j.genhosppsych.2019.11.006.

36 Vgl. T. L. Holbrook, D. B. Hoyt, M. B. Stein & W. J. Sieber: »Perceived Threat to Life Predicts Posttraumatic Stress Disorder After Major Trauma: Risk Factors and Functional Outcome«, *Journal of Trauma and Acute Care Surgery* 51, Nr. 2 (2001). Zur Forschung über die Anschläge des 11. Septembers vgl. G. A. Bonanno, C. Rennicke & S. Dekel: »Self-Enhancement Among High-Exposure Survivors of the September 11th Terrorist Attack: Resilience or Social Maladjustment?«, *Journal of Personality and Social Psychology* 88, Nr. 6 (2005): 984–998. Vgl. auch C. N. Dulmus & C. Hilarski: »When Stress Constitutes Trauma and Trauma Constitutes Crisis: The Stress-Trauma-Crisis Continuum«, *Brief Treatment and Crisis Intervention* 3, Nr. 1 (2003): 27–36.

37 Zu gut lesbaren Zusammenfassungen dieser Arbeit vgl. auch Paul Slovic: »The Perception of Risk« in: Robert J. Sternberg, Susan T. Fiske & Donald J. Foss (Hg.): *Scientists Making a Difference: One Hundred Eminent Behavioral and Brain Scientists Talk About Their Most Important Contributions*, 179–182, Cambridge: Cambridge University Press, 2016; V. J. Brown: »Risk Perception: It's Personal«, *Environmental Health Perspectives* 122, Nr. 10 (2014): A276–A279, https://doi.org/10.1289/ehp.122-A276. Zu vertiefenden wissenschaftlichen Beiträgen über die Risikowahrnehmung von Nichtfachleuten vgl. P. Slovic: »Perception of Risk«, *Science* 236, Nr. 4799 (1987): 280–285, https://doi.org/10.1126/science.3563507; P. Slovic (Hg.): *The Feeling of Risk: New Perspectives on Risk Perception*, New York: Earthscan, 2010; G. F. Loewenstein, E. U. Weber, C. K. Hsee & N. Welch: »Risk as Feelings«, *Psychological Bulletin* 127, Nr. 2 (2001): 267–286, https://doi.org/10.1037/0033-2909.127.2.267.

38 Terri L. Messman-Moore & Selime R. Salim: »Risk Perception and Sexual Assault« in: William T. O'Donohue & Paul A. Schewe (Hg.): *Handbook of Sexual Assault and Sexual Assault Prevention*, 211–228, Cham, Schweiz: Springer, 2019, 211, https://doi.org/10.1007/978-3-030-23645-8_12.

39 A.E. Wilson, K.S. Calhoun & J.A. Bernat: »Risk Recognition and Trauma-Related Symptoms Among Sexually Revictimized Women«, *Journal of Consulting and Clinical Psychology* 67, Nr. 5 (1999): 705.
40 T.L. Messman-Moore & A.L. Brown: »Risk Perception, Rape, and Sexual Revictimization: A Prospective Study of College Women«, *Psychology of Women Quarterly* 30, Nr. 2 (2006): 159–172.
41 Vgl. R.A. Ferrer, W.M.P. Klein, A. Avishai, K. Jones, M. Villegas & P. Sheeran: »When Does Risk Perception Predict Protection Motivation for Health Threats? A Person-by-Situation Analysis«, *PLoS ONE* 13, Nr. 3 (2018): e0191994–e0191994, https://doi.org/10.1371/journal.pone.0191994; M. Caserotti, E. Rubaltelli & P. Slovic: »How Decision Context Changes the Balance Between Cost and Benefit Increasing Charitable Donations«, *Judgment and Decision Making* 14, Nr. 2 (2019): 187–199; P.D. Windschitl & E.U. Weber: »The Interpretation of ›Likely‹ Depends on the Context, but ›70 %‹ Is 70 %—Right? The Influence of Associative Processes on Perceived Certainty«, *Journal of Experimental Psychology: Learning, Memory, and Cognition* 25, Nr. 6 (1999): 1514.
42 R. Goodwin, M. Willson & G. Stanley Jr.: »Terror Threat Perception and Its Consequences in Contemporary Britain«, *British Journal of Psychology* 96, Nr. 4 (2005): 389–406.
43 I.R. Galatzer-Levy, M.M. Steenkamp, A.D. Brown, M. Qian, S. Inslicht, C. Henn-Haase, C. Otte, R. Yehuda, T.C. Neylan & C.R. Marmar: »Cortisol Response to an Experimental Stress Paradigm Prospectively Predicts LongTerm Distress and Resilience Trajectories in Response to Active Police Service«, *Journal of Psychiatric Research* 56 (2014): 36–42, https://doi.org/10.1016/j.jpsychires.2014.04.020.
44 I. Wald, T. Shechner, S. Bitton, Y. Holoshitz, D.S. Charney, D. Muller, N.A. Fox, D.S. Pine & Y. Bar-Haim: »Attention Bias Away from Threat During Life Threatening Danger Predicts PTSD Symptoms at One-Year Follow-Up«, *Depression and Anxiety* 28, Nr. 5 (2011): 406–411, https://doi.org/10.1002/da.20808. Vgl. auch Y. Bar-Haim, D. Lamy, L. Pergamin, M.J. Bakermans-Kranenburg & M.H. van Ijzendoorn: »Threat-Related Attentional Bias in Anxious and Nonanxious Individuals: A Meta-Analytic Study«, *Psychological Bulletin* 133 (2007): 1–24, https://doi.org/10.1037/0033-2909.133.1.1.
45 Vgl. L. Meli et al.: »Trajectories of Posttraumatic Stress in Patients with Confirmed and Rule-Out Acute Coronary Syndrome.«

5. Kapitel: Ein flexibles Selbstbild

1 Zitiert nach C. Dweck: »What Having a ›Growth Mindset‹ Actually Means«, *Harvard Business Review* 13 (2016): 213–226. Zu weiteren Informationen über das wachstumsorientierte Selbstbild (growth mindset) vgl. auch C. Dweck: »Carol Dweck Revisits the Growth Mindset«, *Education Week* 35, Nr. 5 (2015): 20–24; Carol S. Dweck: *Selbstbild: Wie unser Denken Erfolge oder Niederlagen bewirkt*, München. Piper 2017. (Orig.: *Mindset: The New Psychology of Success*, New York: Random House, 2008).
2 Vgl. S.C. Kobasa: »Stressful Life Events, Personality, and Health: An Inquiry into Hardiness«, *Journal of Personality and Social Psychology* 37, Nr. 1 (1979): 1–11.
3 S.C. Funk: »Hardiness: A Review of Theory and Research«, *Health Psychology* 11 (1992): 335–345, https://doi.org/10.1037/0278-6133.11.5.335.
4 Kobasa, _»Stressful Life Events«; S.R. Maddi: »Hardiness: The Courage to Grow from

Stresses«, *Journal of Positive Psychology* 1, Nr. 3 (2006): 160–168 (Zitat 160); V. Florian, M. Mikulincer & O. Taubman: »Does Hardiness Contribute to Mental Health During a Stressful Real-Life Situation? The Roles of Appraisal and Coping«, *Journal of Personality and Social Psychology* 68, Nr. 4 (1995): 687.

5 Es gibt einige wichtige Unterschiede zwischen dem Konzept der Hardiness und dem flexiblen Selbstbild. Einer der ursprünglichen Vertreter des Hardiness-Konzepts, Salvador Maddi, betonte die nuancierten Merkmale dieser Bestandteile und ihre Unterschiede zu ähnlichen Konzepten, einschließlich zum Beispiel Optimismus. Vgl. S. R. Maddi & M. Hightower: »Hardiness and Optimism as Expressed in Coping Patterns«, *Consulting Psychology Journal: Practice and Research* 51 (1999): 95–105, https://doi.org/10.1037/1061-4087.51.2.95. Maddi hat außerdem argumentiert, dass alle drei Elemente der Hardiness von wesentlicher Bedeutung sind und »dass es nicht genügt, über nur eine oder auch zwei dieser Hardiness-Einstellungen zu verfügen«. Ich verstehe das flexible Selbstbild eher als übergreifendes Konzept: Die einzelnen Bestandteile sind nicht so wichtig wie die Gesamteinstellung.

6 M. F. Scheier, C. S. Carver & M. W. Bridges: »Distinguishing Optimism from Neuroticism (and Trait Anxiety, Self-Mastery, and Self-Esteem): A Reevaluation of the Life Orientation Test«, *Journal of Personality and Social Psychology* 67, Nr. 6 (1994): 1063–1078; M. F. Scheier & C. S. Carver: »Optimism, Coping, and Health: Assessment and Implications of Generalized Outcome Expectancies«, *Health Psychology* 4, Nr. 3 (1985): 219.

7 Emily Esfahani Smith: »The Benefits of Optimism Are Real«, *The Atlantic*, 1. März 2013, www.theatlantic.com/health/archive/2013/03/the-benefits-of -optimism-are-real/273306; Steven M. Southwick & Dennis S. Charney: *Resilience: The Science of Mastering Life's Greatest Challenges*, Cambridge: Cambridge University Press, 2012; Martin E. P. Seligman: *Pessimisten küsst man nicht: Optimismus kann man lernen*, München: Droemer Knaur, 2001.

8 Vgl. zum Beispiel W. W. T. Lam, G. A. Bonanno, A. D. Mancini, S. Ho, M. Chan, W. K. Hung, A. Or & R. Fielding: »Trajectories of Psychological Distress Among Chinese Women Diagnosed with Breast Cancer«, *Psycho-Oncology* 19, Nr. 10 (2010): 1044–1051, https://doi.org/10.1002/pon.1658; F. Segovia, J. L. Moore, S. E. Linnville, R. E. Hoyt & R. E. Hain: »Optimism Predicts Resilience in Repatriated Prisoners of War: A 37-Year Longitudinal Study«, *Journal of Traumatic Stress* 25, Nr. 3 (2012): 330–336; A. J. Quale & A. K. Schanke: »Resilience in the Face of Coping with a Severe Physical Injury: A Study of Trajectories of Adjustment in a Rehabilitation Setting«, *Rehabilitation Psychology* 55, Nr. 1 (2010): 12–22. Zu prospektiven Studienergebnissen vgl. I. R. Galatzer-Levy & G. A. Bonanno: »Optimism and Death: Predicting the Course and Consequences of Depression Trajectories in Response to Heart Attack«, *Psychological Science* 25, Nr. 12 (2014): 2177–2188, https://doi.org/10.1177/0956797614551750. Zu einer Besprechung dieser Forschung vgl. G. A. Bonanno, M. Westphal & A. D. Mancini: »Resilience to Loss and Potential Trauma«, *Annual Review of Clinical Psychology* 7 (2011), https://doi.org/10.1146/annurev-clinpsy-032210-104526.

9 Vgl. H. N. Rasmussen, M. F. Scheier & J. B. Greenhouse: »Optimism and Physical Health: A Meta-Analytic Review«, *Annals of Behavioral Medicine* 37, Nr. 3 (2009): 239–256, https://doi.org/10.1007/s12160-009-9111-x.

10 Beispiele dafür, dass Optimismus keine aussagefähigen Prognosen für bessere Ergebnisse erlaubt, finden sich in Y. Benyamini & I. Roziner: »The Predictive Validity of Optimism and Affectivity in a Longitudinal Study of Older Adults«, *Personality and Individual Differences* 44, Nr. 4 (2008): 853–864, https://doi.org/10.1016/j.paid.2007.10.016; A. Serla-

chius, L. Pulkki-Råback, M. Elovainio, M. Hintsanen, V. Mikkilä, T.T. Laitinen, M. Jokela, et al.: »Is Dispositional Optimism or Dispositional Pessimism Predictive of Ideal Cardiovascular Health? The Young Finns Study«, *Psychology and Health* 30, Nr. 10 (2015): 1221–1239; E. Schoen, E.M. Altmaier & B. Tallman: »Coping After Bone Marrow Transplantation: The Predictive Roles of Optimism and Dispositional Coping«, *Journal of Clinical Psychology in Medical Settings* 14, Nr. 2 (2007): 123–129; H.I.M. Mahler & J.A. Kulik: »Optimism, Pessimism and Recovery from Coronary Bypass Surgery: Prediction of Affect, Pain and Functional Status«, *Psychology, Health and Medicine* 5, Nr. 4 (2000): 347–358; K.R. Fontaine & L.C. Jones: »Self-Esteem, Optimism, and Postpartum Depression«, *Journal of Clinical Psychology* 53, Nr. 1 (1997): 59–63.

11 A. Craig, Y. Tran & J. Middleton: »Psychological Morbidity and Spinal Cord Injury: A Systematic Review«, *Spinal Cord* 47, Nr. 2 (2009): 108–114.

12 Zu einem aktuellen Beispiel dafür, wie Musik in Verbindung mit positiven Suggestionen für die Schmerztherapie genutzt werden kann, vgl. H. Nowak, N. Zech, S. Asmussen, T. Rahmel, M. Tryba, G. Oprea, L. Grause et al.: »Effect of Therapeutic Suggestions During General Anaesthesia on Postoperative Pain and Opioid Use: Multicentre Randomised Controlled Trial«, *BMJ* 371, m4284 (2021), https://doi.org/10.1136/bmj.m4284.

13 Einen aufschlussreichen geschichtlichen Abriss der medizinischen Auffassungen, die in Bezug auf Verletzungen des Rückenmarks vertreten wurden, bietet Roberta B. Trieschmann: *Spinal Cord Injuries: The Psychological, Social, and Vocational Adjustment*, New York: Pergamon Press, 1988, 68.

14 T. Sharot, A.M. Riccardi, C.M. Raio & E.A. Phelps: »Neural Mechanisms Mediating Optimism Bias«, *Nature* 450, Nr. 7166 (2007): 102–105, https://doi.org/10.1038/nature06280. Vgl. auch A. Etkin, T. Egner, D.M. Peraza, E.R. Kandel & J. Hirsch: »Resolving Emotional Conflict: A Role for the Rostral Anterior Cingulate Cortex in Modulating Activity in the Amygdala«, *Neuron* 51, Nr. 6 (2006): 871–882, https://doi.org/10.1016/j.neuron.2006.07.029.

15 Zu weiteren Informationen über die Auswirkungen von Optimismus auf die Motivation vgl. C.S. Carver & M.F. Scheier: »Dispositional Optimism«, *Trends in Cognitive Sciences* 18, Nr. 6 (2014): 293–299, https://doi.org/10.1016/j.tics.2014.02.003. Zu dem motivierenden Effekt, den Optimismus sogar bei Tieren hat, vgl. R. Rygula, J. Golebiowska, J. Kregiel, J. Kubik & P. Popik: »Effects of Optimism on Motivation in Rats«, *Frontiers in Behavioral Neuroscience* 9 (2015): 32, https://doi.org/10.3389/fnbeh.2015.00032.

16 L.O. Lee, P. James, E.S. Zevon, E.S. Kim, C. Trudel-Fitzgerald, A. Spiro III, F. Grodstein & L.D. Kubzansky: »Optimism Is Associated with Exceptional Longevity in 2 Epidemiologic Cohorts of Men and Women«, *Proceedings of the National Academy of Sciences* (2019): 201900712, https://doi.org/10.1073/pnas.1900712116.

17 Vgl. C.S. Carver, M.F. Scheier & S.C. Segerstrom: »Optimism«, *Clinical Psychology Review* 30, Nr. 7 (2010): 879–889; Carver & Scheier, »Dispositional Optimism.«

18 M.M. Adams & A.L. Hicks: »Spasticity After Spinal Cord Injury«, *Spinal Cord* 43, Nr. 10 (2005): 577–586, https://doi.org/10.1038/sj.sc.3101757.

19 R.D. Pentz, M. White, R.D. Harvey, Z.L. Farmer, Y. Liu, C. Lewis, O. Dashevskaya, T. Owonikoko & F.R. Khuri: »Therapeutic Misconception, Misestimation, and Optimism in Participants Enrolled in Phase 1 Trials«, *Cancer* 118, Nr. 18 (2012): 4571–4578, https://doi.org/10.1002/cncr.27397.

20 Vgl. K. Sweeny & J.A. Shepperd: »The Costs of Optimism and the Benefits of Pessimism«, *Emotion* 10, Nr. 5 (2010): 750; M.W. Gallagher, L.J. Long, A. Richardson & J.M. D'Souza:

»Resilience and Coping in Cancer Survivors: The Unique Effects of Optimism and Mastery«, *Cognitive Therapy and Research* 43, Nr. 1 (2019): 32–44; M. Cohen, I. Levkovich, S. Pollack & G. Fried: »Stability and Change of Post-Chemotherapy Symptoms in Relation to Optimism and Subjective Stress: A Prospective Study of Breast Cancer Survivors«, *PsychoOncology* 28, Nr. 10 (2019): 2017–2024.

21 Gerald G. Jampolsky: *Was heilt, ist die Liebe: 12 Schritte zu innerem Frieden*, München: Kösel, 2001.

6. Kapitel: Synergie

1 G. A. Bonanno: »Identity Continuity and Complexity in Resilience and Recovery from Loss«, *Making Sense of the Unimaginable: How Meaning Making Dynamics Shape Recovery from Severe Stress Experiences*, Symposium, E. de St. Aubin (Vorsitz), Association for Psychological Science 20th Annual Convention, Chicago, 2008.

2 G. A. Bonanno, P. Kennedy, I. Galatzer-Levy, P. Lude & M. L. Elfström: »Trajectories of Resilience, Depression, and Anxiety Following Spinal Cord Injury«, *Rehabilitation Psychology* 57, Nr. 3 (2012): 236–247; A. Craig, Y. Tran & J. Middleton: »Psychological Morbidity and Spinal Cord Injury: A Systematic Review«, *Spinal Cord* 47, Nr. 2 (2009): 108–114; K. M. Hancock, A. R. Craig, H. G. Dickson, E. Chang & J. Martin: »Anxiety and Depression over the First Year of Spinal Cord Injury: A Longitudinal Study«, *Spinal Cord* 31, Nr. 6 (1993): 349–357.

3 Vgl. O. Vassend, A. J. Quale, O. Røise & A.-K. Schanke: »Predicting the Long-Term Impact of Acquired Severe Injuries on Functional Health Status: The Role of Optimism, Emotional Distress and Pain«, *Spinal Cord* 49, Nr. 12 (2011): 1193–1197, https://doi.org/10.1038/sc.2011.70; B. Akbari, S. F. Shahkhali & R. G. Jobaneh: »Canonical Analysis of the Relationships of Religiosity, Hope, and Optimism with the Meaning of Life and Quality of Life in Spinal Cord Injury Patients«, *Journal of Religion and Health* 7, Nr. 1 (2019): 11–19; Bonanno et al.: »Trajectories of Resilience«; K. P. Arbour-Nicitopoulos, K. A. M. Ginis & A. E. Latimer: »Planning, Leisure-Time Physical Activity, and Confidence in Coping in Persons with Spinal Cord Injury: A Randomized Controlled Trial«, *Archives of Physical Medicine and Rehabilitation* 90, Nr. 12 (2009): 2003–2011, https://doi.org/10.1016/j.apmr.2009.06.019; I. R. Molton, M. P. Jensen, W. Nielson, D. Cardenas & D. M. Ehde: »A Preliminary Evaluation of the Motivational Model of Pain Self-Management in Persons with Spinal Cord Injury-Related Pain«, *Journal of Pain* 9, Nr. 7 (2008): 606–612, https://doi.org/10.1016/j.jpain.2008.01.338.

4 Vgl. A. Bandura, D. Cioffi, C. B. Taylor & M. E. Brouillard: »Perceived Self-Efficacy in Coping with Cognitive Stressors and Opioid Activation«, *Journal of Personality and Social Psychology* 55, Nr. 3 (1988): 479–488, https://doi.org/10.1037/0022-3514.55.3.479; C. Cozzarelli: »Personality and Self-Efficacy as Predictors of Coping with Abortion«, *Journal of Personality and Social Psychology* 65, Nr. 6 (1993): 1224–1236, https://doi.org/10.1037/0022-3514.65.6.1224; E. J. Philip, T. V. Merluzzi, Z. Zhang & C. A. Heitzmann: »Depression and Cancer Survivorship: Importance of Confidence in Coping in Post-Treatment Survivors«, *Psycho-Oncology* 22, Nr. 5 (2013): 987–994, https://doi.org/10.1002/pon.3088; J. A. Turner, M. Ersek & C. Kemp: »Self-Efficacy for Managing Pain Is Associated with Disability, Depression, and Pain Coping Among Retirement Community Residents with Chronic Pain«,

Journal of Pain 6, Nr. 7 (2005): 471–479, https://doi.org/10.1016/j.jpain.2005.02.011; M. W. G. Bosmans, H. W. Hofland, A. E. De Jong & N. E. Van Loey: »Coping with Burns: The Role of Confidence in Coping in the Recovery from Traumatic Stress Following Burn Injuries«, *Journal of Behavioral Medicine* 38, Nr. 4 (2015): 642–651, https://doi.org/10.1007/s10865-015-9638-1; M. W. G. Bosmans & P. G. van der Velden: »Longitudinal Interplay Between Posttraumatic Stress Symptoms and Confidence in Coping: A Four-Wave Prospective Study«, *Social Science and Medicine* 134 (2015): 23–29, https://doi.org/10.1016/j.socscimed.2015.04.007; C. Benight & M. Harper: »Confidence in Coping Perceptions as a Mediator Between Acute Stress Response and Long-Term Distress Following Natural Disasters«, *Journal of Traumatic Stress* 15 (2002): 177–186, https://doi.org/10.1023/A:1015295025950.

5 T. A. DeRoon-Cassini, A. D. Mancini, M. D. Rusch & G. A. Bonanno: »Psychopathology and Resilience Following Traumatic Injury: A Latent Growth Mixture Model Analysis«, *Rehabilitation Psychology* 55, Nr. 1 (2010): 1–11, https://doi.org/10.1037/a0018601. Vgl. auch M. E. Wadsworth, C. D. Santiago & L. Einhorn: »Coping with Displacement from Hurricane Katrina: Predictors of One-Year Post-Traumatic Stress and Depression Symptom Trajectories«, *Anxiety, Stress, and Coping* 22, Nr. 4 (2009): 413–432, https://doi.org/10.1080/10615800902855781.

6 J. Tomaka, J. Blascovich, J. Kibler & J. M. Ernst: »Cognitive and Physiological Antecedents of Threat and Challenge Appraisal«, *Journal of Personality and Social Psychology* 73 (1997): 63–72.

7 Nate Chinen: »As a Crowdfunding Platform Implodes, a Legendary Composer Rebounds«, NPR, 14. Mai 2019, www.npr.org/2019/05/14/723225435/as-a-crowdf&ing-platform-implodes-a-legendary-composer-rebounds.

8 Tomaka et al.: »Cognitive and Physiological Antecedents.«

9 J. Gaab, N. Rohleder, U. M. Nater & U. Ehlert: »Psychological Determinants of the Cortisol Stress Response: The Role of Anticipatory Cognitive Appraisal«, *Psychoneuroendocrinology* 30, Nr. 6 (2005): 599–610, https://doi.org/10.1016/j.psyneuen.2005.02.001; A. Harvey, A. B. Nathens, G. Bandiera & V. R. LeBlanc: »Threat and Challenge: Cognitive Appraisal and Stress Responses in Simulated Trauma Resuscitations«, *Medical Education* 44, Nr. 6 (2010): 587–594, https://doi.org/10.1111/j.1365-2923.2010.03634.x; K. Maier, S. Waldstein & S. Synowski: »Relation of Cognitive Appraisal to Cardiovascular Reactivity, Affect, and Task Engagement«, *Annals of Behavioral Medicine* 26, Nr. 1 (2003): 32–41, https://doi.org/10.1207/S15324796ABM2601_05.

10 Jim Blascovich & Wendy Berry Mendes: »Challenge and Threat Appraisals: The Role of Affective Cues« in: Joseph P. Forgas (Hg.): *Feeling and Thinking: The Role of Affect in Social Cognition*, 59–82, Cambridge: Cambridge University Press, 2000.

11 S. C. Hunter, J. M. E. Boyle & D. Warden: »Help Seeking Amongst Child and Adolescent Victims of Peer-Aggression and Bullying: The Influence of School-Stage, Gender, Victimisation, Appraisal, and Emotion«, *British Journal of Educational Psychology* 74, Nr. 3 (2004): 375–390, https://doi.org/10.1348/0007099041552378; J. M. Schaubroeck, L. T. Riolli, A. C. Peng & E. S. Spain: »Resilience to Traumatic Exposure Among Soldiers Deployed in Combat«, *Journal of Occupational Health Psychology* 16, Nr. 1 (2011): 18–37, https://doi.org/10.1037/a0021006.

12 Die Geschichte des Maurers erzählte mir Paul Kennedy bei einem Abendessen. Erwähnt wird sie auch in Gary Marcus: »Dancing Without Feet«, *New Yorker*, 23. März 2013, www.newyorker.com/culture/culture-desk/dancing-without-feet.

13 P. Kennedy, M. Evans & N. Sandhu: »Psychological Adjustment to Spinal Cord Injury: The Contribution of Coping, Hope and Cognitive Appraisals«, *Psychology, Health and Medicine* 14, Nr. 1 (2009): 17–33, https://doi.org/10.1080/13548500802001801.
14 Bonanno et al.: »Trajectories of Resilience.«
15 M. L. Elfström, A. Rydén, M. Kreuter, L.-O. Persson & M. Sullivan: »Linkages Between Coping and Psychological Outcome in the Spinal Cord Lesioned: Development of SCL-Related Measures«, *Spinal Cord* 40, Nr. 1 (2002): 23–29, https://doi.org/10.1038/sj.sc.3101238.
16 Vgl. P. Schönfeld, F. Preusser & J. Margraf: »Costs and Benefits of SelfEfficacy: Differences of the Stress Response and Clinical Implications«, *Neuroscience and Biobehavioral Reviews* 75 (2017): 40–52, https://doi.org/10.1016/j.neubiorev.2017.01.031; A. A. Nease, B. O. Mudgett & M. A. Quiñones: »Relationships Among Feedback Sign, Self-Efficacy, and Acceptance of Performance Feedback«, *Journal of Applied Psychology* 84, Nr. 5 (1999): 806; E. S. Epel, B. S. McEwen & J. R. Ickovics: »Embodying Psychological Thriving: Physical Thriving in Response to Stress«, *Journal of Social Issues* 54 (1998): 301–322.
17 Vgl. C. C. Benight, E. Swift, J. Sanger, A. Smith & D. Zeppelin: »Confidence in Coping as a Mediator of Distress Following a Natural Disaster«, *Journal of Applied Social Psychology* 29, Nr. 12 (1999): 2443–2464, https://doi.org/10.1111/j.1559-1816.1999.tb00120; I. Levkovich, M. Cohen, S. Pollack, K. Drumea & G. Fried: »Cancer-Related Fatigue and Depression in Breast Cancer Patients Postchemotherapy: Different Associations with Optimism and Stress Appraisals«, *Palliative and Supportive Care* 13, Nr. 5 (2015): 1141–1151.
18 R. Delahaij & K. Van Dam: »Coping with Acute Stress in the Military: The Influence of Coping Style, Coping Self-Efficacy and Appraisal Emotions«, *Personality and Individual Differences* 119 (2017): 13–18, https://doi.org/10.1016/j.paid.2017.06.021.
19 Matthias Jerusalem & Ralf Schwarzer: »Self-Efficacy as a Resource Factor in Stress Appraisal Processes« in: Ralf Schwarzer (Hg.): *Self-Efficacy: Thought Control of Action*, 195–213, New York: Taylor and Francis, 1992; M. A. Chesney, T. B. Neilands, D. B. Chambers, J. M. Taylor & S. Folkman: »A Validity and Reliability Study of the Coping Self-Efficacy Scale«, *British Journal of Health Psychology* 11, Nr. 3 (2006): 421–437.
20 S. Chen & T. Jackson: »Causal Effects of Challenge and Threat Appraisals on Pain Self-Efficacy, Pain Coping, and Tolerance for Laboratory Pain: An Experimental Path Analysis Study«, *PLoS ONE* 14, Nr. 4 (2019): e0215087, https://doi.org/10.1371/journal.pone.0215087. Vgl. auch N. Skinner & N. Brewer: »The Dynamics of Threat and Challenge Appraisals Prior to Stressful Achievement Events«, *Journal of Personality and Social Psychology* 83, Nr. 3 (2002): 678; E. C. Karademas: »Self-Efficacy, Social Support and Well-Being: The Mediating Role of Optimism«, *Personality and Individual Differences* 40, Nr. 6 (2006): 1281–1290, https://doi.org/10.1016/j.paid.2005.10.019.
21 Hayden Herrera: *Frida Kahlo: Ein leidenschaftliches Leben, München: Droemer, 2002.*
22 Herrera: *Ein leidenschaftliches Leben,* 56–57.
23 Herrera: *Ein leidenschaftliches Leben,* 57.
24 Frida Kahlo: *Cartas Apsionadas Briefe der Leidenschaft*, Martha Zamora (Hg.), Bern u. a.: Scherz, 1999, 22.
25 Salomon Grimberg: *Frida Kahlo: Bekenntnisse,* München u. a.: Prestel, 2009.
26 Herrera: *Ein leidenschaftliches Leben*; Grimberg: *Frida Kahlo.*
27 Herrera: *Ein leidenschaftliches Leben*, 72.
28 Herrera: *Ein leidenschaftliches Leben.*
29 Grimberg: *Frida Kahlo*, 65, 67.
30 Herrera: *Ein leidenschaftliches Leben.*

31 Grimberg: *Frida Kahlo*, 65–67.
32 Herrera: *Ein leidenschaftliches Leben*, 70–71.
33 Grimberg: *Frida Kahlo*.
34 Diego Rivera: *My Art, My Life*, New York: Citadel, 1960, 103–104.
35 Rivera: *My Art, My Life*, 104.
36 J. Helland: »Aztec Imagery in Frida Kahlo's Paintings: Indigenity and Political Commitment«, *Woman's Art Journal* 11, Nr. 2 (1990): 8–13, https://doi.org/10.2307/3690692; Grimberg: *Frida Kahlo*, 33–34.
37 Frida Kahlo: *Gemaltes Tagebuch*, München: Kindler, 1995, mit einer Einführung von Carlos Fuentes und Kommentaren von Sarah M. Lowe, 252.
38 Grimberg: *Frida Kahlo*, 105.
39 Zitat aus dem Dokumentarfilm *The Life and Times of Frida Kahlo*, Drehbuch und Regie Amy Stechler, eine Produktion der Daylight Films und WETA in Zusammenarbeit mit Latino Public Broadcasting, PBS Home Video, 2005.
40 Zitat aus »Mexican Autobiography«, *Time* 61, Nr. 17 (1953): 90.
41 Zitat aus *Life and Times of Frida Kahlo*.
42 Zitiert nach Daniel Bullen: *The Love Lives of the Artists: Five Stories of Creative Intimacy*, Berkeley, CA: Counterpoint, 2013.
43 Herrera: *Ein leidenschaftliches Leben*, 430.
44 Herrera: *Ein leidenschaftliches Leben*, 434; Carole Maso: *Beauty Is Convulsive: The Passion of Frida Kahlo*, Washington, DC: Counterpoint, 2002, 146.
45 Museo Frida Kahlo, auch bekannt als La Casa Azul (das Blaue Haus), Mexico City.
46 Herrera: *Ein leidenschaftliches Leben*, 76.
47 Herrera: *Ein leidenschaftliches Leben*, 76.
48 Herrera: *Ein leidenschaftliches Leben*, 146.
49 Herrera: *Ein leidenschaftliches Leben*, 147.
50 Kahlo: *Tagebuch*, 274.

7. Kapitel: Die Flexibilitätssequenz

1 Aristoteles: *Die Nikomachische Ethik*, 2. Buch, 9. Kap., München: dtv 1991, 147. Ich danke meinen Kolleginnen June Gruber, Iris Mauss und Maya Tamir für den Hinweis auf Aristoteles in ihrem Aufsatz: »A Dark Side of Happiness? How, When, and Why Happiness Is Not Always Good«, *Perspectives on Psychological Science* 6, Nr. 3 (2011): 222–233, https://doi.org/10.1177/1745691611406927. Es gibt unterschiedliche Übersetzungen; meine Quelle für das Zitat war: *Nicomachean Ethics*, ins Englische übersetzt von H. Rachman, Cambridge, MA: Harvard University Press, 1936, Buch 2, Kap. 9.
2 Seneca, *De tanquillitate animi/Über die Ausgeglichenheit der Seele. Lateinisch/Deutsch*, Heinz Gunermann (Hg.), Stuttgart: Reclam, 2008, 63.
3 Vgl. J. Rottenberg, J. J. Gross & I. H. Gotlib: »Emotion Context Insensitivity in Major Depressive Disorder«, *Journal of Abnormal Psychology* 114, Nr. 4 (2005): 627–639, https://doi.org/10.1037/0021-843X.114.4.627; K. G. Coifman & G. A. Bonanno: »When Distress Does Not Become Depression: Emotion Context Sensitivity and Adjustment to Bereavement«, *Journal of Abnormal Psychology* 119, Nr. 3 (2010): 479–490, https://doi.org/10.1037/a0020113.

4 G. A. Bonanno, F. Maccallum, M. Malgaroli & W. K. Hou: »The Context Sensitivity Index (CSI): Measuring the Ability to Identify the Presence and Absence of Stressor Context Cues«, *Assessment* 27, Nr. 2 (2020), https://doi.org/10.1177/1073191118820131.

5 Vgl. Coifman & Bonanno: »When Distress Does Not Become Depression.«

6 S. Folkman & R. S. Lazarus: »If It Changes It Must Be a Process: Study of Emotion and Coping During Three Stages of a College Examination«, *Journal of Personality and Social Psychology* 48, Nr. 1 (1985): 150–170, https://doi.org/10.1037/0022-3514.48.1.150; A. M. Malooly, J. J. Genet & M. Siemer: »Individual Differences in Reappraisal Effectiveness: The Role of Affective Flexibility«, *Emotion* 13, Nr. 2 (2013): 302.

7 E. Levy-Gigi, C. Szabo, G. Richter-Levin & S. Kéri: »Reduced Hippocampal Volume Is Associated with Overgeneralization of Negative Context in Individuals with PTSD«, *Neuropsychology* 29, Nr. 1 (2015): 151.

8 Die psychologische Zielforschung hat herausgefunden, dass die meisten Menschen ihre persönlichen Ziele hierarchisch ordnen, von konkreten, kurzfristigen, kontextabhängigen Zielen zu mehr abstrakten, dauerhaften und langfristigen oder übergeordneten Zielen. Die meisten Menschen stützen sich in der Regel auf mehrere miteinander zusammenhängende Zielhierarchien. Innerhalb dieser Hierarchien sind übergeordnete Ziele allerdings im Allgemeinen von größerer persönlicher Bedeutung; Ziele von niedrigerer Ordnung, die zur Erreichung übergeordneter Ziele beitragen, werden im Allgemeinen als wichtiger betrachtet als Ziele von niedrigerer Ordnung, die dies nicht tun. Zu weiteren Informationen über Zielhierarchien vgl. H. N. Rasmussen, C. Wrosch, M. F. Scheier & C. S. Carver: »Self-Regulation Processes and Health: The Importance of Optimism and Goal Adjustment«, *Journal of Personality* 74, Nr. 6 (2006): 1721–1748. Vgl. auch A. Duckworth & J. J. Gross: »Self-Control and Grit: Related but Separable Determinants of Success«, *Current Directions in Psychological Science* 23, Nr. 5 (2014): 319–325, https://doi.org/10.1177/0963721414541462.

9 E. A. Skinner & M. J. Zimmer-Gembeck: »The Development of Coping«, *Annual Review of Psychology* 48 (2007): 119–144.

10 Vgl. J. E. Heiy & J. S. Cheavens: »Back to Basics: A Naturalistic Assessment of the Experience and Regulation of Emotion«, *Emotion* 14, Nr. 5 (2014): 878; G. Grommisch, P. Koval, J. D. X. Hinton, J. Gleeson, T. Hollenstein, P. Kuppens & T. Lischetzke: »Modeling Individual Differences in Emotion Regulation Repertoire in Daily Life with Multilevel Latent Profile Analysis«, *Emotion* 20, Nr. 8 (2020): 1462–1474, https://doi.org/10.1037/emo0000669.

11 Das von mir entwickelte Experiment basiert auf der Abwandlung eines früheren Experiments, das von James Gross und Robert Levenson konzipiert wurde, um die Unterdrückung von Gefühlen zu untersuchen. Vgl. J. J. Gross & R. W. Levenson: »Emotional Suppression: Physiology, SelfReport, and Expressive Behavior«, *Journal of Personality and Social Psychology* 64, Nr. 6 (1993): 970–986; J. J. Gross & R. W. Levenson: »Hiding Feelings: The Acute Effects of Inhibiting Negative and Positive Emotion«, *Journal of Abnormal Psychology* 106, Nr. 1 (1997): 95–103. Ausführlichere Angaben zu meiner Bearbeitung dieser Aufgabe finden sich in G. A. Bonanno, A. Papa, K. Lalande, M. Westphal & K. Coifman: »The Importance of Being Flexible: The Ability to Both Enhance and Suppress Emotional Expression Predicts Long-Term Adjustment«, *Psychological Science* 15, Nr. 7 (2004): 482–487.

12 Bonanno et al.: »The Importance of Being Flexible.«

13 Vgl. C. L. Burton & G. A. Bonanno: »Measuring Ability to Enhance and Suppress Emotio-

nal Expression: The Flexible Regulation of Emotional Expression (FREE) Scale«, *Psychological Assessment* 28, Nr. 8 (2016): 929–941, https://doi.org/10.1037/pas0000231.

14 Vgl. C. Cheng: »Assessing Coping Flexibility in Real-Life and Laboratory Settings: A Multimethod Approach«, *Journal of Personality and Social Psychology* 80, Nr. 5 (2001): 814–833. Einen allgemeinen Überblick über diese Forschung bieten C. Cheng, H.-P. B. Lau & M.-P. S. Chan: »Coping Flexibility and Psychological Adjustment to Stressful Life Changes: A Meta-Analytic Review«, *Psychological Bulletin* 140, Nr. 6 (2014): 1582–1607, https://doi.org/10.1037/a0037913. Siehe außerdem G. A. Bonanno, R. Pat-Horenczyk & J. Noll: »Coping Flexibility and Trauma: The Perceived Ability to Cope with Trauma (PACT) Scale«, *Psychological Trauma-Theory Research Practice and Policy* 3, Nr. 2 (2011): 117–129, https://doi.org/10.1037/a0020921; M. Park, E. R. Chang & S. You: »Protective Role of Coping Flexibility in PTSD and Depressive Symptoms Following Trauma«, *Personality and Individual Differences* 82 (2015): 102–106, https://doi.org/10.1016/j.paid.2015.03.007; I. R. Galatzer-Levy, C. L. Burton & G. A. Bonanno: »Coping Flexibility, Potentially Traumatic Life Events, and Resilience: A Prospective Study of College Student Adjustment«, *Journal of Social and Clinical Psychology* 31, Nr. 6 (2012): 542–567, https://doi.org/10.1521/jscp.2012.31.6.542; C. L. Burton, O. H. Yan, R. Pat-Horenczyk, I. S. F. Chan, S. Ho & G. A. Bonanno: »Coping Flexibility and Complicated Grief: A Comparison of American and Chinese Samples«, *Depression and Anxiety* 29, Nr. 1 (2012): 16–22, https://doi.org/10.1002/da.20888; R. Rodin, G. A. Bonanno, S. Knuckey, M. L. Satterthwaite, R. Hart, A. Joscelyne, R. A. Bryant & A. D. Brown: »Coping Flexibility Predicts Post-Traumatic Stress Disorder and Depression in Human Rights Advocates«, *International Journal of Mental Health* 46, Nr. 4 (2017): 327–338, https://doi.org/10.1080/00207411.2017.1345047; G. Boyraz, M. L. Cherry, M. A. Cherry, S. Aarstad-Martin, C. Cloud & L. M. Shamp: »Posttraumatic Stress, Coping Flexibility, and Risky Drinking Among Trauma-Exposed Male and Female College Students: The Mediating Effect of Delay of Gratification«, *Substance Use and Misuse* 53, Nr. 3 (2018): 508–520.

15 Vgl. R. E. Morgan & B. A. Oudekerk: »Criminal Victimization, 2018«, US Department of Justice, Bureau of Justice Statistics, September 2019, www.bjs.gov/content/pub/pdf/cv18.pdf; S. Bricknell, H. Boxall & H. Andrevski: *Male Victims of Non-Sexual and Non-Domestic Violence: Service Needs and Experiences in Court*, Australian Institute of Criminology, Research and Public Policy Series, Bd. 126, 2014, https://aic.gov.au/publications/rpp/rpp126.

16 Vgl. Morgan & Oudekerk: »Criminal Victimization, 2018«; D. Freeman, C. Thompson, N. Vorontsova, G. Dunn, L.-A. Carter, P. Garety, E. Kuipers et al.: »Paranoia and Post-Traumatic Stress Disorder in the Months After a Physical Assault: A Longitudinal Study Examining Shared and Differential Predictors«, *Psychological Medicine* 43, Nr. 12 (2013): 2673–2684, https://doi.org/10.1017/S003329171300038X; Bricknell et al.: *Male Victims of Non-Sexual and NonDomestic Violence*; V. Burcar: »Doing Masculinity in Narratives About Reporting Violent Crime: Young Male Victims Talk About Contacting and Encountering the Police«, *Journal of Youth Studies* 16, Nr. 2 (2013): 172–190, https://doi.org/10.1080/13676261.2012.704992; Veronika Burcar: »Masculinity and Victimization: Young Men's Talk About Being Victims of Violent Crime« in: Ingrid Lander, Signe Ravn & Nina Jon (Hg.): *Masculinities in the Criminological Field: Control, Vulnerability and Risk-Taking*, 113–130, London: Routledge, 2016.

17 Eine lesenswerte Zusammenfassung dieser Arbeit bietet J. E. LeDoux: »Feelings: What Are They and How Does the Brain Make Them?«, *Daedalus* 144, Nr. 1 (2015): 96–111. Vgl.

auch J. E. LeDoux & R. Brown: »A Higher-Order Theory of Emotional Consciousness«, *Proceedings of the National Academy of Sciences* (2017), https://doi.org/10.1073/pnas.1619316114; F. Rigoli, M. Ewbank, T. Dalgleish & A. Calder: »Threat Visibility Modulates the Defensive Brain Circuit Underlying Fear and Anxiety«, *Neuroscience Letters* 612 (2016): 7–13, https://doi.org/10.1016/j.neulet.2015.11.026.

18 Zu weiteren Informationen über Furcht und Angst vgl. Ame Öhman: »Fear and Anxiety: Overlaps and Dissociations« in: Michael Lewis, Jeannette M. Haviland-Jones & Lisa Feldman Barrett (Hg.): *Handbook of Emotions*, 3. Aufl., 709–729, New York: Guilford Press, 2008; C. A. Hartley & E. A. Phelps: »Anxiety and Decision-Making«, *Biological Psychiatry* 72, Nr. 2 (2012): 113–118, https://doi.org/10.1016/j.biopsych.2011.12.027; Y. Bar-Haim, A. Kerem, D. Lamy & D. Zakay: »When Time Slows Down: The Influence of Threat on Time Perception in Anxiety«, *Cognition and Emotion* 24, Nr. 2 (2010): 255–263, https://doi.org/10.1080/02699930903387603.

19 Wir haben auch das umgekehrte Muster erkundet und die Teilnehmenden gebeten, sich zunächst abzulenken, und ihnen dann Gelegenheit gegeben, zur Neubewertung zu wechseln. Da die Neubewertungsstrategie jedoch tendenziell bei extremen oder intensiven Gefühlen nicht so gut funktioniert und Menschen dazu neigen, sie nicht anzuwenden, konnten wir kein klares Muster des Wechsels zu dieser Strategie beobachten. Weitere Informationen zu diesen Studien finden sich in J. L. Birk & G. A. Bonanno: »When to Throw the Switch: The Adaptiveness of Modifying Emotion Regulation Strategies Based on Affective and Physiological Feedback«, *Emotion* 16, Nr. 5 (2016): 657–670. Zu einer ähnlichen experimentellen Studie vgl. S. D. Ilan, R. Shafir, J. L. Birk, G. A. Bonanno & G. Sheppes: »Monitoring in Emotion Regulation: Behavioral Decisions and Neural Consequences«, *Social Cognitive and Affective Neuroscience* 1 (2020): 1–11. Zu damit zusammenhängenden nichtexperimentellen Nachweisen vgl. T. Kato: »Development of the Coping Flexibility Scale: Evidence for the Coping Flexibility Hypothesis«, *Journal of Counseling Psychology* 59, Nr. 2 (2012): 262–273, https://doi.org/10.1037/a0027770; T. Kato: »Testing of the Coping Flexibility Hypothesis Based on the Dual-Process Theory: Relationships Between Coping Flexibility and Depressive Symptoms«, *Psychiatry Research* 230, Nr. 2 (2015): 137–142, https://doi.org/10.1016/j.psychres.2015.07.030.

20 Ilan et al.: »Monitoring in Emotion Regulation«, 11.

21 Vgl. J. S. Beer, E. A. Heerey, D. Keltner, D. Scabini & R. T. Knight: »The Regulatory Function of Self-Conscious Emotion: Insights from Patients with Orbitofrontal Damage«, *Journal of Personality and Social Psychology* 85, Nr. 4 (2003): 594–604, https://doi.org/10.1037/0022-3514.85.4.594; A. Kitsantas, B. J. Zimmerman & T. Cleary: »The Role of Observation and Emulation in the Development of Athletic Self-Regulation«, *Journal of Educational Psychology* 92, Nr. 4 (2000): 811–817; C. G. Davey, N. B. Allen, B. J. Harrison & M. Yücel: »Increased Amygdala Response to Positive Social Feedback in Young People with Major Depressive Disorder«, *Biological Psychiatry* 69, Nr. 8 (2011): 734–741, https://doi.org/10.1016/j.biopsych.2010.12.004; Katherine A. Loveland: »Social-Emotional Impairment and Self-Regulation in Autism Spectrum« in: Jacqueline Nadel & Darwin Muir (Hg.): *Emotional Development: Recent Research Advances*, 365–376, Oxford: Oxford University Press, 2005.

22 Weitere Informationen zur Gedächtniskonsolidierung und Neukonsolidierung finden sich in R. Bisaz, A. Travaglia & C. M. Alberini: »The Neurobiological Bases of Memory Formation: From Physiological Conditions to Psychopathology«, *Psychopathology* 47, Nr. 6 (2014): 347–356, https://doi.org/10.1159/000363702; R. A. Bryant & S. Datta: »Reconsoli-

dating Intrusive Distressing Memories by Thinking of Attachment Figures«, *Clinical Psychological Science* 7, Nr. 6 (2019): 1249–1256, https://doi.org/10.1177/2167702619866387; D. Schiller, M.-H. Monfils, C. M. Raio, D. C. Johnson, J. E. LeDoux & E. A. Phelps: »Preventing the Return of Fear in Humans Using Reconsolidation Update Mechanisms«, *Nature* 463, Nr. 7277 (2010): 49–53; J. L. C. Lee: »Memory Reconsolidation Mediates the Strengthening of Memories by Additional Learning«, *Nature Neuroscience* 11, Nr. 11 (2008): 1264.

23 S. Dekel & G. A. Bonanno: »Changes in Trauma Memory and Patterns of Posttraumatic Stress«, *Psychological Trauma: Theory, Research, Practice, and Policy* 5, Nr. 1 (2013): 26–34, https://doi.org/10.1037/a0022750. Zu einem weiteren Beispiel vgl. C. F. Weems, J. D. Russell, D. M. Banks, R. A. Graham, E. L. Neill & B. G. Scott: »Memories of Traumatic Events in Childhood Fade After Experiencing Similar Less Stressful Events: Results from Two Natural Experiments«, *Journal of Experimental Psychology: General* 143, Nr. 5 (2014): 2046–2055, https://doi.org/10.1037/xge0000016.

24 Bryant & Datta: »Reconsolidating Intrusive Distressing Memories.«

25 S. Chen & G. A. Bonanno: »Components of Emotion Regulation Flexibility: Linking Latent Profiles to Symptoms of Depression and Anxiety«, *Clinical Psychological Science* 9(2), 236–251 (2021), https://doi.org/10.1177/2167702 620956972.

8. Kapitel: Flexibel werden

1 Amy Wolf: »Why Does It Take Humans So Long to Mature Compared to Other Animals? Look to Your Neurons!«, Vanderbilt University, https://news.vanderbilt.edu/2018/10/30/why-does-it-take-humans-so-long-to-mature-compared-to-other-animals-look-to-your-neurons. Zu weiteren Informationen über die veröffentlichten Forschungsarbeiten vgl. S. Herculano-Houzel: »Longevity and Sexual Maturity Vary Across Species with Number of Cortical Neurons, and Humans Are No Exception«, *Journal of Comparative Neurology* 527, Nr. 10 (2019): 1689–1705.

2 Emese Nagy: »Is Newborn Smiling Really Just a Reflex? Research Is Challenging Our Textbooks«, *The Conversation*, n. d., https://theconversation.com/is-newborn-smiling-really-just-a-reflex-research-is-challenging-the-textbooks-105220. Vgl. auch E. Nagy: »The Newborn Infant: A Missing Stage in Developmental Psychology«, *Infant and Child Development* 20, Nr. 1 (2011): 3–19, https://doi.org/10.1002/icd.683.

3 Vgl. G. D. Heyman & B. J. Compton: »Context Sensitivity in Children's Reasoning About Ability Across the Elementary School Years«, *Developmental Science* 9, Nr. 6 (2006): 616–627; T. Imada, S. M. Carlson & S. Itakura: »East–West Cultural Differences in Context-Sensitivity Are Evident in Early Childhood«, *Developmental Science* 16, Nr. 2 (2013): 198–208; M. Köster, J. Castel, T. Gruber & J. Kärtner: »Visual Cortical Networks Align with Behavioral Measures of Context-Sensitivity in Early Childhood«, *NeuroImage* 163 (2017): 413–418, https://doi.org/10.1016/j.neuroimage.2017.08.008.

4 Zu weiteren Einzelheiten dieser Studien vgl. W. F. Arsenio, S. Cooperman & A. Lover, »Affective Predictors of Preschoolers' Aggression and Peer Acceptance: Direct and Indirect Effects«, *Developmental Psychology* 36, Nr. 4 (2000): 438; K. A. Buss, R. J. Davidson, N. H. Kalin & H. H. Goldsmith: »ContextSpecific Freezing and Associated Physiological Reactivity as a Dysregulated Fear Response«, *Developmental Psychology* 40, Nr. 4 (2004): 583.

5 Einen Überblick über diese Forschung bieten E. A. Skinner & M. J. Zimmer-Gembeck: »The Development of Coping«, *Annual Review of Psychology* 58 (2007): 119–144; K. A. Babb, L. J. Levine & J. M. Arseneault: »Shifting Gears: Coping Flexibility in Children with and Without ADHD«, *International Journal of Behavioral Development* 34, Nr. 1 (2010): 10–23; E. L. Davis, L. J. Levine, H. C. Lench & J. A. Quas: »Metacognitive Emotion Regulation: Children's Awareness That Changing Thoughts and Goals Can Alleviate Negative Emotions«, *Emotion* 10, Nr. 4 (2010): 498–510, https://doi.org/10.1037/a0018428.

6 Zu weiteren Informationen über diese Forschung vgl. S. D. Espinet, J. E. Anderson & P. D. Zelazo: »Reflection Training Improves Executive Function in Preschool-Age Children: Behavioral and Neural Effects«, *Developmental Cognitive Neuroscience* 4 (2013): 3–15; P. D. Zelazo: »Executive Function: Reflection, Iterative Reprocessing, Complexity, and the Developing Brain«, *Developmental Review* 38 (2015): 55–68; J. Shrager & R. S. Siegler: »SCADS: A Model of Children's Strategy Choices and Strategy Discoveries«, *Psychological Science* 9, Nr. 5 (1998): 405–410; M. W. Alibali: »How Children Change Their Minds: Strategy Change Can Be Gradual or Abrupt«, *Developmental Psychology* 35, Nr. 1 (1999): 127; Davis et al.: »Metacognitive Emotion Regulation.«

7 B. B. R. Rossman: »School-Age Children's Perceptions of Coping with Distress: Strategies for Emotion Regulation and the Moderation of Adjustment«, *Journal of Child Psychology and Psychiatry* 33, Nr. 8 (1992): 1375.

8 B. E. Compas, J. K. Connor-Smith, H. Saltzman, A. H. Thomsen & M. E. Wadsworth: »Coping with Stress During Childhood and Adolescence: Problems, Progress, and Potential in Theory and Research«, *Psychological Bulletin* 127, Nr. 1 (2001): 87, 89.

9 Zu der umfangreichen und weiter wachsenden wissenschaftlichen Literatur, die sich mit bewussten und unbewussten oder nichtbewussten Prozessen befasst, gibt es zahlreiche lesenswerte Bücher. Ich empfehle zum Beispiel die besonders fesselnde Darstellung von Stanislas Dehaene: *Denken: Wie das Gehirn Bewusstsein schafft*, München: Knaus 2014.

10 Vgl. W. Schneider & R. M. Shiffrin: »Controlled and Automatic Human Information Processing: I. Detection, Search, and Attention«, *Psychological Review* 84, Nr. 1 (1977): 1; R. M. Shiffrin & W. Schneider: »Controlled and Automatic Human Information Processing: II. Perceptual Learning, Automatic Attending and a General Theory«, *Psychological Review* 84, Nr. 2 (1977): 127.

11 A. G. Wheaton, D. P. Chapman, L. R. Presley-Cantrell, J. B. Croft & D. R. Roehler: »Drowsy Driving-19 States and the District of Columbia, 2009–2010«, *Morbidity and Mortality Weekly Report* 61, Nr. 51 (2013): 1033.

12 Heyman & Compton: »Context Sensitivity in Children's Reasoning About Ability.«

13 Zu weiteren Informationen über diese Studien vgl. B. K. Payne: »Prejudice and Perception: The Role of Automatic and Controlled Processes in Misperceiving a Weapon«, *Journal of Personality and Social Psychology* 81, Nr. 2 (2001): 181; B. K. Payne, A. J. Lambert & L. L. Jacoby: »Best Laid Plans: Effects of Goals on Accessibility Bias and Cognitive Control in Race-Based Misperceptions of Weapons«, *Journal of Experimental Social Psychology* 38, Nr. 4 (2002): 384–396, https://doi.org/10.1016/S0022-1031(02)00006-9; B. K. Payne: »Conceptualizing Control in Social Cognition: How Executive Functioning Modulates the Expression of Automatic Stereotyping«, *Journal of Personality and Social Psychology* 89, Nr. 4, (2005): 488.

14 L. E. Williams, J. A. Bargh, C. C. Nocera & J. R. Gray: »The Unconscious Regulation of Emotion: Nonconscious Reappraisal Goals Modulate Emotional Reactivity«, *Emotion* 9, Nr. 6 (2009): 847. Zu Besprechungen der automatischen Strategieanwendung vgl. I. B. Mauss,

S. A. Bunge & J. J. Gross: »Automatic Emotion Regulation«, *Social and Personality Psychology Compass* 1, Nr. 1 (2007): 146–167, https://doi.org/10.1111/j.1751-9004.2007.00005.x; A. Gyurak, J. J. Gross & A. Etkin: »Explicit and Implicit Emotion Regulation: A Dual-Process Framework«, *Cognition and Emotion* 25, Nr. 3 (2011): 400–412, https://doi.org/10.1080/02699931.2010.544160.

15 Vgl. I. S. Gallo, A. Keil, K. C. McCulloch, B. Rockstroh & P. M. Gollwitzer: »Strategic Automation of Emotion Regulation«, *Journal of Personality and Social Psychology* 96, Nr. 1 (2009): 11.

16 Vgl. A. Etkin, T. Egner, D. M. Peraza, E. R. Kandel & J. Hirsch: »Resolving Emotional Conflict: A Role for the Rostral Anterior Cingulate Cortex in Modulating Activity in the Amygdala«, *Neuron* 51, Nr. 6 (2006): 871–882.

17 Zu einem Überblick über die Literatur zum Phantomschmerz vgl. B. Subedi & G. T. Grossberg: »Phantom Limb Pain: Mechanisms and Treatment Approaches«, *Pain Research and Treatment* (2011): 864, 605, https://doi.org/10.1155/2011/864605.

9. Kapitel: Selbstgespräche

1 S. S. Carson, C. E. Cox, S. Wallenstein, L. C. Hanson, M. Danis, J. A. Tulsky, E. Chai & J. E. Nelson: »Effect of Palliative Care–Led Meetings for Families of Patients with Chronic Critical Illness: A Randomized Clinical Trial«, *JAMA* 316, Nr. 1 (2016): 51–62.

2 H. G. Prigerson, M. Viola, C. R. Brewin, C. Cox, D. Ouyang, M. Rogers, C. X. Pan et al.: »Enhancing and Mobilizing the Potential for Wellness and Emotional Resilience (EMPOWER) Among Surrogate Decision-Makers of ICU Patients: Study Protocol for a Randomized Controlled Trial«, *Trials* 20, Nr. 1 (2019): 408.

3 Einen guten Überblick der Interventionen, die auf eine Steigerung des Optimismus zielen, bieten J. M. Malouff & N. S. Schutte: »Can Psychological Interventions Increase Optimism? A Meta-Analysis«, *Journal of Positive Psychology* 12, Nr. 6 (2017): 594–604, https://doi.org/10.1080/17439760.2016.1221122. Zur Technik des »bestmöglichen Selbst« vgl. Y. M. C. Meevissen, M. L. Peters & H. J. E. M. Alberts: »Become More Optimistic by Imagining a Best Possible Self: Effects of a Two Week Intervention«, *Journal of Behavior Therapy and Experimental Psychiatry* 42, Nr. 3 (2011): 371–378, https://doi.org/10.1016/j.jbtep.2011.02.012.

4 Vgl. N. Garnefski, V. Kraaij, M. Benoist, Z. Bout, E. Karels & A. Smit: »Effect of a Cognitive Behavioral Self-Help Intervention on Depression, Anxiety, and Coping Self-Efficacy in People with Rheumatic Disease«, *Arthritis Care and Research* 65, Nr. 7 (2013): 1077–1084; M. A. Martin, C. D. Catrambone, R. A. Kee, A. T. Evans, L. K. Sharp, C. Lyttle, C. Rucker-Whitaker, K. B. Weiss, J. J. Shannon & the CHIRAH investigative team: »Improving Asthma Self-Efficacy: Developing and Testing a Pilot Community-Based Asthma Intervention for African American Adults«, *Journal of Allergy and Clinical Immunology* 123, Nr. 1 (2009): 153–159.e3; C. Laureano, H. W. Grobbelaar & A. W. Nienaber: »Facilitating the Confidence in Coping and Psychological Well-Being of Student Rugby Players«, *South African Journal of Psychology* 44, Nr. 4 (2014): 483–497, https://doi.org/10.1016/j.jaci.2008.10.057; S. R. Liu & M. Kia-Keating: »Improving Confidence in Coping Among Distressed Students After Exposure to University Mass Violence: A Pilot Online Intervention«, *Journal of College Student Psychotherapy* 32, Nr. 3 (2018): 199–219.

5 Vgl. M. Boekaerts: »The Adaptable Learning Process: Initiating and Maintaining Behavioural Change«, *Applied Psychology* 41, Nr. 4 (1992): 377–397; M. Gregoire: »Is It a Challenge or a Threat? A Dual-Process Model of Teachers' Cognition and Appraisal Processes During Conceptual Change«, *Educational Psychology Review* 15, Nr. 2 (2003): 147–179.

6 J. Tomaka, J. Blascovich, J. Kibler & J. M. Ernst: »Cognitive and Physiological Antecedents of Threat and Challenge Appraisal«, *Journal of Personality and Social Psychology* 73 (1997): 63–72.

7 Vgl. I. S. Gallo, A. Keil, K. C. McCulloch, B. Rockstroh & P. M. Gollwitzer: »Strategic Automation of Emotion Regulation«, *Journal of Personality and Social Psychology* 96, Nr. 1 (2009): 11; T. L. Webb & P. Sheeran: »How Do Implementation Intentions Promote Goal Attainment? A Test of Component Processes«, *Journal of Experimental Social Psychology* 43, Nr. 2 (2007): 295–302, https://doi.org/10.1016/j.jesp.2006.02.001.

8 Um die Modulation von Gefühlen zu erfassen, mussten wir relativ objektive Messungen miteinbeziehen, wie zum Beispiel Messungen der Herzfrequenz und der elektrischen Aktivität von Gesichtsmuskeln (Elektromyografie). Vgl. Z. Zhu & G. A. Bonanno: »Affective Flexibility: Relations to Expressive Flexibility, Feedback, and Depression«, *Clinical Psychological Science* 5, Nr. 6 (2017), https://doi.org/10.1177/2167702617717337.

9 P. E. S. Schartau, T. Dalgleish & B. D. Dunn: »Seeing the Bigger Picture: Training in Perspective Broadening Reduces Self-Reported Affect and Psychophysiological Response to Distressing Films and Autobiographical Memories«, *Journal of Abnormal Psychology* 118, Nr. 1 (2009): 15.

10 S. Christou-Champi, T. F. D. Farrow & T. L. Webb: »Automatic Control of Negative Emotions: Evidence That Structured Practice Increases the Efficiency of Emotion Regulation«, *Cognition and Emotion* 29, Nr. 2 (2015): 319–331, https://doi.org/10.1080/02699931.2014.901213.

11 Vgl. E.-W. Park, F. Tudiver, J. K. Schultz & T. Campbell: »Does Enhancing Partner Support and Interaction Improve Smoking Cessation? A MetaAnalysis«, *Annals of Family Medicine* 2, Nr. 2 (2004): 170–174; N. El-Bassel, A. Ivanoff, R. F. Schilling, L. Gilbert, D. Borne & D.-R. Chen: »Preventing HIV/AIDS in Drug-Abusing Incarcerated Women Through Skills Building and Social Support Enhancement: Preliminary Outcomes«, *Social Work Research* 19, Nr. 3 (1995): 131–141.

12 B. H. O'Connell, D. O'Shea & S. Gallagher: »Enhancing Social Relationships Through Positive Psychology Activities: A Randomised Controlled Trial«, *Journal of Positive Psychology* 11, Nr. 2 (2016): 149–162.

13 Zu weiteren Informationen über das Selbstgespräch vgl. Alexander T. Latinjak: »Locating Self-Talk in the Knowledge Map of Sport and Exercise Psychology« in: Alexander T. Latinjak & Antonis Hatzigeorgiadis (Hg.): *Self-Talk in Sport*, 1–10, New York: Routledge, 2020; Julian Fritsch & Darko Jekauc: »Self-Talk and Emotion Regulation« in: Latinjak & Hatzigeorgiadis, *Self-Talk in Sport*, 64–76; Ellen L. Usher & Dale H. Schunk: »Social Cognitive Theoretical Perspective of Self-Regulation« in: Dale H. Schunk & Jeffrey A. Greene (Hg.): *Handbook of Self-Regulation of Learning and Performance*, 2. Aufl., 19–35, New York: Routledge, 2018.

14 I. Senay, D. Albarracín & K. Noguchi: »Motivating Goal-Directed Behavior Through Introspective Self-Talk: The Role of the Interrogative Form of Simple Future Tense«, *Psychological Science* 21, Nr. 4 (2010): 499–504, https://doi.org/10.1177/0956797610364751; P. K. Oleś, T. M. Brinthaupt, R. Dier & D. Polak: »Types of Inner Dialogues and Functions of Self-Talk: Comparisons and Implications«, *Frontiers in Psychology* 11 (2020): 227.

15 Eine interessante Zusammenfassung über Selbstgespräche und insbesondere über das Konzept des distanzierten Selbstgesprächs liefert Ethan Kross: *Chatter: Die Stimme in deinem Kopf: Wie wir unseren inneren Kritiker in einen inneren Coach verwandeln,* München: btb 2022. Zu weiteren Informationen über die Forschung zum distanzierten Selbstgespräch vgl. E. Kross, E. Bruehlman-Senecal, J. Park, A. Burson, A. Dougherty, H. Shablack, R. Bremner, J. Moser & O. Ayduk: »Self-Talk as a Regulatory Mechanism: How You Do It Matters«, *Journal of Personality and Social Psychology* 106, Nr. 2 (2014): 304; A. Orvell, B. D. Vickers, B. Drake, P. Verduyn, O. Ayduk, J. Moser, J. Jonides & E. Kross: »Does Distanced Self-Talk Facilitate Emotion Regulation Across a Range of Emotionally Intense Experiences?«, *Clinical Psychological Science* (2020), https://doi.org/10.1177/2167702620951539; A. Orvell, Ö. Ayduk, J. S. Moser, S. A. Gelman & E. Kross: »Linguistic Shifts: A Relatively Effortless Route to Emotion Regulation?«, *Current Directions in Psychological Science* 28, Nr. 6 (2019): 567–573.

16 James C. Coyne, Camille B. Wortman & Darrin R. Lehman: »The Other Side of Support: Emotional Overinvolvement and Miscarried Helping« in: Benjamin H. Gottlieb (Hg.): *Marshaling Social Support: Formats, Processes, and Effects*, 305–330, Thousand Oaks, CA: Sage, 1988; J. C. Coyne: »Depression and the Response of Others«, *Journal of Abnormal Psychology* 85 (1976): 186–193, https://doi.org/10.1037/0021-843X.85.2.186; E. D. Diminich & G. A. Bonanno: »Faces, Feelings, Words: Divergence Across Channels of Emotional Responding in Complicated Grief«, *Journal of Abnormal Psychology* 123 (2014): 350–361.

10. Kapitel: Und dann kam eine weltweite Pandemie

1 »Report of the WHO-China Joint Mission on Coronavirus Disease 2019 (COVID-19)«, 16.–24. Februar 2020, www.who.int/docs/default-source/corona# viruse/who-china-joint-mission-on-covid-19-final-report.pdf. Vgl. auch Derrick Bryson Taylor: »A Timeline of the Coronavirus«, *New York Times*, 10. Januar 2021, www.nytimes.com/article/coronavirus-timeline.html.

2 »Cumulative Reported Cases of Probable SARS, 1 November 2002–11 July 2003«, World Health Organization, www.who.int/csr/sars/country/2003_07_11/en.

3 K.-S. Yuen, Z.-W. Ye, S.-Y. Fung, C.-P. Chan & D.-Y. Jin: »SARS-CoV-2 and COVID-19: The Most Important Research Questions«, *Cell and Bioscience* 10, Nr. 40 (2020), https://doi.org/10.1186/s13578-020-00404-4.

4 R. Woelfel, V. M. Corman, W. Guggemos, M. Seilmaier, S. Zange, M. A. Müller, D. Niemeyer et al.: »Virological Assessment of Hospitalized Cases of Coronavirus Disease 2019«, *MedRxiv*, 2020.03.05.20030502, https://doi.org/10.1101/2020.03.05.20030502.

5 B. Carey & J. Glanz: »Travel from New York City Seeded Wave of U.S. Outbreaks«, *New York Times*, 7. Mai 2020, www.nytimes.com/2020/05/07/us/new-york-city-coronavirus-outbreak.html.

6 W. Wan: »The Coronavirus Pandemic Is Pushing America into a Mental Health Crisis«, *Washington Post*, 4. Mai 2020, www.washingtonpost.com/health/2020/05/04/mental-health-coronavirus.

7 J. Aschenbach: »Coronavirus Is Harming the Mental Health of Tens of Millions of People in the U.S., New Poll Finds«, *Washington Post*, 2. April 2020, www.washingtonpost.com/health/coronavirus-is-harming-the-mental-health-of-tens-of-millions-of-people-in-us-

new-poll-finds/2020/04/02/565e6744-74ee-11 ea-85cb-8670579b863d_story.html; A. Kirzinger, A. Kearney, L. Hamel & M. Brodie: »KFF Health Tracking Poll—Early April 2020: The Impact of Coronavirus on Life in America«, Kaiser Family Foundation (KFF), 2. April 2020, www.kff.org/coronavirus-covid-19/report/kff-health-tracking-poll-early-april-2020.

8 Aschenbach: »Coronavirus Is Harming the Mental Health of Tens of Millions«.

9 Bei diesen und anderen in diesem Abschnitt wiedergegebenen Kommentaren handelt es sich um Zitate oder Umschreibungen aus einer Frage-und-Antwort-Sitzung, die ich abgehalten habe und die als Expertenkommentar auf der Website der Association for Psychological Science veröffentlicht wurde: G. A. Bonanno, »APS Backgrounder Series. Psychological Science and COVID-19: Remaining Resilient During a Pandemic«, Association for Psychological Science, 30. März 2020, www.psychologicalscience.org/news/backgrounders/backgrounder-1-resilient.html.

Danksagung

Ich stehe für immer in der Schuld der vielen mutigen Menschen, die im Laufe der Jahre an meiner Forschung teilgenommen oder ihre Erfahrungen mit mir geteilt haben, und das gilt ganz besonders für Jed McGiffin. Als ich Jed zum ersten Mal traf, hatte ich keine Ahnung, dass seine Geschichte irgendwann das Herzstück eines Buches bilden würde. Ich hatte auch keine Ahnung, dass er ein so wichtiger Teil meines Lebens werden würde: erst als Student, dann als Mitarbeiter und schließlich als hochgeschätzter Freund. Mein ebenso tief empfundener Dank geht an Maren Westphal, sowohl für ihre Freundschaft als auch für die Offenheit, mit der sie immer über ihre Erfahrungen berichtet hat. Obwohl ich die anderen Menschen, deren Geschichten ich hier erzählt habe, aus Vertraulichkeitsgründen nicht namentlich nennen kann, bin ich auch ihnen zu großem Dank verpflichtet. Ohne sie wäre dieses Buch einfach nicht möglich gewesen.

Die Ideen, die den Kern dieses Buches bilden, haben sich über viele Jahre herauskristallisiert. Mehr Menschen, als ich hier einzeln namentlich aufzählen kann, haben in der einen oder anderen Weise dazu beigetragen, dass es seine gegenwärtige Gestalt angenommen hat. Dazu gehört zuallererst mein lieber Freund und Kollege Isaac Galatzer-Levy, der mit seiner Klugheit, seiner Großherzigkeit und seiner unermüdlichen Bereitschaft, sich voller Elan auf vertiefende Diskussionen einzulassen, immer an vorderster Front steht. Ein herzliches Dankeschön auch an Jim Levine, meinen Literaturagenten, weil er an dieses Buch geglaubt und mir geholfen hat, den ursprünglichen Vorschlag in die richtige Form zu bringen, und an Eric Henney, meinen wunderbaren Lektor bei Basic Books, für seine liebenswürdigen, aber messerscharfen und immer vollkommen punktgenauen redaktionellen Erkenntnisse. Erics redaktionelle Anleitung war anfangs wertvoll und erwies sich dann, als ich die endgültigen Entwürfe durcharbeitete, als unverzichtbar. Im gleichen Sinne möchte ich nicht versäumen, mich bei Katherine Streckfus für ihre erstklassige Manuskriptbearbeitung und ihre klugen, einfühlsamen Anregungen, die weit über bloße Textkorrekturen hinausgingen, zu bedanken. Großer Dank gebührt natürlich auch meiner genialen Ehefrau Paulette Roberts und meinen inzwischen erwachsenen Kindern

Raphael und Angie, die mir in einem schier endlosen Gesprächsfluss zahllose Denkanstöße gegeben haben. Danken möchte ich auch Richard McNally für seine furchtlose Forschung und seine weitreichenden Buchempfehlungen; Lisa Feldman Barrett für ihre Freundschaft und ihre rundum tolle Persönlichkeit; Dan Gilbert für seine Unterstützung und Ermutigung, als ich sie am dringendsten brauchte; Matteo Maglaroli für seine Klugheit, seinen Witz und unbezahlbaren Humor; Wendy Lichtenthal für die vielen Diskussionen und ihre immer brillanten klinischen Einsichten; Dacher Keltner für seine jahrelange Freundschaft und Allzeitbereitschaft, sich engagiert mit jeder erdenklichen Frage, die ich ihm zufällig an den Kopf werfe, zu beschäftigen, und David O'Connor für seine großzügige Unterstützung meiner Forschung und für die Baseballspiele.

Viele weitere Menschen aus meinem Freundes- und Kollegenkreis haben mir Zugang zu ihrem inspirierenden Denken gewährt: Amelia Aldao, Chris Brewin, Richard Bryant, Christine Cha, Bernard Chang, Cecilia Cheng, Jim Coan, Tracy Dennis-Tiwary, Carrie Donoho, Donald Edmundson, Iris Engelhard, Chris Fagundes, Barbara Fredrickson, Sandro Galea, James Gross, John Jost, Krys Kaniasty, Paul Kennedy, Ann Kring, Annette La Greca, Einat Levy-Gigi, Peter Lude, Joshua Mailman, Douglas Mennin, Judy Moskowitz, Jennie Noll, Anthony Ong, Ruth Pat-Horenczyk, Bennett Porter, Dave Sbarra, Noam Schneck, Gal Sheppes, Tyler Smith, Lena Verdeli, Patricia Watson und Seymour Weingarten ebenso wie einige weitere Menschen, die leider schon verstorben sind: Susan Folkman, Scott Lilienfeld, Walter Mischel und Susan Nolen-Hoeksema.

Unendlich dankbar bin ich der sich ständig verändernden Schar von Studierenden, Postdocs und Gastprofessoren und -professorinnen, die mir geholfen haben, mein Labor, das *Loss, Trauma and Emotion Lab* am Teachers College der Columbia University zu einem produktiven Schmelztiegel für neue Ideen und kritisches Denken zu machen. Mein besonderer Dank in Bezug auf die in diesem Buch entwickelten Konzepte gilt Rohini Bagrodia, Jeff Birk, Charles Burton, Shuquan Chen, Karin Coifman, Philippa Connolly, Erica Diminich, Sumati Gupta, Ann-Christin Haag, Roland Hart, Wai Kai Hou, Sandy Huang, Kathleen Lalande, Kan Long, Jenny Lotterman, Marie Lundorff, Fiona Maccallum. Anthony Mancini, Laura Meli, Meaghan Mobbs, Tony Papa, Charlotte Pfeffer, Katharina Schultebraucks und Zhuoying Zhu. Und zu guter Letzt noch ein herzliches Dankeschön an meine wundervollen Kolleginnen und Kollegen in Italien: Vitorio Lenzo, Antonio Malgaroli, Marina Quattropani und Emanuela Saita.

Sachverzeichnis

U

V

W

Z

Über den Autor

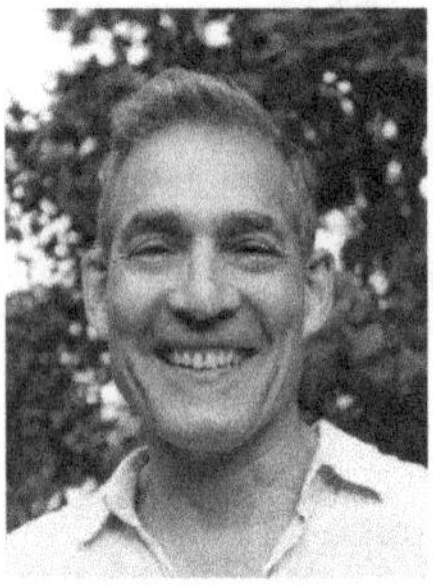

George A. Bonanno ist Professor für klinische Psychologie und Leiter des Loss, Trauma, and Emotion Lab am Teachers College der Columbia University in New York. Er gilt als bahnbrechender Forscher im Bereich Trauer, Trauma und Resilienz.

Stimmen zum Buch

»Eine wichtige Kurskorrektur dessen, was heute als allgemeines Verständnis von Trauma und seiner Behandlung gilt.«

Wall Street Journal

»Eine neue Perspektive… Bonanno gelingt es geschickt, die tiefgreifende Erfahrung von Trauma zu erfassen und diese Schilderungen mit den neuesten Erkenntnissen aus Psychologie und Neurowissenschaften in Einklang zu bringen.«

Science

»Bonanno schlägt in dieser hoffnungsvollen Untersuchung einen neuen Weg vor, Trauma zu betrachten… er vermittelt meisterhaft seine umfangreichen Forschungen über die Überlebenden des 11. Septembers und über Menschen, die schwere Rückenmarksverletzungen erlitten haben, aber keine langfristigen traumatischen Auswirkungen erfahren haben… Kühn und zugänglich, bietet dieses Buch viel zum Nachdenken.«

Publishers Weekly

»George Bonanno hat bahnbrechende Forschungen über die Psychologie der Resilienz betrieben. In diesem Buch zeigt er, wie Menschen sich von den Nachwehen traumatischer Ereignisse befreien können. Ich kann mir keine bessere Zeit für seine Erkenntnisse vorstellen.«

Adam Grant, Autor des New York Times-Bestsellers Think Again

»Alles, was Sie über Traumata wissen – darüber, wie Menschen mit den schlimmsten Dingen umgehen, die ihnen passieren können – ist wahrscheinlich falsch. Ein Buch kann das ändern, und dies ist das richtige. Der weltweit führende Experte für menschliche Resilienz hat ein kraftvolles, wichtiges und faszinierendes Buch geschrieben, das erklärt, wie gewöhnliche Menschen sich gegen eine Flut von Problemen wappnen und sie durch Widerstand beenden können…«

Daniel Gilbert, Bestsellerautor von Stumbling on Happiness

»Bonanno ist ein meisterhafter Geschichtenerzähler. Das Emde des Traumas stellt den gesunden Menschenverstand auf den Kopf, mit tadelloser Wissenschaft und einer Erzählung wie ein Spannungsroman. Wenn Sie oder Ihre Angehörigen jemals mit großen Widrigkeiten konfrontiert waren, ist dieses Buch genau das Richtige für Sie.«

Lisa Feldman Barrett, Professorin für Psychologie und Autorin von »Wie Gefühle entstehen«

»George Bonanno ist ein führender Denker in Sachen Trauma und Resilienz. In seinem neuen Buch Das Emde des Traumas argumentiert er, dass vieles von dem, was man über Trauma zu wissen glaubt, falsch ist. Bonanno stützt sich bei seiner Argumentation auf bewegende Berichte von Patienten und sein umfangreiches Wissen auf diesem Gebiet und bietet eine neue, aufschlussreiche Perspektive auf Trauma, Behandlung und Resilienz«

Joseph LeDoux, Autor von The Deep History of Ourselves

»Ein bemerkenswertes Buch. Das Emde des Traumas beschreibt geschickt, was George Bonanno und andere darüber herausgefunden haben, wie Menschen verheerende Erfahrungen machen und dennoch psychologisch unversehrt daraus hervorgehen. Mit dem erzählerischen Elan eines begnadeten Romanciers erzählt Bonanno die dramatischen, inspirierenden Geschichten von Überlebenden von Unfällen, Krieg und Terrorismus, die das Trauma überwunden haben, und zeigt, wie die pragmatische, flexible Anwendung bestimmter Fähigkeiten zur Emotionsregulierung die Widerstandsfähigkeit fördern kann.«

Richard J. McNally, Professor für Psychologie und Leiter der klinischen Ausbildung, Harvard University

»Notwendig und wichtig ... Bonannos Forschung wird durch die persönlichen Geschichten seiner Interviewpartner brillant dargestellt und wird durch die Brille der persönlichen Erfahrung lebendig, da die Menschen ihre Gefühle von Stress und Sorgen, Hoffnung und Optimismus in ihren eigenen Worten erklären.«

Library Journal